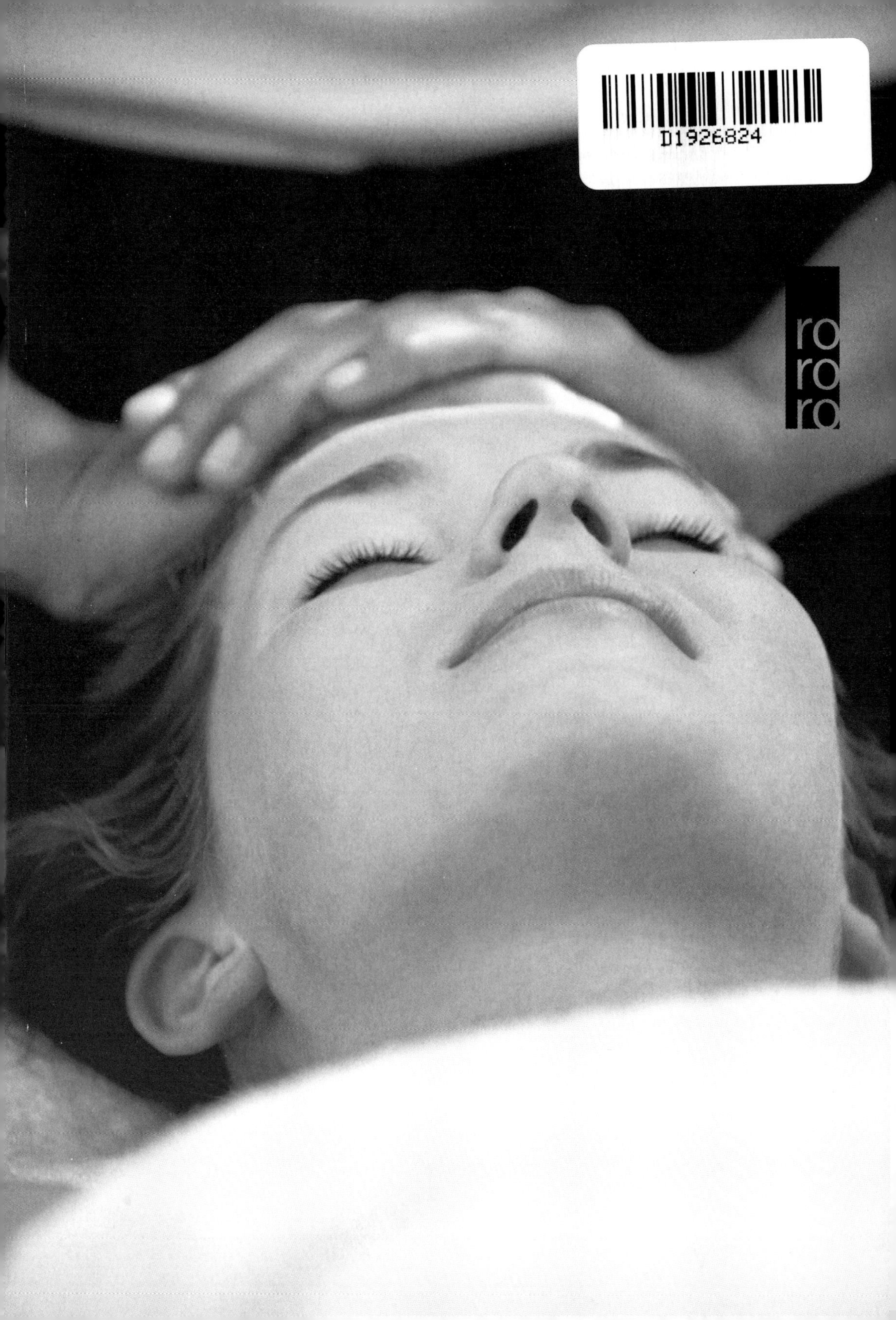
rororo

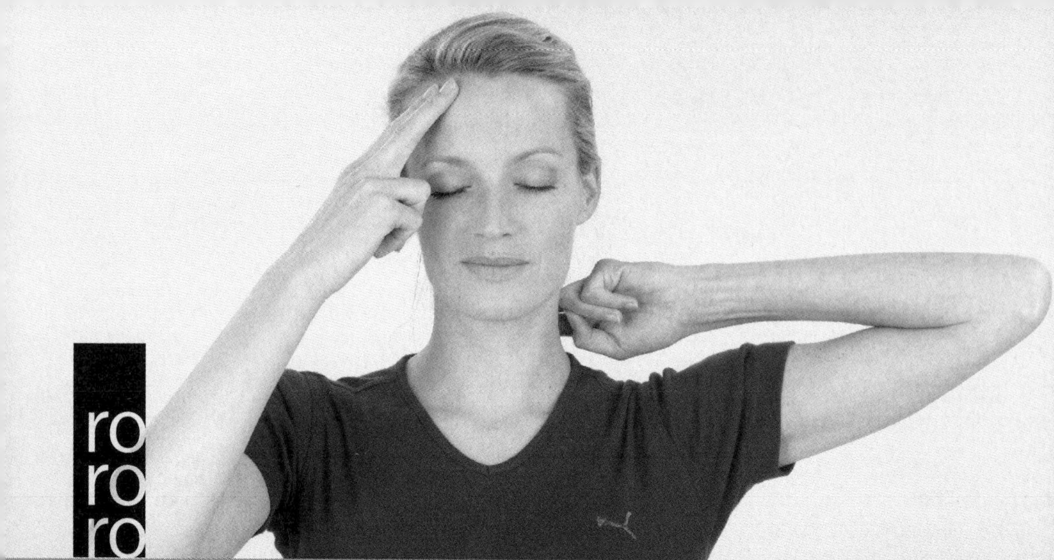

Zu diesem Buch

Eine liebevolle Beziehung, den richtigen Job und eine unverwüstliche Gesundheit wünscht sich jeder. Finden Sie heraus, welcher der sieben Tibeterinnen Sie entsprechen, dann erfahren Sie, wie Sie Ihr Leben Ihrem Typ gemäß gestalten und so auf jedem Gebiet das Beste für sich tun können. Ein umfassender Ratgeber für Körper, Geist und Seele.

Gerti Samel ist Mitbegründerin der Zeitschrift «Cosmopolitan» und leitet dort das Ressort Medizin, Wellness und Fitness. Über das tibetische Heilsystem hat sie jahrelang recherchiert.

Gerti Samel

Die sieben Tibeterinnen

Großer Typentest • Die drei Energien

Rowohlt Taschenbuch Verlag

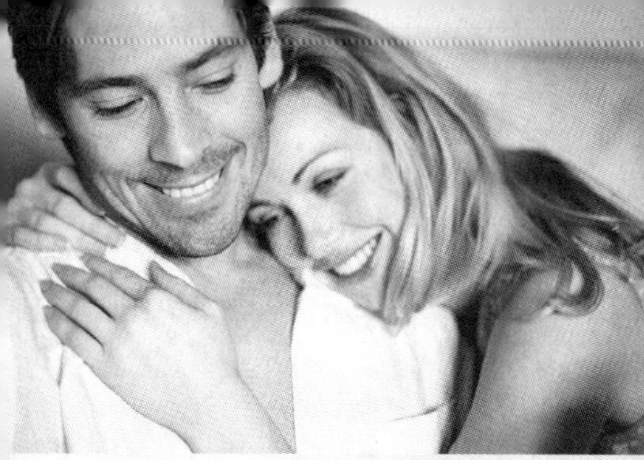

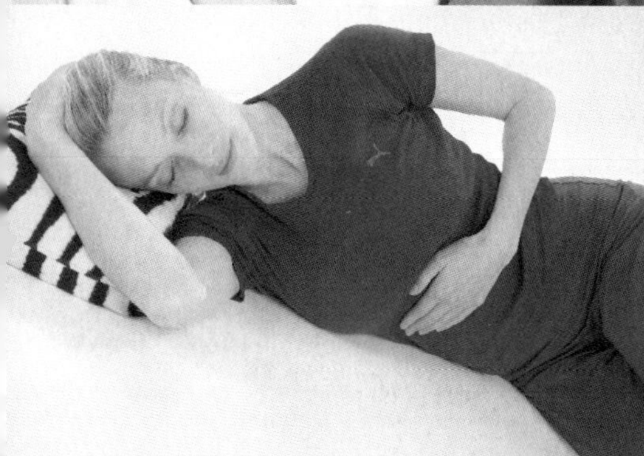

Inhalt

Veröffentlicht im
Rowohlt Taschenbuch Verlag GmbH,
Reinbek bei Hamburg, April 2003

Umschlaggestaltung any.way,
Barbara Hanke/Cordula Schmidt
Fotografie (Titel) Premium,
(Innenteil / Umschlagrückseite) Patrick Beier
Reihenlayout Christine Lohmann
Satz Proforma und Avenir PostScript
Gesamtherstellung Clausen & Bosse, Leck
Printed in Germany
ISBN 3 499 61397 2

Danksagung

Für die Mitarbeit an diesem Buch bedanke ich mich bei Dr. Namgyal Qusar, der mir sein Wissen zur Verfügung stellte. Dr. Qusar ist tibetischer Arzt und Pharmakologe. Über zehn Jahre leitete er die Forschungsabteilung des Tibetischen Medizininstituts, inzwischen betreibt er in Dharamsala/Indien eine eigene Praxis. Ebenfalls dankbar bin ich Thomas Dunkenberger für seine wertvolle Kritik. Sie ermöglichte mir oft den entscheidenden «Dreh». Mein Dank geht auch in die Schweiz: an Antonia Dechen Strub-Tusch, die für alle sieben Tibeterinnen spezielle Gyu.Lam.Dol-Übungen entwarf und sich für ihre optische Umsetzung engagierte, an das Ehepaar Dechen, Dr. Kalsang Shak und an die Padma AG.

Einleitung

Das Geheimnis der sieben Tibeterinnen

Die sieben Tibeterinnen – das sind wir. Jede(r) von uns ist eine von ihnen. Nicht nur Frauen, auch Männer und Kinder – alle Menschen.

Die ganze Welt erscheint in neuem Licht

Wahrscheinlich haben Sie es erraten: Die Tibeterinnen, um die es hier geht, sind Symbolfiguren. Sie stehen für die sieben Typen der tibetischen Konstitutionslehre. Diese Typologie ist ein großes Geschenk der tibetischen Kultur an die westliche Welt.

Als ich anfing, mich mit der Harmonielehre aus dem Himalaja zu beschäftigen, betrachtete ich die Menschen plötzlich in ganz neuem Licht. Ihre Vorlieben und Eigenheiten, ihre Reaktionen und Spleens – alles erschien mir irgendwie verständlicher. Ich begriff, warum meine Schwester immer so gereizt ist, wenn sie nichts zu essen bekommt, warum eine Freundin auf Computerarbeit mit Schlafstörungen reagiert und ein Bekannter taub auf Kritik. Viele Erkenntnisse erleichtern mir das Leben ungemein. Zum Beispiel, dass sich manche Leute ihren Egoismus gar nicht abgewöhnen können – er ist ihnen angeboren. Oder dass es vergebliche Liebesmüh ist, sich mit bestimmten Menschen verstehen zu wollen – die Energie wird niemals stimmen. Auch mich selbst kann ich besser akzeptieren. Ich verzeihe mir meine Unpünktlichkeit. Und ich weiß jetzt, warum ich schwüle Hitze besser vertrage als eisige Kälte, so leidenschaftlich gärtnere und beim Arbeiten oft das Essen vergesse.

In vielen Bereichen bestätigte mich die Typenlehre. Wie alle Menschen, deren Instinkte noch einigermaßen gut funktionieren, hatte ich automatisch das abgelehnt, was meinem Typ nicht entsprach – allerdings ohne zu wissen, warum. Nun war klar, es gab keinen Grund mehr, im Winter kalte Salate zu essen. Auch Obst werde ich nie wieder pflichtschuldig in mich hineinzwingen. Stattdessen fröne ich weiterhin meiner Vorliebe für sämige Suppen, Lammkoteletts und Sahnedesserts: Diese Speisen harmonisieren meinen Körper (anderen bereiten sie Verdauungsbeschwerden). Übrigens: Wenn Sie das Buch durchgelesen haben, werden Sie unschwer erraten, welche der sieben Tibeterinnen hier zu Ihnen spricht: eine impulsive, der Mischtyp aus den Energien Lung und Tripa.

Dies ist das erste Buch, das die tibetische Typenlehre für westliche Menschen nachvollziehbar macht. Mit Hilfe meines Lehrers für Tibetische Medizin, Dr. Namgyal Qusar, ist es mir gelungen, die 1300 Jahre alten Weisheiten der tibetischen Gesundheitslehre so zu übersetzen, dass wir alle davon profitieren. Eine echte Ost-West-Transaktion also, die Ihr Leben hoffentlich genauso bereichert wie meines. Schließlich sind aus der Sicht der drei Energien, von denen auf den nächsten Seiten sehr viel die Rede sein wird, alle Menschen gleich – Tibeter, Deutsche, Männer wie Frauen.

Finden Sie, liebe Leserin und lieber Leser, nun heraus, welche der sieben Tibeterinnen in Ihnen steckt. Für dieses Buch wurde die bisher ausführlichste Checkliste zur Ermittlung des Typs entwickelt. Sobald Sie sich in «Ihre» Tibeterin vertiefen, wird es Ihnen ähnlich ergehen wie mir. Sie werden Ihre Vorlieben verstehen und Ihre Schwächen akzeptieren. Auch mit den Menschen, mit denen Sie täglich zusammen sind, kommen Sie besser zurecht. Der Chef, der Partner, die Freundin, die Mutter, das eigene Kind – alle reagieren einfach nur typisch!

Lassen Sie sich von Ihrer Tibeterin durchs Leben begleiten!

Das Begreifen und Akzeptieren der «Bauart» ist aber nur der erste Schritt. Danach gilt es, die Wege zur Harmonie zu beschreiten. Minuziös wird uns gezeigt, worauf wir achten sollen – in der Ernährung, im Verhalten, im Umgang mit anderen, im Job, im Urlaub, beim Sport. Welche Kräuter und Gewürze heilen mich, welche Menschen passen zu mir, was habe ich im Leben zu lernen? Das Gute an den sieben Tibeterinnen: Sie helfen bei kleinen alltäglichen Entscheidungen ebenso wie in den großen Fragen des Lebens.

Ich wünsche Ihnen viel Glück!
Gerti Samel

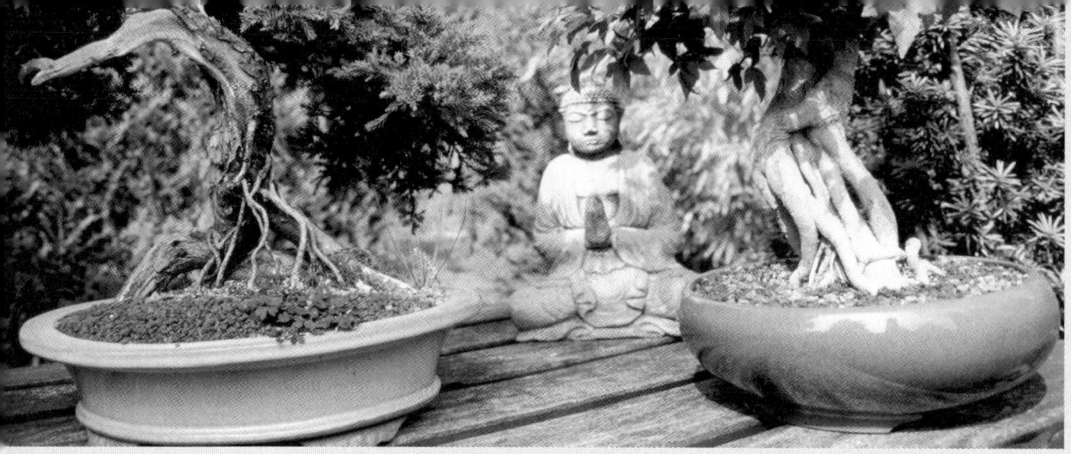

Der Ursprung

Woher kommen die sieben Tibeterinnen?

Die tibetische Typenlehre ist Teil einer der größten Heilkulturen der Welt. Die Tibeter nennen sie «soba rigpa» – das Wissen vom Heilen.

Die tibetische Heilkunde: Ein Juwel des Buddhismus

Wollte man die Gesundheitslehre der Tibeter in einem Satz beschreiben, wäre es vielleicht dieser: Sie basiert auf der altindisch-vedischen Medizin, ist angereichert mit Elementen der chinesischen Medizin und durchdrungen vom buddhistischen Weltbild.
Die Geschichte – hier in Kürze dargestellt – besagt, dass die Grundsteine der tibetischen Medizin vor etwa 1300 Jahren gelegt wurden, zeitgleich mit dem Einzug des Buddhismus in den Himalaja. Zwei buddhistische Prinzessinnen waren dabei mit im Spiel. Eine hieß Bhrikuti und stammte aus Nepal, die andere war Chinesin und trug den Namen Weng Chen. Beide wurden Gemahlinnen des tibetischen Königs Songtsen Gampo (620–649), den sie alsbald zu ihrem Glauben bekehrten. Diese Prinzessinnen brachten aus ihrer Heimat Buddhastatuen und Medizintexte mit.
König Songtsen Gampo, Gründer des tibetischen Großreichs, fand Gefallen an der fremden Heilkunde und ließ sie ins Tibetische übertragen. Doch er wollte auch wissen, wie in anderen Ländern Krankheit behandelt wird. So versammelte er viele namhafte Gelehrte aus Indien, China, Persien und Griechenland an seinem Hof, ließ ihre Heilerfahrungen zusammentragen und schriftlich niederlegen.
Auch die Könige nach Songtsen Gampo luden immer wieder Ärzte aus anderen Kulturen zu sich aufs Dach der Welt. Aus dem gesammelten Heilwissen des asiatischen und arabischen Raumes entwickelte sich im Laufe der Jahrhunderte etwas ganz Neues: ein hoch komplexes, streng logisches Medizinsystem, in das die Lehre Buddhas verwoben ist. Es wurde hauptsächlich in den Klöstern Tibets gelehrt, praktiziert und ständig verfeinert – in Ehrfurcht vor der Natur und den Menschen. Um zum Beispiel ihre Einsichten über die Heilkraft der Pflanzen und Mineralien zu vertiefen, verbanden sich hoch stehende Lamas und Mönchsärzte immer wieder mit der geistigen Welt und visualisierten sich in den Medizinbuddha. Die in meditativer Versenkung gewonnenen Erkenntnisse über die Natur der Heilmittel verglichen sie mit der praktischen

Erfahrungsheilkunde. So entstand eine «Wissenschaft mit Seele», die heute in der ganzen Welt Respekt genießt.

Glück, Gesundheit und Harmonie aus tibetischer Sicht

Die Idee, dass zur Gesundheit auch Glück und Zufriedenheit gehören, ist für die Tibeter schon ziemlich alt. Der Buddhismus hatte von Anfang an nur ein einziges Ziel – alle Menschen rundum gesund und glücklich zu sehen. Rundum gesund und glücklich, das ist weit mehr als nicht krank. Die Gesundheitslehre aus dem Himalaja will, dass die Menschen auch in ihrem Lebensumfeld zufrieden sind. Es soll im Job stimmen, mit den Nachbarn, dem Partner, den Kindern. Da, wo man wohnt, soll man Kraft tanken können.

Das Faszinierende an der buddhistischen Philosophie: Sie sieht alles im Zusammenhang, nichts ist voneinander getrennt, Innen und Außen sind im ständigen Austausch. So betrachten die Tibeter den Menschen immer als Teil der gesamten Natur, der Erde – des Universums, da es ja aus den gleichen fünf Elementen Luft, Feuer, Erde, Wasser und Raum besteht, die auch in uns wirken. Vom Gleichgewicht dieser Elemente hängt die Gesundheit des Menschen ab und die Gesundheit all dessen, was lebt und das Universum bildet. Aus diesem Grund behandelt ein tibetischer Arzt kranke Organe niemals isoliert. Er kümmert sich um den ganzen Menschen, sein Denken, seinen Glauben, sein Lebensumfeld. Krankheit entsteht nach tibetischem Verständnis, wenn die Menschen nicht im Einklang mit den Gesetzen der Natur leben. Also fordert uns die Harmonielehre auf, zu dieser natürlichen Ordnung zurückzukehren. Sie will, dass wir Verantwortung für unser Denken und Tun übernehmen und unser Leben so gestalten, dass wir gesund bleiben. Gesund heißt: im Einklang mit unseren Energien.

Die Lehre von den drei Energien

Wie die meisten Naturmedizin-Systeme basiert auch die tibetische Heilkunde auf drei Prinzipien. Den drei Humores der alten Griechen und den drei Doshas der Ayurveden entsprechen hier die drei Energien Wind, Galle und Schleim – auf Tibetisch

→ *Lung,*
→ *Tripa,*
→ *Bäken.*

Diese Energien sind überall in der Natur vorhanden. In den Pflanzen, Tieren, in der Luft und in der Erde –

in allen Wesen und Dingen, mit denen der Mensch in natürlicher Harmonie lebt. Auch der Mensch selbst ist von diesen Prinzipien geprägt. Sie sind die Grundbausteine der tibetischen Konstitutionslehre.

Lung, Tripa, Bäken im Körper

Lung ist die wichtigste und übergreifendste der drei Energien. Man bezeichnet sie als die beseelende Lebensenergie. Lung steht für alles, was sich bewegt. Es ist das dynamische Prinzip und die Steuerzentrale für alle körperlichen und geistigen Aktivitäten. Lung koordiniert Atmung, Pulsschlag und die peristaltischen Bewegungen des Darms, die Klarheit der Sinnesorgane, aber auch das Bewusste und das Unbewusste – und zwar mit Hilfe des vegetativen Nervensystems. Alle psychosomatischen Vorgänge, bei denen Gefühle und seelische Zustände bestimmte körperliche Beschwerden auslösen, haben starken Lung-Charakter.

Lung gilt von Natur aus als kühl, hat aber durch seine Beweglichkeit die Gabe, die anderen Energien im Positiven und Negativen zu verstärken. So wie Wind ein Feuer auflodern lässt, kann Lung die heiße Energie von Tripa zum Explodieren bringen. Oder die kalte Natur von Bäken noch kälter machen. Die Lung-Energie ist bei vielen heißen und kalten Krankheiten mitbeteiligt. Im harmonischen Zustand sorgt sie für Geistesklarheit, im negativen für Irritation. Die Tibeter sagen, Lung-Typen haben das Wesen der Geier, Raben und Füchse. Wie alle anderen Energien ist Lung zwar überall im Körper vorhanden, hat aber eine Art Stammsitz im Bereich unterhalb des Nabels.

Lung-Krankheiten äußern sich vor allem in

- den Ohren,
- der Haut (Allergien, Ekzeme),
- den Knochen,
- den Gelenken (speziell Hüftgelenke),
- den Nerven,
- den geistigen Tätigkeiten,
- dem mittleren und unteren Bereich des Dünndarms,
- dem Dickdarm.

Tripa symbolisiert das Feuerprinzip im Körper. Alles, was Hitze braucht, um zu funktionieren, wird dieser Energie zugeordnet. Die Verbrennungsvorgänge innerhalb des Stoffwechsels und die gesamte Verdauung – von der Aufnahme der Nährstoffe über ihre Verarbeitung bis hin zur Ausscheidung. Tripa sorgt für Hunger und Durst und für die Aufrechterhaltung unserer Körpertemperatur. Tripa verleiht einem Menschen auch inneres Feuer – also Temperament, Mut und eine vitale Ausstrahlung. Es steht für Wille, Durchsetzungskraft und Intellekt. Im harmonischen Zustand sorgt Feuer für Wohlbefinden, der negative Aspekt ist Reizbarkeit. Die Tibeter sagen, Tripa-Typen besitzen das Wesen von Tiger und Affe.

Seinen Körpersitz hat Tripa im Bereich des Oberbauchs, zwischen Nabel und Zwerchfell.

Alle «heißen» Krankheiten haben mit einem Ungleichgewicht der Hitze-Energie zu tun. Sie betreffen vor allem

- das Blut (Fieber gilt als Blutkrankheit),
- den Schweiß,
- die Augen,
- die Haut (Entzündungen),
- Leber und Gallenblase,
- Magen,
- den oberen Teil des Dünndarms,
- den Übergang zwischen Magen und Dünndarm.

Bäken symbolisiert das Flüssige, aber auch Stabilität und Gewicht. Alle feuchten Elemente des Körpers sind bäkenabhängig, zum Beispiel die Körpersekrete, die Flüssigkeit in den Organen, die Elastizität der Gewebe und die Gleitfähigkeit der Gelenke, ebenso die Schleimhäute der Atemorgane und des Darms. Zur Energie Bäken gehören auch die Festigkeit und Stabilität von Körper und Geist. Ein gutes Gedächtnis, charakterliche Standhaftigkeit und der Wunsch nach Schlaf und Ruhe wären hier zu nennen. In Harmonie sorgt Bäken für körperlichen und geistigen Frieden. In disharmonischem Zustand entsteht der negative Bäken-Aspekt: Trägheit und Schwere. Die Tibeter ordnen dem Bäken-Typ das Wesen von Löwe und Stier zu. Der Sitz von Bäken wird im oberen Teil des Körpers lokalisiert, zwischen Brust und Kopf.

Bäken-Krankheiten betreffen

- die Lungen,
- die Bronchien,
- den Rachen und den Kopf,
- die Nase,
- die Zunge,
- die Muskulatur,
- das Fettgewebe,
- das Knochenmark,
- Samen und Eizelle,
- Stuhl und Urin,
- den Magen,
- Nieren und Harnblase,
- den Wasserhaushalt (Lymphe).

Die Lehre von den fünf Elementen

Die zweite Säule der tibetischen Medizin ist die Elementenlehre. Sie besagt, dass alles aus den gleichen elementaren Bausteinen besteht: das gesamte Universum, unsere irdische Welt und der Mensch mitsamt der ihn umgebenden Natur – inklusive seiner Nahrungs-

und Heilmittel. Der ehemalige Leibarzt des Dalai Lama, Dr. Tenzin Choedrak, hat dieses Prinzip einmal sehr klar beschrieben:
«Die Lehre geht davon aus, dass sowohl die äußere Natur wie auch der menschliche Organismus aus den gleichen Elementen geschaffen sind. Die äußeren Elemente führt man sich durch Nahrung zu, und diese muss man so zu sich führen, dass das Verhältnis der Elemente einander entspricht und dass man genau das zu sich nimmt, was für die inneren Elemente des Körpers nötig ist.»
Die fünf Elemente sind

→ *Raum (Äther),*
→ *Luft,*
→ *Feuer,*
→ *Wasser,*
→ *Erde.*

Ähnlich wie die drei Energien kann man die fünf Elemente durchaus materiell als physikalische Bausteine des Lebens verstehen. Aber es handelt sich auch um dynamische Prinzipien. Die Tibeter betrachten alles Werden und Vergehen aus dieser Sicht. Die Dinge entstehen, indem ein Element aus dem andern hervorgeht. Erde formt die Materie, Wasser vermehrt sie, Feuer lässt sie reifen, Luft bewegt sie und Raum lässt sie sich ausdehnen. Dieses Prinzip gilt im Kosmos ebenso wie im Menschen. Auch bei dessen Tod sind die Elemente mit im Spiel. Sie lösen sich nacheinander in bestimmter Reihenfolge auf.

Das Leben als Tanz der Elemente

Zur Lehre der Elemente gehört die Idee des Mikro- und Makrokosmos, die sich in vielen alten Kulturen findet. Wie oben so unten, sagten zum Beispiel auch die Griechen, als sie in den Himmel schauten und die Planeten studierten. Sie meinten damit, dass alle Elemente sich im Großen und im Kleinen widerspiegeln. In den Gestirnen des Weltalls ebenso wie in einem Sandkorn. Dass die Dinge trotzdem verschieden aussehen, liegt an der unterschiedlichen Zusammensetzung ihrer Elemente.

Heilung heißt: das Ausgleichen der Elemente

Auch die Behandlung von Krankheit geschieht aus «elementarer Sicht»: Der Mensch bekommt Substanzen als Heilmittel verordnet, in denen die ihm fehlenden Elemente enthalten sind bzw. deren Elemente seine Elementar-Disharmonie ausbalancieren.
Aus welchen Elementen sich eine Pflanze, ein Mineral oder ein Nahrungsmittel zusammensetzt, erkennt der Heilkundige übrigens am Geschmack.

Die Lehre von den sechs Geschmacksrichtungen

Bei den Geschmacksrichtungen unterscheidet man:

- *süß,*
- *sauer,*
- *scharf,*
- *salzig,*
- *bitter,*
- *herb (zusammenziehend).*

Die Heilwirkung der Geschmäcker

Jeder Geschmack hat eine heilsame Wirkung – auf den Körper, auf das Bewusstsein und auf die Emotionen. Nimmt man zu viel Nahrung einer Geschmacksrichtung zu sich, verkehrt sich die Wirkung oft ins Gegenteil.

Süß

Körperlich: Wirkt regenerierend und stärkend, fördert die Entwicklung, lässt Haare besser wachsen, ist heilsam bei Heiserkeit und bei Lungenkrankheiten, kuriert Störungen der Lung- und Tripa-Energie.
Zu viel Süßes bewirkt, dass die Bäken-Energie steigt, Fettgewebe produziert und die Verdauung gestört wird.
Emotional: Macht zufrieden und satt, verstärkt Trägheit und (Selbst-)Zufriedenheit des Bäken-Typs, kühlt Zorn und Ärger von Tripa und beruhigt die Angst von Lung.

Sauer

Körperlich: Lässt die Hitze steigen, fördert Appetit und Verdauung, belebt den Organismus und klärt die Sinne, kann Lung- und Bäken-Störungen heilen.
Zu viel Saures verursacht Ödeme, macht durstig, provoziert Hautjucken und lässt die Tripa-Energie anwachsen.
Emotional: Steigert das Bedürfnis, etwas zu besitzen, kann neidisch und eifersüchtig machen, reduziert die Besorgnis von Lung, fördert die Aggression.

Salzig

Körperlich: Erhöht die Widerstandskraft, fördert Appetit und Verdauungshitze, nährt die Nerven, heilt Störungen der Lung- und Bäken-Energie.
Zu viel Salziges schwächt den Körper, macht durstig und erzeugt Falten, provoziert das Anschwellen des Gewebes (Ödeme) und Tripa-Krankheiten.
Emotional: Fördert die Lebensfreude, steigert den Lebenshunger und das Verlangen nach Sinnesgenüssen, kann Hedonismus erzeugen, mindert die Minderwertigkeitsgefühle von Lung, verstärkt Ärger und Zorn von Tripa.

Bitter

Körperlich: Lindert zu viel Durst, wirkt austrocknend, aktiviert die Verdauung, fördert den Appetit und heilt Vergiftungen sowie Störungen der Tripa-Energie.

Zu viel Bitteres zehrt den Körper aus und vermehrt die Lung- und Bäken-Energie.

Emotional: Macht geistig wach, erzeugt Unzufriedenheit mit sich oder der Lebenssituation und weckt dadurch den Wunsch nach Veränderung. Eine bittere Pille zu schlucken befreit von falschen Hoffnungen und Täuschungen und zwingt, sich mit der Wahrheit zu konfrontieren. Die bittere Geschmacksrichtung reduziert die Selbstzufriedenheit von Bäken und die heiße Wut von Tripa. Zu viel davon lässt die Lung-Energie steigen.

Scharf

Körperlich: Regt den Appetit an und unterstützt die Verdauung, führt ab und reinigt den Darm, trocknet aus und wirkt damit gegen Schwellungen (Ödeme), heilt Krankheiten im Rachenraum, «putzt» Arterien und Venen und wirkt heilsam bei Lung- und Bäken-Krankheiten.

Zu viel Scharfes schwächt Körperkraft und Fruchtbarkeit, erzeugt Missempfindungen wie Schmerzen, Frösteln, kann vorhandene Hautreizungen und Verbrennungen (z.B. bei Sonnenbrand) verstärken, trocknet Haut und Schleimhäute aus.

Emotional: Verstärkt die Orientierung nach außen (Extraversion) sowie das Verlangen nach Aufregung, Anregung und Intensität. Übertreibung erzeugt Irritation, Ungeduld und Ärger, macht aggressiv und gierig.

Herb (zusammenziehend)

Körperlich: Verlangsamt alle Körperfunktionen, z.B. auch die Verdauungstätigkeit, und hilft gegen Durchfall, wirkt austrocknend, verbessert die Ausstrahlung und heilt Tripa-Krankheiten.

Zu viel Herbes fördert die Schleimbildung in den Bronchien, erzeugt Blähungen, trocknet den Körper aus, kann Herzkrankheiten fördern, Arterien und Venen verengen.

Emotional: Erzeugt Introversion und das Bedürfnis nach Rückzug. Überdosierung bringt Angst und Unsicherheit, lässt den Menschen innerlich zusammenschrumpfen.

Welcher Geschmack in welchem Lebensmittel?

Diese Liste bietet einen groben Überblick über die Zuordnung der Lebensmittel zu den Geschmäckern. Da einige Nahrungsmittel zwei oder mehr Geschmacksrichtungen haben, tauchen sie in zwei oder mehr Kategorien auf.

Als süß gelten:

- alle Substanzen, die Zucker oder Stärke enthalten,
- alle schwammigen, angenehm schmeckenden Lebensmittel wie Kuchen oder Pudding,
- alle Getreidesorten,
- alle Arten von Fleisch, inklusive Wild und Fisch,

außerdem

- Öle und Fette: Butter, Butterschmalz, Ghee, Sesamöl,
- Produkte aus tierischem Eiweiß: Eier, Käse, Kondensmilch, Kuhmilch, Ziegenmilch,
- Hülsenfrüchte: Bohnen, Erbsen, Kichererbsen, Linsen (außer schwarzen), Sojabohnen,
- Früchte: getrocknete Früchte sowie Ananas, Äpfel, Aprikosen, Bananen, Birnen, Brombeeren, Datteln, Erdbeeren, Feigen, Grapefruit, Himbeeren, Kirschen, Kokosnuss, Mangos, Melonen, Nektarinen, Pfirsiche, Pflaumen, Trauben,
- Gemüse: Artischocken, Auberginen, Blumenkohl, Fenchel, Karotten, Kartoffeln, Kürbis, Löwenzahn, Pilze, Spargel, Süßkartoffeln, Tomate,
- Gewürze: Honig, Ingwer, Knoblauch, Koriander, schwarzer und weißer Kreuzkümmel (Kumin), Kurkuma, Melasse, langer Pfeffer, Safran, Schwarzkümmel, Süßholz, Wacholder, Zimt, Zuckerrohr,
- Nüsse, Samen: Erdnuss, Leinsamen, Mandeln, Sesam, Walnuss.

Als sauer gelten:

- Öle und Fette: keine,
- Produkte aus tierischem Eiweiß: Buttermilch, Hartkäse, Joghurt, Kefir, Molke, Stutenmilch,
- Hülsenfrüchte: schwarze Linsen,
- Früchte: grüne, unreife Früchte sowie Ananas, Äpfel, Bananen, Brombeeren, Erdbeeren, Granatapfel, Grapefruit, Himbeeren, Johannisbeeren, Kirschen, Mangos, Nektarinen, Pflaumen, Rhabarber, Sanddorn, Trauben, Zitrusfrüchte,
- Gemüse: alle in Essig eingelegten Gemüse wie z.B. Gurken, Kapern, Mixed Pickles, Sauerkraut,
- Gewürze: Essig,
- Nüsse, Samen: keine.

Als scharf gelten:

- Öle und Fette: Senföl,
- Produkte aus tierischem Eiweiß: Hartkäse,
- Hülsenfrüchte: keine,
- Früchte: Sanddorn,
- Gemüse: Kresse, Lauch, Rettich, Zwiebeln,
- Gewürze: Cayennepfeffer, Fenchel, Frühjahrszwiebeln, Kalmuswurzel, Kardamom, Knoblauch, Knollenkümmel, Koriander, Kreuzkümmel, schwarzer Kumin, Kurkuma, Meerrettich, Muskatnuss, Nelken, Peperoni,

langer Pfeffer, schwarzer und weißer Pfeffer, Senf, Thymian, Zimt,
- Nüsse, Samen: Senfsamen.

Als salzig gelten:

- Meersalz, Natron, Salpeter, Soda, Steinsalz,
- alle mit Salz versetzten Lebensmittel wie Pommes frites,
- Stutenmilch.

Als bitter gelten:

- Öle und Fette: Sesamöl,
- Produkte aus tierischem Eiweiß: keine,
- Hülsenfrüchte: keine,
- Früchte: Grapefruit, Rhabarber, Stachelbeere,
- Gemüse: Aloe, Artischocken, Auberginen, Bittergurke, Blumenkohl, Bockshornklee, Broccoli, Chicorée, Endivien, Fenchel, Karotten (leicht bitter), Knollenkümmel, Kohl, Löwenzahn, Rosenkohl, Schafgarbe, Spargel, Spinat, Teufelskralle,
- Gewürze: Kardamom, Knoblauch, Kurkuma, Meerrettich, Minze, Muskatnuss, Wacholder,
- Nüsse und Samen: Kolanuss, Leinsamen, Sesam (leicht bitter).

Als herb (zusammenziehend) gelten:

- Öle und Fette: keine,
- Produkte aus tierischem Eiweiß: Molke,
- Hülsenfrüchte: Erbsen, Linsen,
- Früchte: unreife Äpfel, Aprikosen, Bananen, Birnen, Granatapfel, Grapefruit, Mangos, Pflaumen, Rhabarber,
- Gemüse: Artischocken, Eicheln, Esskastanien, Karotten, Pilze, Spargel,
- Gewürze: Ingwer, Koriander, Zaubernuss (Hamamelis virginiana), Zimt,
- Nüsse und Samen: unreife Walnüsse.

Wie die drei Energien, fünf Elemente und sechs Geschmäcker verbunden sind

Das große Medium der tibetischen Lehre ist ihr Zuordnungssystem. Es verknüpft auf streng logische Art die Energien, Elemente und Geschmacksrichtungen miteinander, indem es allen drei Größen acht Wirkkräfte zuordnet. Damit hat man den Schlüssel zur Therapie in der Hand. Das richtige Heilmittel besitzt eine der Störung entgegengesetzte Wirkkraft.

Die acht Wirkkräfte

Die acht Wirkkräfte sind: schwer und leicht, ölig und rau, kühl und heiß, stumpf und scharf.
Jedes Element, jede Energie und jeder Geschmack hat ein, zwei oder mehrere dieser Wirkkräfte. Auch

die Nahrungsmittel und die Pflanzen und Mineralien, die zu Heilmitteln verarbeitet werden, spiegeln die Wirkkräfte der Elemente wider, die in ihnen überwiegen.

Die Energien und die Wirkkräfte

	steigt durch	wird schwächer durch
Lung	leicht, rau, kühl	schwer, ölig
Tripa	heiß, scharf, ölig	kühl, stumpf
Bäken	schwer, ölig	leicht, heiß
	stumpf, kühl	scharf, rau

Die Geschmäcker und die Wirkkräfte

Sauer:	heiß, ölig, leicht, scharf, rau
Salzig:	ölig, rau, scharf, heiß, schwer
Scharf:	leicht, rau, scharf, heiß
Süß:	schwer, stumpf, kühl, ölig
Bitter:	kühl, stumpf, rau, leicht
Herb:	kühl, stumpf, schwer

So findet man die Wirkung einer Pflanze heraus

Um die Wirkung einer Heilsubstanz oder eines Nahrungsmittels zu bestimmen, genügt es, ihren Geschmack herauszufinden. Daraus leitet sich die Zusammensetzung ihrer Elemente ab.

Geschmäcker und Elemente

Sauer:	Feuer, Erde
Salzig:	Wasser, Feuer
Scharf:	Feuer, Luft
Süß:	Wasser, Erde
Bitter:	Wasser, Luft
Herb:	Erde, Luft

Ordnet man nun den Elementen ihre Wirkkräfte zu (siehe Tabelle weiter oben), ist die Wirkung des Heilmittels oder der Nahrung exakt vorherzusagen.

Wie ein Arzt eine Störung behandelt

Die Pulsdiagnose (siehe Seite 23/24) klärt zunächst die Störung der Energien ab. Die Frage ist nun, welche Elemente sich dadurch im Ungleichgewicht befinden. Die Antwort ergibt sich aus der folgenden Zuordnung.

Energien, Elemente und Eigenschaften

Lung	Luft und Raum	kühl
Tripa	Feuer	heiß
Bäken	Wasser und Erde	kalt

Bei einer Bäken-Störung sind zum Beispiel die Elemente Wasser und Erde im Übermaß vorhanden. Wasser und Erde werden der Geschmacksrichtung süß zugeordnet. Pflanzen oder Nahrungsmittel, die süß schmecken, würden die Krankheit verschlimmern. Es gilt nun, einen Geschmack mit entgegengesetzter Wirkung herauszufinden. Aus der Tabelle «Geschmäcker und Elemente» ergibt sich: Die heilsame Geschmacksrichtung setzt sich aus den beiden fehlenden Elementen Feuer und Luft zusammen, ist also scharf.

Wie die Geschmacksrichtungen die Energien vermehren und vermindern

	verstärkt sich durch	wird abgeschwächt durch
Lung	bitter	sauer
	scharf	süß
	herb	salzig
Tripa	sauer	bitter
	scharf	herb
	salzig	süß
Bäken	salzig	scharf
	süß	bitter
	sauer	herb
	u.U. bitter	u.U. sauer

Die Diagnosemethoden der tibetischen Heilkunde

Auch wenn die alten Medizinschriften achtunddreißig Arten der Krankheitsbestimmung beschreiben, in der Praxis gibt es nicht mehr als drei: die Pulsdiagnose, die Urindiagnose und die so genannte Begutachtung der Person, die einen kurzen Blick auf die Zunge mit einschließt.

Wie gut ein tibetischer Arzt ist, zeigt sich vor allem bei der Pulsdiagnose. Sie gilt als eine der großen Disziplinen ärztlicher Kunst. Nur wenn nach dem Fühlen der Pulse noch Unklarheiten bestehen, wird der Urin begutachtet. Es ist also eigentlich nur eine Zusatzmethode zur Klärung von Zweifeln.

Die Pulsdiagnose

Das Pulstasten haben die Tibeter wahrscheinlich von den Chinesen übernommen und auf ihre Art verändert. 43 verschiedene Pulsarten beschreibt die Lehre, doch sie alle zu erspüren, sind nur wenige Ärzte in der Lage. Diese hoch entwickelte Methode erfordert nicht nur ein hohes Maß an Fingerspitzengefühl, sondern auch viel Erfahrung und Intuition. Wer das Glück hat, an einen Meister der Pulsdiagnose zu geraten, bekommt einen umfassenden Überblick über seinen augenblicklichen Zustand: über akute und chronische Krankheiten, über sich anbahnende Leiden, auch über emotionale Störungen und Probleme auf spiritueller Ebene. Sogar karmische Themen, die man aus seinem früheren Leben mitgebracht hat, und den Einfluss von Geistern oder anderen Kräften kann so ein Künstler des Pulses ausmachen. Aber das ist eine Ausnahme. Die meisten tibetischen Ärzte unterscheiden zwölf oder mehr verschiedene Pulse. Damit können sie handfeste Aussagen über den Zustand der Organe und Energien im Körper machen. Befühlt wird der Puls an der Radialarterie am Handgelenk, und zwar mit Zeige-, Mittel- und Ringfinger. Der Zeigefinger drückt nur das Hautgewebe, der Mittelfinger die Muskeln und der Ringfinger tastet bis zum Knochen. Jeder Finger fühlt zwei Organe, deren Zustand mit den beiden Abschnitten der Fingerkuppen «gelesen» wird. Mit dem Zustand der Organe erkennt der Arzt, welche der Energien gestört sind – also ob es sich um eine Lung-, Tripa- oder Bäken-Krankheit handelt.

Für Gesunde: der Konstitutionspuls

Auch für gesunde Menschen ist es interessant, sich von einem tibetischen Arzt den Puls fühlen zu lassen. Ein spezieller Konstitutionspuls gibt nämlich Auskunft, welche der drei Körperenergien vorherrschen. Der Tibeter erfährt seinen Konstitutionstyp nur durch den Arzt.

Die Urindiagnose

Mit der tibetischen Urindiagnose kann im Grunde jeder Mensch seinen Gesundheitszustand ablesen. Für geübte Laien ist sie eine übliche Do-it-yourself-Methode. Der Urin soll idealerweise in der Morgendämmerung ausgeschieden werden. Der erste Urinstrahl wird weggeschüttet, erst den zweiten fängt man auf. Die Schriften besagen, dass der Urin dreimal begutachtet wird: im körperwarmen, im lauwarmen und im abgekühlten Zustand. Beim ersten Mal geht es um Farbe, Dampf, Geruch, Blasen- und Schaumbildung. Der Urin wird mit einem Quirl aufgeschäumt. Aus der Art und Größe der Blasen zieht man Rückschlüsse. «Gesunde» Blasen, heißt es, sind weder lang noch kurz, nicht groß noch klein, sondern eher ein durchschnittlicher Schaum an der Oberfläche. Beim zweiten Mal wird das Albumen (die Trübung) und der Chylus, eine aufsteigende Substanz, geprüft, beim dritten Mal geht es unter anderem um die Farbveränderung.

Wie kommt man an einen tibetischen Arzt?

Wer sich in Deutschland nach den Regeln tibetischer Medizin behandeln lassen will, muss sich in Geduld üben. Die in diesem Buch im Anhang genannten Fördervereine und Institute laden regelmäßig Ärzte zu sich ein und organisieren für sie Beratungsstunden in verschiedenen Städten. Für eine Sitzung wird man auf die Warteliste gesetzt und kann dann innerhalb einiger Wochen bis Monate mit einem Termin in Wohnortnähe rechnen. Eine ärztliche Beratung mit Pulsdiagnose kostet zwischen fünfzig und hundert Euro.

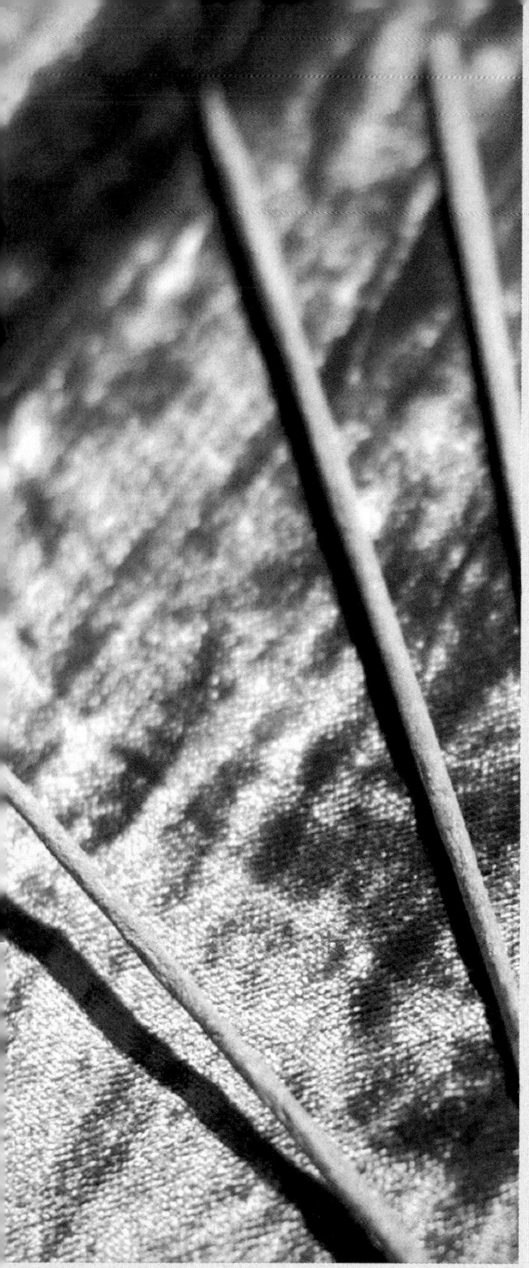

Die tibetische Harmonielehre

Im Einklang mit unserer Konstitution

Unsere Konstitution für uns arbeiten zu lassen statt gegen uns ist eine der großen Herausforderungen des Lebens.

Drei Energien bestimmen unser Leben

«Sage mir, welche Energien in dir wirken, und ich sage dir, was dich glücklich macht.» So einfach funktioniert die tibetische Typenlehre. Sie geht davon aus, dass jeder Mensch von den drei Prinzipien Lung, Tripa und Bäken geprägt ist. Wie wir aussehen, was wir denken und fühlen, wie wir instinktiv reagieren, was wir gerne essen – alles hängt davon ab, wie die drei Kräfte in uns verteilt sind. Idealerweise sind sie alle gleich stark und somit in Harmonie. Aber das ist nur sehr selten der Fall. Die große Mehrheit aller Menschen, gut 90 Prozent, kommt bereits mit einem energetischen Ungleichgewicht zur Welt. Manchmal dominiert eine Energie über die anderen beiden, manchmal gibt es zwei starke Energien und eine schwache. In dem Moment, wo wir das Licht der Welt erblicken, steht die Gewichtung der Energien absolut fest.

Harmonie beginnt mit Disharmonie

Die Typenlehre will, dass wir uns mit der Idee der angeborenen Disharmonie auseinander setzen. Zuerst sollen wir verstehen, was uns krank und unglücklich macht. Daraus sollen wir folgern, was uns fehlt, um dann im dritten Schritt die richtigen Wege zu Glück und Gesundheit zu beschreiten.
Alle menschlichen Probleme, heißt es, liegen in der unharmonischen Verteilung der Energien begraben. Schwere Leiden, leichte Alltagsbeschwerden, Wut, Ärger, Frust und Depression, die Unfähigkeit, Realitäten klar zu sehen, falsche Entscheidungen, Pech im Job, Streit mit dem Nachbarn, das Scheitern von Beziehungen – kurzum: Alles, was uns krank, unzufrieden und unglücklich macht, wurde uns in die Wiege gelegt. Drei ungleich verteilte Energien sind unser Start ins Leben. Sie bestimmen unsere Konstitution.

Die Geistesgifte sind an allem schuld

So besehen versteht man, warum die drei Energien im Tibetischen «nyepa», also Fehler heißen: Jeder Mensch trägt durch seine Disharmonie von Anfang an die Anlage zu Krankheit in sich. Die latent vorhandene Störung wartet quasi nur darauf, durch äußere Faktoren aktiviert zu werden, wie zum Beispiel durch negative Emotionen, schlechte Nahrung, falschen Lebensstil u.v.a.

Schuld an der Grundmisere dieser Welt sind die drei Geistesgifte, die Buddha als Ursache allen Leids bezeichnete. Sie haben eine Entsprechung in den drei Energien:

- → Lung steht für das Geistesgift des Wünschens, der Anhaftung und der Begierde. Es fördert Krankheiten der Lung-Energie.
- → Tripa steht für das Geistesgift Zorn, Neid und Hass, das Tripa-Ungleichgewichte begünstigt.
- → Bäken steht für das Geistesgift einer gleichgültigen, abgestumpften, engstirnigen Einstellung gegenüber der Wirklichkeit. Es fördert Störungen der Bäken-Energie.

Die Typenlehre als Weg zur Harmonie

Hier setzt nun die tibetische Typenlehre an. Sie will uns davor bewahren, dass Leid und Krankheit über uns hereinbrechen. Ihre Grundaussage lautet: «Erkenne deine Natur und lebe nach ihr. Damit setzt du alle Faktoren, die dich beeinträchtigen oder krank machen, außer Kraft. Du beschreitest den Weg der Harmonie.»

Basis der Typologie ist die Einteilung aller Menschen in die drei Energien.

- → Wer sehr stark von einer Energie beherrscht wird, gehört zu einem der drei Grundtypen: Lung, Tripa oder Bäken.
- → Sind zwei Energien stärker und eine schwächer, zählt man ihn zu den drei Mischtypen: Lung-Tripa, Tripa-Bäken und Lung-Bäken.
- → Ein Gleichgewicht aller drei Energien bedeutet: Der harmonische Typ liegt vor, also Lung-Tripa-Bäken.

Der Schlüssel für Gesundheit, Glück und Wohlbefinden

Über die drei Energien zeigt uns die tibetische Konstitutionslehre, nach welchem Grundmuster wir gestrickt sind. Dieses Grundmuster zu kennen ist ein großes Geschenk.

Denn damit können wir etwas wirklich Gutes für uns tun, nämlich unser Leben unserer Veranlagung gemäß gestalten.
Aber Vorsicht, hier gibt es einiges zu unterscheiden. Die große Kunst liegt darin, unserem Naturell in Maßen zu entsprechen und ihm teilweise entgegenzuwirken. Wann ist was vonnöten? Ein Beispiel: Wenn es uns gut geht und wir mit uns im Reinen sind, können wir im Grunde tun, worauf wir Lust haben, das essen, wonach es uns verlangt. Damit entsprechen wir unserem Naturell. Sinnvoll ist das aber nur in Maßen, wie gesagt. Sobald wir übertreiben, verstärken sich unsere dominanten Grundenergien. Das Ungleichgewicht nimmt zu, Störungen bahnen sich an. Mit der Zeit tauchen die ersten Beschwerden auf. Wir bekommen Kopfweh, schlechte Laune, fühlen uns unwohl, schlafen schlecht und so weiter. Symptome sind ein wichtiges Indiz in der tibetischen Heilkunde. Sie zeigen auf, welche Energien zu stark geworden sind. Dann ist es also an der Zeit für entsprechende Gegenmaßnahmen. Detailliert wird uns gezeigt, was in allen Lebensbereichen zu tun ist: Durch bestimmte Nahrung, gezieltes Verhalten, durch Therapien und Übungen gilt es, die überaktiven Energien auf ihr normales Maß herunterzufahren.

Wie die Energien überkochen

Die Tibeter vergleichen die drei Prinzipien mit drei milchgefüllten Töpfen. Jeder Topf hat seinen angestammten Platz im Körper. Solange es uns gut geht, köchelt die Milch auf diesem «Herd» gleichmäßig vor sich hin. Doch wenn wir uns längere Zeit falsch ernähren und verhalten, geraten die dominierenden Energien in Wallung. Dann kocht die Milch über und ergießt sich in Körperbereiche, wo sie nicht hingehört. Die Störung nimmt ihren Lauf.
Für die Tibeter ist Krankheit eine Störung der Energien. Und alle Heilmaßnahmen zielen letztlich darauf ab, uns energetisch wieder auszubalancieren.

Die beste Gesundheitsvorsorge: ein typgemäßes Leben

Eigentlich ist die Typenlehre eine Gesundheitslehre. Sie will, dass wir gar nicht erst krank werden. Wer sich an ihre Regeln hält, wird sehr bald spüren, was es heißt, im Einklang mit den Energien zu leben: Leichtere Beschwerden verschwinden, die Gesundheit wird stabiler, die Nerven halten mehr aus, und man fühlt sich gut geerdet – einfach rundum wohler.
Auch mit unseren negativen Ge-

fühlszuständen kommen wir besser zurecht. Sobald wir akzeptiert haben, dass sie ein Teil von uns sind – unsere konstitutionelle Schwachstelle eben –, beginnen wir ganz automatisch, an ihnen zu arbeiten. Auch die Menschen um uns herum sehen wir plötzlich in neuem Licht. Wir verstehen, warum sich der Partner, der Kollege, die Kinder, Eltern oder Freunde so und so verhalten: Sie sind eben so «gebaut» und können gar nichts dafür. Das macht uns toleranter und nachsichtiger. Wir alle können nichts dafür, dass wir so sind, wie wir sind. Unser Typ bestimmt unsere erste Reaktion auf eine unvorhersehbare Situation. Er formt unsere Instinkte, prägt unseren Charakter, unsere Ausstrahlung. Unserer Konstitution können wir nicht entfliehen. Wir können nur gegen sie leben – oder mit ihr.

Welcher Typ sind Sie?

100 Fragen schaffen Klarheit

Wollen Sie herausfinden, welcher Konstitutionstyp Sie sind? Die folgende Checkliste hilft Ihnen dabei. Kreuzen Sie zu jedem Merkmal immer nur eine der drei Möglichkeiten an. Sind Sie sich nicht ganz sicher oder trifft keine der Wahlmöglichkeiten auf Sie zu, entscheiden Sie sich für die Antwort, die Ihnen am ehesten entspricht. Für die Auswertung ist es wichtig, dass Sie alle 100 Check-Punkte beantworten. Nehmen Sie sich ausgiebig Zeit dafür.

Bitte nicht mogeln

In Ihrem eigenen Interesse sollten Sie beim Ausfüllen ehrlich sein. Auch wenn Sie die abgefragten Eigenschaften an sich nicht mögen, antworten Sie trotzdem wahrheitsgemäß. Es gibt keine besseren oder schlechteren Konstitutionstypen – nur richtige oder falsche Ergebnisse. Tauchen bei der einen oder anderen Frage Zweifel auf, bedenken Sie: Bei diesem Test werden Charakteristika und Vorlieben abgefragt, die Ihnen angeboren sind. Es handelt sich um Merkmale, die Ihrem ursprünglichen, gesunden Naturell entsprechen. Lebenskrisen, Krankheiten und emotionale Störungen können unser Verhalten und unser Aussehen verändern. Ist das bei Ihnen der Fall, lassen Sie beim Test diese Veränderungen außer Acht. Kreuzen Sie nur die Merkmale an, die vor Ihrer Störung typisch für Sie waren.

Zu Ihrer Sicherheit: ein Gegencheck

Für eine bessere Treffsicherheit empfiehlt es sich, den Test von einer nahe stehenden Person gegenchecken zu lassen. Über Abweichungen können Sie gerne diskutieren. Bedenken Sie immer: Es geht darum, wie Sie von Natur aus gemeint sind.

Die Checkliste

Merkmale	Lung	Tripa	Bäken
Körpergröße	sehr groß oder sehr klein	durchschnittlich	groß oder klein und gedrungen
Körperbau	feingliedrig	durchschnittlich	grobgliedrig
Neigung zu	Untergewicht	Normalgewicht	Übergewicht
Kopfform	schmal	eckig	rund
Schultern	schmal	mittel bis breit	breit, eher rund
Brust	flach	gut entwickelt	voll entwickelt, üppig
Hüfte	schmal	mittel	breit
Haut	rau, dünn	schimmernd, warm	weich, glatt, kalt
Hautton	dunkler als andere Familienmitglieder	rötlich, gelblich, bronzefarben	weiß, blass
Schweiß	wenig, geruchlos	viel, stark riechend	normal, angenehm riechend
Kopfhaut	trocken, schuppig	keine Schuppen	ölige Schuppen
Kopfhaar	trocken	normal	schnell fettend
Haarstruktur	lockig, kraus	gerade	gewellt

Merkmale	Lung	Tripa	Bäken
einzelnes Haar	mittlere Dicke	fein, seidig	kräftig
Gesichtshaut	trocken, Neigung zu Falten	normal, empfindlich, wenig Falten	eher fett, grobporig, faltenfrei
Augengröße	eher klein	mittelgroß	groß
Augäpfel	bläulich schimmernd	teils gelblich	milchig, bleich
Augenfarbe	blau, grau, braun	gelbliche Sprenkel, leuchtend	blasse Farbe
Iris	klein, teils unterschiedliche Größe	mittel	groß
Blick	unruhig	durchdringend	leuchtend, klar
Nasengröße	klein	mittelgroß	groß
Nasenform	schmal, teils schief	gerade, spitz	fleischig, stumpf
Lippen	schmal, trocken	durchschnittlich, rot	voll, feucht, blass
Zähne	klein, unregelmäßig	mittel, gerade	groß, gerade
Finger	schmal, spitz	mittelgroß, kräftig	breit, rundlich
Nägel	brüchig, teils erhaben	biegsam	kräftig, dick
Füße	zierlich, schmal	mittelgroß, mittelbreit	groß, breit
Hände und Füße meistens	kühl und trocken	heiß, oft verschwitzt	feucht und kalt
Stimme	schwach, leise, teilweise rau	kräftig, durchdringend	angenehm, tief, sonor, melodiös
Sprache	nervös, geistreich, rede viel und schnell	klar, eloquent	ruhig, spreche wenig
Venen	gut sichtbar	sichtbar	kaum sichtbar
Fettpolster	wenig oder gar nicht	nicht viel, mehr am Oberkörper	überall am Körper
Muskulatur	schwach ausgeprägt	sportlich, athletisch	ausbaufähige Muskulatur

Merkmale	Lung	Tripa	Bäken
Haltung	leicht nach vorne gebeugt	normal gerade	aufrecht
Gang	eher schnell, tänzelnd	dynamisch, energisch	langsam, bedächtig
Aktivität	hyperaktiv und schnell erschöpft	normal aktiv	wenig aktiv, langsam
Nach extremer körperlicher Anstrengung	werde ich schnell müde und/oder überdreht	fühle ich mich überhitzt und unwohl	fühle ich mich wohl, bin ich müde
Schlaf	leicht und störbar, eher unruhig, wache nachts auf	in der Regel tief, brauche wenig Schlaf	schlafe wie ein Stein, oft sehr lange, großes Schlafbedürfnis
Einschlafen	schwer	kein Problem	schlafe sofort ein
Aufstehen am Morgen	unterschiedlich	stehe mühelos auf	stehe oft nur mit Mühe auf
Kreativität	erfinderisch, phantasievoll, aber sprunghaft	wissenschaftliches Denken	wenig Ideen, bleibe ihnen treu, praktische Begabung
Energie	verausgabe mich schnell	im Gleichgewicht, ausdauernd	träge, aber auch sehr ausdauernd
Konzentration	wechselhaft	gut	mittelmäßig
Gedächtnis	Kurzzeit gut, Langzeit schlecht	gut	Langzeit gut, Kurzzeit schlecht
Entschlusskraft	unentschlossen, werfe Entscheidungen oft um	schnell, sicher, treffe eindeutige Beschlüsse	langsam, vorsichtig, bleibe bei meiner Entscheidung
Verstand	fasse schnell auf, vergesse leicht	denke analytisch, scharfer Verstand	denke gründlich, Gelerntes wird nicht vergessen
Glaube an etwas	unstet, hinterfrage immer wieder	intensiv, mit Hang zum Fanatismus	unerschütterlich bis blind

Merkmale	Lung	Tripa	Bäken
Einstellung zu Regelmäßigkeit	bin leider chaotisch veranlagt	organisiere und strukturiere mir meinen Alltag	mag Routine
Einstellung zu schlechten Gewohnheiten	kann weder gute noch schlechte lange beibehalten	kann sie mir durch Willen abtrainieren	habe große Probleme, von ihnen abzulassen
Verhalten im Streit	flüchte oder diskutiere	fordere Klärung, verteidige meinen Standpunkt	vermeide Konfrontation
Umgang mit Geld	verschwenderisch	methodisch	sparsam
Vorwiegende Geldausgabe für	Informatives, Spontankäufe, Vergnügen	Projekte, Geschäfte, Prestigeobjekte	praktische Investitionen
Geschäftssinn	schlecht, aber gute Ideen, innovativ	ausgezeichnet, kann Ideen gut umsetzen und verkaufen	übernehme Verantwortung, spezialisiere mich auf einem Gebiet
Ich bin eher	ängstlich, besorgt raffiniert	mutig, kühn eifersüchtig, wütend	ruhig, stabil beleidigt, will es lieber nicht so genau wissen
	leichtgläubig	logisch, kritisch	stur
	chaotisch	strategisch	diszipliniert
	gierig	neidisch	träge
	defensiv	provokativ	tolerant
	nervös, unruhig	extrovertiert	lethargisch
	zukunftsorientiert	gegenwartsbezogen	vergangenheitsorientiert
	visionär	realistisch	traditionsbewusst
	rational	engagiert	sentimental
	ohne Selbstvertrauen	selbstbezogen	selbstzufrieden
	aufopfernd	egoistisch, fordernd	fürsorglich
	idealistisch	analytisch	praktisch
	intuitiv	kritisch	realistisch
	labil	aufbrausend	gelassen
	empfindsam	leidenschaftlich	warmherzig
	übersensibel	intolerant	zu nachgiebig

Merkmale	Lung	Tripa	Bäken
Ich neige zu	Ängsten, Unruhe, Funktionsstörungen von Herz und Kreislauf, Verspannungen	Leber- und Galleproblemen, fiebrigen Infektionen, Pickeln, Furunkeln	Atemwegsbeschwerden, chronischen Nebenhöhlenentzündungen Erkältungen, Stoffwechselstörungen wie Diabetes, Ödeme u.a.
Durst	unterschiedlich	sehr viel	wenig
Appetit	unterschiedlich	stark	wenig
Wenn eine Mahlzeit ausfällt	werde ich nervös und unruhig	fühle ich mich unwohl und gereizt	ich kann ohne weiteres auf eine Mahlzeit verzichten
Essverhalten	ich kann viel essen, vergesse oft zu essen	ich habe starken Appetit, esse häufig	ich esse gern und viel, bin hinterher müde, manchmal kein Appetit
Vertrage gut	nahrhafte, warme Nahrung und Getränke	kühlende Nahrung und kühle Getränke	warme, leicht verdauliche Nahrung und warme Getränke
Menstruation	unregelmäßig, schmerzhaft	regelmäßig, stark	regelmäßig, normal
Verdauung	unterschiedlich, störbar, empfindlich	sehr gut	träge, schwach, neigt zu Verstopfung
Morgenurin*	klar	kann scharf riechen	trübe

* Um diese Frage beantworten zu können, gehen Sie bitte wie folgt vor: Trinken Sie tagsüber genug Flüssigkeit, um in der Nacht nicht aufstehen zu müssen, um etwas zu trinken. Am nächsten Morgen haben Sie dann den korrekten Urin für Ihre Diagnose.

Merkmale	Lung	Tripa	Bäken
Sexualität	Verlangen unterschiedlich, leicht erregbar, habe viel Phantasie und bin sehr aktiv	spüre starkes sexuelles Verlangen, bin leidenschaftlich und dominant	gleichmäßiges sexuelles Verlangen, brauche Stimulation, der Akt ist lang und ausdauernd
Fruchtbarkeit	unterdurchschnittlich	durchschnittlich	ausgezeichnet
Erinnerung an Träume	vergesse leicht, erinnere mich nur teilweise	erinnere mich gut bis ins Detail	erinnere mich nur an emotionale Träume
Im Gespräch	kann mit mehreren gleichzeitig sprechen, halte gerne Monologe	führe herausfordernde Gespräche und Dialoge	höre lieber zu, als selbst zu sprechen, denke kritisch über das Gehörte nach
Sozialverhalten	einfühlsam, aber auch sprunghaft	berechnend	gesellig
Negatives im Umgang mit anderen	bin oft ungeduldig	bin oft unfair	bin stur, uneinsichtig
Freundschaften	schließe schnell Freundschaften, habe aber meist kurzlebige Beziehungen	schließe leicht Freundschaften, aber vor allem, wenn die Freunde nützlich sind	schließe nicht so leicht Freundschaften, prüfe lange, aber dann pflege ich die Beziehung
sensibelstes Sinnesorgan	Ohren: empfinde Lärm als störend	Augen: empfinde starke Bilder als störend	Tastsinn: mag mich nicht anfassen lassen
praktische Veranlagung	eher theoretisch veranlagt	eher praktisch veranlagt	Gleichgewicht zwischen theoretischer und praktischer Veranlagung
Einkaufsstil	kaufe ziellos ein, tausche vieles um	kaufe gezielt und nach Plan ein	kaufe auf Vorrat und preisbewusst ein

Merkmale	Lung	Tripa	Bäken
Fahrstil	fahre ungleichmäßig	fahre schnell	fahre gleichmäßig und langsam
Auswirkung von Stress	Angst, Panik, Übelkeit, Kopfschmerzen	Wut, Aggression, Magenschmerzen	Hunger, Schwindel
Wo sich die meisten Beschwerden festmachen	unterhalb des Nabels: Verstopfung, Durchfall, Blähungen	zwischen Nabel und Zwerchfell: Magenbrennen, Oberbauchbeschwerden	oberhalb des Zwerchfells: Atemnot, chronisch verschleimte Nebenhöhlen und Bronchien
Zu welchen Tageszeiten sich die Beschwerden verschlimmern	Morgendämmerung und/oder früher Abend	um Mittag und/oder Mitternacht	vormittags und/oder später Abend
Bei Problemen mit den Gliedmaßen	Schmerzen, keine Schwellungen	Schwellungen und Schmerzen	geschwollene, steife Glieder und Gelenke
Hobbys	kreative Tätigkeiten	Leistungssport oder Wettkämpfe	Faulenzen, ruhige Tätigkeiten, Lesen
Schwimmen	gern	sehr gern	ungern
Sonnen	gern	ungern	sehr gern
Ich liebe dieses Wetter	warm und sonnig, es kann auch warm-feucht sein	kühle, klare Tage, auch leichten Wind	warm und trocken
Ich hasse dieses Wetter	eiskalten Wind	starke Hitze	kaltes, nebligfeuchtes Wetter
Verhalten in den Bergen	wandere gern, bin oft unzweckmäßig ausgerüstet	erklimme zielstrebig den Gipfel	erkunde die Berghütten
am Meer	schwimme, sonne mich, plaudere	surfe, spiele Beachvolleyball	plansche, sammele Muscheln
im Wald	philosophiere	entwickle Jagdinstinkte	liege auf der Lichtung und träume

Zählen Sie Ihre Punkte

Haben Sie alle hundert Fragen beantwortet – auch die über den Urin? Dann zählen Sie nun zusammen, wie viele Punkte Sie sich bei jeder der drei Rubriken Lung, Tripa und Bäken gegeben haben. Das Mischungsverhältnis dieser drei Zahlen zeigt Ihnen, wie die drei Energien in Ihnen verteilt sind. Je mehr Punkte aus einer Rubrik, desto stärker tendieren Sie zu dem entsprechenden Typ. Übrigens: Es kommt so gut wie nie vor, dass man beim Checklisten-Test nur Antworten aus einer oder zwei Rubriken ankreuzt. Jeder Mensch trägt Anteile aller drei Energien in sich. So werden Sie in allen drei Rubriken Merkmale finden, die zu Ihnen passen.

So werten Sie Ihre Punkte

Haben Sie in einer Sparte mehr als 60 Punkte gezählt, sind Sie ein Grundtyp. Damit dominiert bei Ihnen deutlich eine Energie. Zu Ihrer Kategorie gehören etwa 20 Prozent der Menschen.

- → Bei überwiegender Punktezahl aus der Rubrik Lung ist Ihr Typ «die Elfe». Lesen Sie die Beschreibung ab Seite 45.
- → Bei den meisten Punkten aus der Rubrik Tripa sind Sie «die Königin». Ihren Typ finden Sie ab Seite 75.
- → Haben Sie die meisten Punkte in der Rubrik «Bäken», entspricht Ihnen «die Friedliche». Lesen Sie ab Seite 99.

Liegt Ihre höchste Punktezahl aus einer der drei Sparten unter 60 Punkten, sind Sie ein Mischtyp. Bei Ihnen herrschen zwei Energien vor, die ganz unterschiedlich gewichtet sein können. Etwa 70 Prozent aller Menschen, also der weitaus größte Teil, gehören zu dieser Sorte.

- → Haben Sie Ihre beiden höchsten Punktezahlen in den Rubriken Lung und Tripa, sind Sie «die Impulsive». Alles über Ihren Typ finden Sie ab Seite 123.
- → Bei den meisten Punkten in den Rubriken Lung und Bäken gehören Sie zum Typ «die Nachdenkliche». Lesen Sie bitte ab Seite 151.
- → Die überwiegenden Punkte bei Tripa und Bäken bedeuten: «die Souveräne». Ihre Typenbeschreibung beginnt auf Seite 177.

Beträgt Ihre höchste Punktezahl höchstens 40 Punkte und liegt Ihre niedrigste Punktezahl bei mindestens 30 Punkten, sind Sie eine Dreier-Kombination. Bei Ihnen sind alle drei Energien gleich oder fast gleich stark ausgeprägt. In einem solchen Gleichgewicht befinden sich nur etwa 10 Prozent der Menschen.

Ihr Konstitutionstyp ist «die Glückliche». Lesen Sie die Beschreibung ab Seite 203.

Zum besseren Verständnis der Auswertung einige Beispiele

Eindeutige Punkte-Kombinationen:

- 42-mal Lung, 50-mal Tripa, 8-mal Bäken: Mischtyp Lung-Tripa «die Impulsive».
- 55-mal Bäken, 35-mal Lung, 10-mal Tripa: Mischtyp Lung-Bäken «die Nachdenkliche».
- 30-mal Lung, 33-mal Tripa, 37-mal Bäken: Sie sind eine Mischung aus allen drei Typen, also «die Glückliche».

Nicht eindeutige Punkte-Kombinationen

Können Sie Ihre Ergebnisse nicht eindeutig einem Typ zuordnen, hier ein Vorschlag: Gehen Sie die Checkliste zu einem späteren Zeitpunkt noch einmal ganz in Ruhe durch – am besten zusammen mit einer Person, die Sie sehr gut kennt. Schenken Sie dabei folgenden Punkten besondere Aufmerksamkeit:

Körpertyp, Hautbeschaffenheit, Essverhalten, Verdauung, Ihre Vorliebe für bestimmtes Wetter, Ihre typischen Emotionen (Ich bin eher ...). Haben Sie immer noch Zweifel, denken Sie einmal genau über Ihre Einstellung zu extremen Außentemperaturen nach. Hassen Sie Kälte, weil Sie sich zutiefst nach ständiger Wärme sehnen, haben Sie sicher dominante Lung-Anteile. Können Sie es kaum aushalten, wenn es zu heiß wird, besitzen Sie eindeutige Tripa-Dominanzen. Macht Ihnen weder Hitze noch Kälte wirklich schwer zu schaffen, können Sie davon ausgehen, dass in Ihnen die Bäken-Anteile überwiegen.

Kann sich eine Konstitution ändern?

Klare Antwort auf diese Frage: Nein. Was sich aber verändern kann, ist Ihre Wahrnehmung. Haben Sie sich mit Ihrem Typ schon etwas länger beschäftigt, Ihre Nahrung entsprechend gestaltet und sich bemüht, auch die Verhaltenstipps zu beherzigen, wird sich einiges in Ihrem Leben ändern. Sie schätzen Dinge anders ein, betrachten vieles in neuem Licht. Auch sich selbst! Deshalb ist es ratsam, den Checklisten-Test nach einiger Zeit noch einmal zu machen. Es kann sein, dass Sie beim zweiten Durchlauf viele Punkte anders beantworten. Ein ganz normaler Prozess. Kommen unsere Energien mehr in Harmonie, nehmen wir die

Dinge um uns herum anders wahr und beurteilen auch uns selbst realistischer.
Wundern Sie sich also nicht, wenn Ihre Energiebilanz etwas anders ausfällt. Hin und wieder passiert es sogar, dass beim zweiten Check-Test ein anderer Typ herauskommt. Bitte keine Panik, das ist keine Katastrophe. Sie haben die letzten Wochen oder Monate nicht völlig falsch gegessen oder gehandelt, sondern Ihrem Selbstbild entsprochen. Dieses Selbstbild ist heute anders! Das Leben nach dem «falschen» Typ hat also offenbar therapeutisch gewirkt: Es hat Ihnen geholfen, zu erkennen, wer Sie wirklich sind.

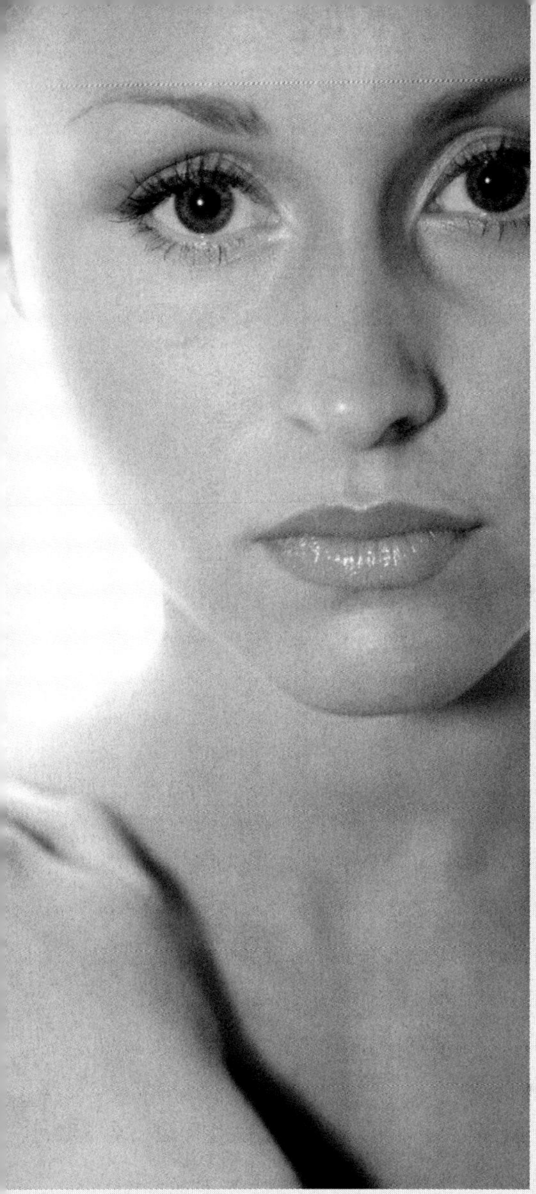

Die Elfe

Grundtyp: Lung
Elemente: Luft und Raum

Das Prinzip Lung symbolisiert die Lebensenergie, den Geist und die Bewegung. Es wird den Elementen Luft und Raum zugeordnet. Als lungbetonte Persönlichkeit besitzen Sie viel Leichtigkeit. Ihre Stärken sind Flexibilität, Intuition, Spontaneität und ein schneller, brillanter Geist. Zur perfekten Harmonie fehlen Ihnen jedoch die Qualitäten der beiden anderen Prinzipien, die Dynamik des Feuers und die Stabilität der Erde. Sie sollten versuchen, Ihr Leben mehr zu strukturieren. Ihre Lernaufgaben sind Regelmäßigkeit, Stabilität und Ruhe.

So sind Sie

Körperbau und Aussehen

Sie sind das zarteste Wesen unter den sieben Tibeterinnen, ein feingliedriger Mensch mit einer zerbrechlichen Ausstrahlung. Wahrscheinlich hat man Sie schon oft mit einer Elfe verglichen.

Typisch Lung: schmale, knackende Gelenke

Lung-Frauen sind entweder klein oder groß, immer schlank und zart, oft mager und haben schmale Schultern. Gut möglich, dass Sie Ihr Leben lang mit Untergewicht zu kämpfen haben, sich zu dünn und knochig finden. Denn egal, wie viel Sie essen, Ihnen gelingt es nur mit Mühe, Pfunde anzusetzen. Durch Ihre schwach entwickelten Muskeln neigen Sie zu Haltungsfehlern. Vielleicht tendieren Sie auch zum Rundrücken oder haben den typischen, leicht nach vorne gebeugten «Lung-Gang». Deutlich erkennbar sind Menschen Ihres Typs an den beweglichen Gelenken und den hervorstehenden Knochen. Können Sie mit den Fingern knacken oder knacken Ihre Gelenke überhaupt sehr leicht? Dann fließt viel Lung-Energie in Ihnen.

Die hohe Denkerstirn verrät Sie

Stehen Sie dazu, Sie sind ein ausgesprochen intelligenter, sensibler Mensch, und das sieht man Ihnen an. Lung-Köpfe haben ihren Schwerpunkt am Oberkopf. Die hohe, oft ausgeprägte Stirn symbolisiert Empfindsamkeit. Ihre prägnante Mimik verrät enorme geistige Beweglichkeit. Wahrscheinlich können Sie sehr gut mit den Ohren wackeln und Grimassen schneiden. Feine Züge, schmale oder mittelschmale Lippen und sehr lebendige, manchmal unruhig-nervöse Augen prägen Ihr Gesicht. Ihre Augenfarbe könnte ins Bläuliche oder Dunkelblaue tendieren oder dunkel sein, manchmal ist eine Iris größer als die andere. Lung-Ohren sind klein und zierlich, die Haare kringeln sich gern in Locken oder Krausen.

Ihre Haut: kühl und trocken

An der Beschaffenheit und Temperatur der Haut zeigt sich, warum Menschen mit dominanter Lung-Energie mit den Eigenschaften «kühl» und «trocken» charakterisiert werden. Wahrscheinlich haben auch Sie schon Unsummen an Geld in Feuchtigkeitscremes und Bodylotions investiert, um Ihre trockene Haut etwas geschmeidiger zu machen. Denn wenn diese nicht ständig gepflegt wird, kann sie sehr schnell rissig und spröde (und leider auch runzlig) werden, an den Füßen bilden sich leicht Hornhaut und Schwielen. Die Tendenz zur Trockenheit dürfte sich auch am Haar bemerkbar machen. Trockene Schuppen und gesplisste Spitzen sind Ihre Dauergesprächsthemen beim Friseur. Auf der anderen Seite schwitzen Sie wenig, und Ihr Schweiß riecht niemals stark oder unangenehm.

Wenn andere die Temperatur Ihrer Haut beschreiben sollten, fiele ihnen wohl am ehesten das Wort «kühl» ein. Das charakterisiert eine Ihrer typischen Eigenarten: Sie frieren immer, selbst im Sommer. Deshalb findet man Sie am ehesten da, wo es gemütlich warm ist, in der Sonne oder am warmen Ofen.

Die Persönlichkeit der Elfe

Sie sind ein sensibles und recht eigenwilliges Individuum. Ihre großen Talente liegen im geistigen und im kreativen Bereich.

Starke Reaktionen – aber schwache Nerven

Wahrscheinlich verfügen Sie über eine hohe Intelligenz, eine ausgezeichnete geistige Auffassungsgabe und ein hervorragendes Reaktionsvermögen. Doch Ihre reaktionsschnellen Nerven sind leider alles andere als Drahtseile. Leicht wachsen Ihnen die Dinge über den Kopf, und Sie werden nervös und gereizt. Gut möglich, dass Sie schon als Kind ein rechter Zappelphilipp waren. Trotzdem schrieben Sie in vielen Fächern gute Noten, aber nur dort, wo es ums Verstehen, ums Nachdenken und um Phantasie ging, nicht ums sture Büffeln. Lung-Typen gehören oftmals zu den Vordenkern einer Generation, es sind die Idealisten und Künstler, die Kreativen und Schöngeister. Konventionen sind ihnen ebenso ein Gräuel wie althergebrachte Regeln, überholte Traditionen und Prinzipienreiterei.

Träume und Realität

Bei Ihrer Neigung zu Höhenflügen haben Sie wahrscheinlich schon in jungen Jahren erfahren müssen, wie sich eine Bauchlandung anfühlt. Schuld daran ist Ihr nur schwach ausgeprägter Sinn für die so genannten Realitäten des Lebens. Manchmal wachen Sie morgens mit einer Idee auf und glauben, des Rätsels Lösung gefunden zu haben. Stellt sich dann heraus, dass der Traum zu genial für diese Welt ist, sind Sie enttäuscht und ziehen sich beleidigt zurück.
Versuchen Sie ein wenig an Ihrer Unsicherheit zu arbeiten. Ihr grundsätzlicher Mangel an Selbstvertrauen ist nämlich der tiefere Grund, warum Sie viele Ihrer Träume nicht umsetzen.

Eine gesellige Natur

Unter Freunden und Bekannten, mit denen Sie sich gut verstehen, können Sie richtig auftauen und ausgesprochen gesellig werden. Dann hört man Sie lachen und gackern und viel und schnell reden. Mit Vorliebe übrigens über sich selbst, doch das sieht man Ihnen gerne nach. In guter Stimmung sind Sie eine ebenso brillante wie eloquente Entertainerin mit viel Sinn für Komik. Sie können die Lebenslust in Person sein und aus Leibeskräften feiern, tanzen und singen. Doch wehe, es wagt jemand, Sie zu frustrieren. Dann sind Sie in der Lage, aus dem Stand heraus einen Streit anzuzetteln und Ihren Kontrahenten vehement zu beschimpfen. Zum Glück sind Sie nicht nachtragend.

Vorsicht: Klatsch und Spott

In geselliger Runde und in entsprechender Laune lassen Sie sich manchmal dazu hinreißen, über andere zu klatschen und zu tratschen, zu lästern und zu schwatzen. Man sieht Sie dann viel und heftig gestikulieren, und Ihre clowneske Mimik kann geradezu hinreißend sein. Aber Achtung! Sobald Sie in Fahrt kommen, neigen Sie zur Übertreibung, und Sie verletzen andere Menschen mit Ihrem Spott, ohne es zu merken.

So gut Sie in entsprechender Stimmung austeilen können, das Einstecken ist nicht Ihre Sache. Attackiert Sie jemand oder meint es nicht gut mit Ihnen, sind Sie schutzlos seinen Angriffen ausgesetzt. Sie leiden sehr stark unter negativen Energien, ohne sich dagegen zur Wehr setzen zu können.
In Phasen solcher Unsicherheit denken Sie viel darüber nach, was die andern wohl von Ihnen halten. Ihr ohnehin schwaches Selbstwertgefühl sinkt gegen null, und Sie ziehen sich in Ihr Schneckenhaus zurück. Misstrauen und Unsicherheit machen sich breit. Sie fühlen sich schlecht, schuldig und minderwertig und leiden.
Ihre Leidensfähigkeit ist geradezu sprichwörtlich. Im gleichen Maße, wie Sie sich begeistern können, sind Sie fähig, in die Tiefen menschlichen Leids hinabzusteigen. In Krisenzeiten quälen Sie sich bis an den Rand des Wahnsinns mit Ängsten und Sorgen und grübeln über Ihr Schicksal nach, meist in der Nacht zwischen drei und vier Uhr. Wenn Sie sich mit der Ihnen eigenen Intensität in Ihr Leidensthema hineinbegeben, kommen Sie manchmal aus eigener Kraft nicht mehr heraus. Glücklicherweise wird Ihnen immer wieder wie durch ein Wunder Hilfe zuteil.

Ein windiger Geist kommt leicht ins Schwanken

Als neugieriger Mensch, immer auf der Suche nach Inspiration, begeistern Sie sich leicht für neue Ideen. Das bedeutet aber auch, dass Sie einen Plan über den Haufen werfen, sobald Ihnen ein anderer überzeugender vorkommt. Ähnlich verhalten Sie sich bei Entscheidungen. Sie stellen immer wieder alles in Frage, hüpfen von einer Position in die andere, je nachdem, aus welcher Richtung der Wind weht. Blitzschnell können Sie auch von einer Stimmung in eine andere überwechseln, Ihre Meinung ändern oder Zusagen rückgängig machen. Allerdings geschieht das nicht aus gemeiner Absicht. Ihre innere Instabilität ist die Wurzel Ihrer meisten Probleme.

Manchmal geht die Kraft aus

Eine Ihrer konstitutionellen Schwachstellen ist Ihre schwache, schnell fluktuierende Energie. Ihr Temperament kann urplötzlich ausbrechen und ebenso schnell wieder erlöschen. In den Hochphasen Ihrer Energieschübe sind Sie voller Begeisterung und Vitalität, aber danach geht Ihnen schnell die Kraft aus. Statt sich einzugestehen, dass sie müde sind und Ruhe brauchen, versuchen viele Lung-Typen, sich mit Kaffee aufzuputschen. Eine Zeit lang mag das funktionieren, danach folgt unweigerlich eine Phase der Erschöpfung. Wenn Sie diese ebenfalls übergehen, können Sie ernstlich krank werden.

Geld ist nicht so wichtig

Nach außen hin betonen Sie immer wieder, wie unwichtig Ihnen das Materielle im Leben ist. Ein Guthaben klug zu vermehren oder gar in Aktien anzulegen, um für schwere Zeiten vorzusorgen, dieser Gedanke ist Ihnen ebenso fremd wie Pfennigfuchserei. Aus diesem Grund sind «Lungs» nur selten reich und haben oft Geldsorgen. Ein spontaner Kaufrausch zum Monatsbeginn, wenn das Gehalt auf dem Konto ist, kann mitunter das Überleben für den Rest des Monats gefährden. Ein kleiner Tipp: Sollten Sie beim Geld nicht Maß halten können, holen Sie sich Rat bei einer Person Ihres Vertrauens. Aber Vorsicht, seien Sie bei der Wahl Ihres finanziellen Beraters kritisch. Mit Ihrer Leichtgläubigkeit sind Sie leicht übers Ohr zu hauen.

Geradezu magisch: Ihre Intuition

Mehr als alle anderen «Tibeterinnen» leben Sie von Ihrer Intuition. Diese Begabung hat Ihnen im Leben wahrscheinlich schon oft geholfen. Sie wunderten sich vielleicht, warum Sie in wichtigen Augenblicken instinktiv das Richtige getan oder gelassen haben. War es der liebe Gott oder Ihr Schutzengel, der die Hand über Sie hielt? Wie auch immer Sie diese höhere Instanz nennen, Sie haben einen besonderen Draht zu ihr. Und sollten Sie es noch nicht wissen: Sie sind ein gutes Medium, können sich also mit geistigen Kräften verbinden und sogar Botschaften aus höheren Ebenen erhalten.

Körper und Gesundheit

Die Lung-Konstitution wirkt vor allem an der Schnittstelle zwischen Körper und Geist, im psychosomatischen Bereich.

Wo Lung im Menschen sitzt

Die Lung-Energie zeigt sich

- in allen geistigen Funktionen,
- in den Sinnesorganen,
- im zentralen und vegetativen Nervensystem, das Atmung, Herztätigkeit, die Peristaltik der Verdauungsorgane und das

Pulsieren des Bluts durch die Adern steuert,
- im Bewegungsapparat,
- in der Vernetzungsstelle zwischen Psyche, Immunsystem, vegetativem Nervensystem und Hormonsystem.

Ihre Schwachstellen

Sie sind schnell gestresst und reagieren dann mit nervösen Störungen.

Geistig-emotionale Probleme

Gerät ein Lung-Typ aus dem Gleichgewicht, zeigt sich das oft im geistig-emotionalen Bereich durch
- Antriebslosigkeit und Erschöpfung bei gleichzeitiger innerer Ruhelosigkeit,
- das Gefühl, kraft- und mutlos zu sein,
- stumpfe Augen,
- ständiges Gähnen bei gleichzeitiger Überdrehtheit und Unruhe,
- Gereiztheit, bei der kleinsten Unstimmigkeit fährt die Lung-Frau aus der Haut,
- die Unfähigkeit, sich zu entspannen.

Diese lungtypischen Stressfolgen zeigen, dass die Betroffenen lange über die Grenzen ihrer Kraft hinausgegangen sind. Halten solche Zustände länger an, zum Beispiel aufgrund von Dauerstress in Beruf und Familie oder durch permanente Überarbeitung, droht am Ende ein nervlicher und energetischer Zusammenbruch. Klassische Beispiele sind das Burn-out-Syndrom und die chronische Müdigkeit.

Ein großes Thema: Angst

Eine Lung-Frau hat mit vielen Ängsten zu kämpfen, zum Beispiel mit Albträumen, Phobien oder unbestimmten Ängsten, die sich bis hin zu Panikattacken steigern können. Mit den Phasen der Angst gehen oft auch unerklärliche «wandernde» Schmerzen einher, ständiges Frösteln oder das Gefühl, sich erbrechen zu müssen. Weitere Begleiterscheinungen können Stimmungsschwankungen, Unberechenbarkeit und übertriebene Impulsivität sein.

Das geistige Gift der Gier und Anhaftung

Diese Gier ist ein wichtiges Thema im Leben der Lung-Frau. Wie auf Seite 31 erwähnt, ordnet die buddhistische Lehre allen drei Hauptenergien Lung, Tripa und Bäken ein geistiges Gift zu, das als Grundübel allen Leids verstanden wird. Bei Lung ist es das geistige Gift der Anhaftung, also des Wünschens und des Habenwollens, das sich bis zur Gier steigern kann. Am Anfang dieser Kette steht der Wunsch nach etwas Neuem. Hat die Lung-Frau

das Objekt der Begierde bekommen, will sie mehr davon, und je mehr sie hat, desto unersättlicher wird das Verlangen nach noch mehr. Für Lung-Persönlichkeiten ist eine gedankliche Auseinandersetzung mit diesem Thema auf jeden Fall lohnend, und sei es, dass sie sich mit ihrer Sucht nach Genussgiften konfrontieren. Während andere Energietypen Alkohol und Zigaretten «wegstecken», leidet die Lung-Natur sehr viel stärker unter giftigen Belastungen, zu denen übrigens auch Umweltgifte wie Luftverschmutzung und (speziell bei Lung) der Lärm zählen.
Auch die Gefahr psychischer Abhängigkeiten sollte sich die Lung-Frau bewusst machen. In zwischenmenschlichen Beziehungen verstrickt sie sich oft in emotionale Abhängigkeiten, und nicht selten wird sie Züge eines Workaholics an sich entdecken.

Hören, Sehen, Riechen, Tasten

Störungen des Hörsystems können Lärmempfindlichkeit, Tinnitus, Hörsturz und Schwindelanfälle sein. Auch Augenschwächen treten auf, und manchmal lassen Geruchs- und Geschmackssinn nach, oder Finger und Zehen werden taub.

Herz im Stress

Lungtypische nervöse Funktionsstörungen des Herzens sind Herzstechen, Herzrasen oder -stolpern, Herzrhythmusstörungen und Herzangst, aber auch Kreislaufstörungen und Bluthochdruck.

Schlafstörungen vorprogrammiert

Probleme, Stress und Überforderung rauben dem Lung-Typus den Schlaf. Da er von Natur aus Probleme mit dem Einschlafen hat und sein Schlaf störanfällig ist, kann das zu einem ernsthaften Problem werden. Die tibetische Medizin schenkt dem Thema Schlaf zwar bei allen Typen viel Aufmerksamkeit, doch gerade dem Lung-Typ rät sie eindringlich zur Schlafhygiene (siehe Seite 54), da Lung die Nachtruhe dringend zum Auftanken der Energiereserven braucht. Während anderen eher zur Disziplinierung des Schlafs geraten wird, sollten Sie so lange schlafen, bis Sie sich wach und ausgeruht fühlen. Bis zu zehn Stunden sind völlig in Ordnung!

Dauerthema Verdauung

Zu den Verdauungsstörungen, die die Lung-Frau belasten, zählen aus tibetischer Sicht auch Essstörungen: von unregelmäßigem oder wenig Appetit über Heißhunger-Attacken bis hin zu Magersucht und Bulimie. Krankheiten des

Magen-Darm-Bereichs sind Sodbrennen, Magenstechen und Magengeschwüre, aber auch Blähungen, allergische Ekzeme (als Folge eines Darm-Ungleichgewichts) und nervöser Reizdarm mit abwechselnd Verstopfung und Durchfall.

Gelenke und ein verspannter Rücken

Knochen und Gelenke machen dem Lung-Typ meistens erst im fortgeschrittenen Lebensalter zu schaffen, in Form von Osteoporose, Arthritis und Rheuma. Die Verspannungen von Nacken, Schultern, Rücken und Lendenwirbelsäule hingegen dürften von Anfang an ein Dauerthema sein. In diesem Bereich manifestieren sich alle Ängste, Sorgen und Depressionen.

Wenn die Lung-Energie steigt

Alle oben genannten Beschwerden treten zu bestimmten Zeiten besonders stark auf. Es sind die Phasen, in denen die Lung-Energie sich von Natur aus ansammelt:

- im Morgengrauen,
- in der Abenddämmerung,
- im Spätsommer,
- im Herbst des Lebens.

Verschlimmernde Faktoren

Auch äußere Umstände können Lung-Symptome verursachen oder verschlechtern. Die folgenden verschlimmernden Faktoren können Sie vermeiden:

- Wind,
- Kälte,
- viel gedankliche Arbeit,
- zu viel Fernsehen oder Computerarbeit,
- leichte und kühle Nahrung,
- Hunger.

Wege zur Harmonie

Was hilft und heilt

Sie brauchen keine Rosskuren, sanfte Therapien entsprechen Ihrer sensiblen Natur am ehesten.

Immer schön behutsam

Bei Ihnen schlagen die zarten Heilimpulse von Homöopathie, Bachblüten, Akupunktur und Pflanzenheilkunde gut an. Gerade bei nervösen Beschwerden oder psychosomatischen Störungen helfen die Ansätze der ganzheitlichen Naturmedizin, weil sie die Psyche mit einbeziehen. Überlegen Sie also, ob Sie zusätzlich zum Hausarzt nicht auch einen Heilpraktiker konsultieren möchten. Leiden Sie unter Ängsten oder Depressionen, empfiehlt sich eine Psychotherapie. Chronisch verspannte Rückenmuskeln, ein häufiger Grund für Spannungskopfschmerzen übrigens, sind am besten mit Massagen und modernen Körpertechniken zu behandeln. Eine spezielle Empfehlung tibetischer Ärzte lautet: Alle Entspannungsübungen, die den Atem mit einbeziehen, sind gut für Lung, aber Vorsicht mit Meditationen, die sehr viel Konzentration erfordern oder mit inneren Bildern arbeiten.

Maßnahmen gegen schlechten Schlaf

Die tibetische Heilkunde empfiehlt gegen Schlafprobleme mehrere Maßnahmen:

Diät

Verwenden Sie vermehrt Gewürze wie Muskat, Asa foetida, Kümmel, Gewürznelken, Knoblauch und Zwiebeln und essen Sie viel Sesam. Trinken Sie hin und wieder zum Mittag- oder zum Abendessen ein Glas Rotwein.
Meiden Sie alles Aufputschende wie Kaffee oder Cola, alles Kalte wie Rohkost und Salate, alles Scharfe wie Pfeffer und Chili und zu viel Süßes.

Schlafdrinks

Gewöhnen Sie sich an, kurz vor dem Zubettgehen einen Schlaftrunk zu sich zu nehmen. Zu empfehlen sind

- ein Glas warme Milch oder
- eine Tasse Knochenbrühe vom Lamm, die Sie mit folgenden Zutaten herstellen: Wasser, etwas Fleisch von der Lammschulter, ein bis zwei Schwanzknochen vom Lamm, Bergsalz.

Wenn Sie Knoblauch in großen Mengen mögen, probieren Sie auf der Basis dieser Knochenbrühe die folgende Spezialität:

Tibetische Spezialpaste gegen Schlafstörungen

Zutaten:

- eine Tasse Lammbrühe,
- zwei ganze (!), geschälte Knoblauchknollen,
- ein Teelöffel frische Butter.

Geben Sie die Lammbrühe in einen Topf und lassen Sie die Knoblauchknollen mindestens zehn Minuten darin kochen, bis sie weich sind. Zerdrücken Sie den Knoblauch in der Brühe und rühren Sie alles um, bis eine Paste entsteht. Zum Schluss kommt noch ein Teelöffel frische Butter hinzu – fertig.

Weintherapie aus dem Himalaja

Zutaten:

- ein Glas mehrere Jahre alten Rotweins,
- ein Teelöffel abgelagerte Schafsmilchbutter,
- ein Teelöffel Zuckerrohrmelasse,
- eine Messerspitze Ingwerpulver.

Alle Zutaten in einen Topf geben, eine gute Zeit lang kochen lassen und warm zu sich nehmen.

Schlafförderndes Verhalten

- Verbannen Sie alles aus Ihrem Schlafzimmer, was nervös macht, allem voran Computer und Fernseher.
- Legen Sie nach Feierabend ein Ritual zum Abschalten ein. Damit schaffen Sie ganz bewusst eine Trennung zwischen Arbeit und Freizeit und Ihr Gehirn wird auf «Entspannen» programmiert. Beispiele für ein solches Ritual sind eine beruhigende Musik, ein Bad, eine Tasse Tee, ein Spaziergang.
- Versuchen Sie, abends am besten gar nicht mehr fernzusehen und auch im Radio keine Nachrichten mehr zu hören.
- Nehmen Sie ein reichhaltiges Abendessen zu sich, aber nicht allzu spät. Zum Essen hin und wieder ein Glas Wein hilft, sich zu entspannen.
- Insgesamt sollten Sie abends nicht mehr allzu viel reden und eine Stunde vorm Zubettgehen nur ruhigen Beschäftigungen nachgehen.
- Vermeiden Sie Streit und anstrengende Diskussionen.
- Wechseln Sie nach einer schlaflosen Nacht die Bettwäsche, um die Energie an Ihrem Schlafplatz zu erfrischen.
- Nehmen Sie sich zum Tagesabschluss Zeit für eine Meditation, eine Massage oder eine Atemübung. Anregungen hierzu im Abschnitt «Bewegung und Wellness».

Antistress-Räucherstäbchen

Unter tibetischen Räucherstäbchen gibt es eine stark entspannende Sorte mit echt medizinischer Wirkung gegen Stress, Unruhe und Schlaflosigkeit. Ihr Name: *rlung-poe* oder *Agar 31*. Die heilsamen Räucherstäbchen werden aus denselben Heilkräutern hergestellt wie tibetische Pillen, in diesem Fall hauptsächlich aus dem nervlich beruhigenden Holz des Agarbaums. Zünden Sie Ihr *rlung-poe* etwa eine Stunde vor dem Zubettgehen an und lassen Sie es einfach bei geschlossenem Fenster abbrennen. Sie können den Rauch auch ganz gezielt inhalieren, dann aber nur fünf Minuten.

Ungesunder Lebensstil und Herz-Kreislauf-Probleme

Wenn Sie sehr ungesund leben und Herz-Kreislauf-Probleme haben, könnte sich ein Versuch mit den tibetischen Kräuterpillen Padma 28 lohnen. Studien haben gezeigt, dass dieses nach einer alten tibetischen Rezeptur in der Schweiz hergestellte Heilmittel nachweislich gegen Arteriosklerose und alle damit verbundenen Folgen wirkt. Falls Sie eine Kur damit planen, sind die besten Zeiten für den Lung-Typus Herbst, Winter und Frühling. Mehr über das Präparat lesen Sie auf Seite 227.

Besser leben

Verhalten und Lebensstil zu ändern ist nicht leicht, aber lohnend. Sie tragen ganz entscheidend zur inneren Harmonie bei.

Gestalten Sie Ihr Leben typgerecht

- Anregende, schöngeistige Gespräche in ästhetischer Umgebung sind für Sie allerbeste Seelennahrung und Ihr wichtigstes Heilmittel zugleich. Verbringen Sie viel Zeit mit engen Freunden und reden Sie mit ihnen über Ihre Gefühle. Ein offener Gedankenaustausch und ehrliche Anteilnahme sind wichtig für Ihr seelisches Gleichgewicht. Das Feedback von nahe stehenden Menschen dient Ihnen als soziales Regulativ, wenn Sie verwirrt, ängstlich, zu euphorisch oder zu emotional sind. Entscheiden Sie sich im Zweifelsfall lieber für wenige Freunde und pflegen Sie mit ihnen eine innige Beziehung.
- Sorgen Sie für eine liebevolle Atmosphäre im privaten Bereich. Eine vertrauensvolle Partnerbeziehung ist für Sie von großer Bedeutung. Sie reagieren stärker als andere auf zwischenmenschliche Schwingungen und können sich gegen negative Energien nur schlecht abgrenzen.
- Bleiben Sie bei schlechtem Wetter im Haus. Spaziergänge bei Wind und Kälte lassen Ihre Lung-Energie zu stark ansteigen.
- Arbeiten Sie an Ihren schlechten Gewohnheiten. Achten Sie ganz bewusst darauf, nicht beleidigend zu werden, wenn Sie sich ärgern. Versuchen Sie etwas pünktlicher und ordentlicher zu sein und üben Sie die Kunst der Gelassenheit an den kleinen Dingen des Alltags. Bilden Sie sich eine Meinung mit Bedacht und lassen Sie sich weniger von Ihren Stimmungen leiten. Diszi-

plinieren Sie Ihre Süchte und Abhängigkeiten.

- Sorgen Sie dafür, dass Ihr Körper immer warm ist. Kleiden Sie sich so, dass Sie nicht frieren oder frösteln.
- Ziehen Sie sich dicke Socken an oder bereiten Sie sich ein Fußbad, sobald Sie kalte Füße haben.
- Nehmen Sie sich Zeit, um immer wieder zu sich zu kommen, zum Beispiel durch Entspannungsübungen, die den Atem mit einbeziehen. Ein Abend oder ein Wochenende allein mit einem guten Buch bringt Sie mit sich selbst ins Reine. Auch zu empfehlen sind Spaziergänge in schöner Natur.
- Achten Sie auf Ihre Körpersignale, denn Sie neigen dazu, sie zu übergehen. Sind Sie müde, ruhen Sie sich aus, haben Sie Hunger, essen Sie sofort etwas, und so weiter. Geben Sie auch Ihren körperlichen Bedürfnissen sofort nach. Unterdrücken Sie zum Beispiel ein Gähnen oder Niesen nicht.
- Versuchen Sie, mehr Struktur und Regelmäßigkeit in Ihr Leben zu bringen, auch wenn es Ihnen widerspricht. Gehen Sie zum Beispiel immer zur gleichen Zeit ins Bett und möglichst nicht nach Mitternacht.

Die richtige Ernährung

Nahrung und Essverhalten sind in der tibetischen Heilkunde – neben geistiger Disziplin – die wichtigsten Maßnahmen überhaupt. Mit ihrer Hilfe kann man Krankheiten nicht nur heilen, sondern ihnen auch vorbeugen.

Lieber fette Suppen als Fasten

Da Sie schlank sind und nur schwer zunehmen, dürfte das Kalorienzählen für Sie noch nie ein Thema gewesen sein. Die tibetische Ernährungslehre geht hier aber noch ein Stück weiter: Sie rät Ihnen dringend von Hungerkuren jeder Art ab, auch vom Heilfasten, weil das Ihren gesamten Energiehaushalt schwächt. Wie Sie den für Ihren Typ konzipierten Essregeln (Seite 58ff.) entnehmen können, empfiehlt sie genau das Gegenteil: ganz bewusst auf gute, nährende Kost zu achten. Warme, ölige, schwere Speisen, fette Suppen und reichlich Eiweiß erden Ihre leichte Natur und geben ihr die nötige Schwere. Sie sollten immer so viel essen (nicht überessen), dass Sie sich anschließend satt und zufrieden zurücklehnen können. Ausgewogene, regelmäßige Mahlzeiten sind Futter für Ihre Nerven und geben Ihnen Energie. Und noch etwas rät

Ihnen die tibetische Medizin: Essen Sie Fleisch! Als einzige unter den sieben Tibeterinnen tut Ihnen etwas «Tierisches» wirklich gut. Sogar Süßes zum Dessert und ab und zu ein Glas Wein zum Essen dienen Ihrer Gesundheit – beides rundet Ihre Mahlzeit erst so richtig ab.

So überraschend es klingt, Salate, rohes Obst oder rohes Gemüse brauchen Sie nicht unbedingt. Sie vertragen beides nur in kleinen Mengen. Essen Sie es also wirklich nur, wenn Sie Lust darauf haben, und vor allem nicht abends.

Ihre wichtigsten Essregeln

- Ernähren Sie sich gut und reichlich mit warmen, nahrhaften, gesunden Mahlzeiten. Das steigert Ihre Lebenszufriedenheit.
- Essen Sie zu regelmäßigen Zeiten.
- Essen Sie in Ruhe.
- Lassen Sie niemals Hunger aufkommen. Ein leerer Magen macht Sie nervös und reizbar.
- Nehmen Sie oft warme Suppen zu sich, sie dienen Ihrem Wohlbefinden.
- Geben Sie gekochten oder gedünsteten Speisen den Vorzug vor rohen.
- Trinken Sie viel warme Getränke.
- Trinken Sie Kaltgetränke nur in Zimmertemperatur.

Die Geschmacksrichtungen für Ihren Typ

Die Tibeter sind es gewohnt, auch die Geschmacksrichtungen den Elementen beziehungsweise Energieprinzipien zuzuordnen. Für den Lung-Typ gilt als

- empfehlenswert: süß (in Maßen), sauer, salzig,
- nicht zu empfehlen: scharf, bitter, zusammenziehend.

Mehr über die tibetischen Geschmacksrichtungen lesen Sie auf Seite 17ff.

So könnte Ihr Essen für einen Tag aussehen

Ein gutes Frühstück

Ein gutes Frühstück entscheidet über Ihr Wohlergehen am Tag. Hier zwei Vorschläge:

- ein warmer Porridge mit Joghurt und dazu ein oder zwei Stücke Obst,
- eine Scheibe Vollkornbrot mit Butter und Käse oder Honig und ein gekochtes Ei.

Dazu leichten schwarzen Tee mit viel Milch, ein Glas warme Milch oder ein Glas frischen Obstsaft.

Das Mittagessen

Das Hauptgericht kann auch einmal kalt sein, solange zumindest ein Teil des Mittagessens warm ist. Ein Sandwich oder ein Salat sind also in Ordnung, aber Sie sollten einen warmen Tee dazu trinken. Besser wäre allerdings eine warme Suppe. Essen Sie mittags immer nur leichte Speisen, damit Sie sich nicht müde fühlen. Sie können sich auch gern eine süße Nachspeise gönnen, die Ihr Essen abrundet.

Im Laufe des Nachmittags

Nachmittags sollten Sie etwas Warmes trinken.

Am Abend ein ausgiebiges Mahl

Abends brauchen Sie eine warme und reichhaltige Mahlzeit. Als Vorspeise eine Suppe, danach ein Gericht mit Lamm, Huhn, Fisch oder Tofu, gekochtem Grüngemüse und Nudeln oder Reis. Eiweißhaltig und nahrhaft sind auch Hülsenfrüchte mit Getreide kombiniert, etwa Couscous mit Kichererbsen oder Reis mit Bohnen.

Hiervon sollten Sie viel essen

Die folgenden Nahrungsmittel sind für Sie besonders heilsam, weil sie Ihre «kalte» Lung-Natur ausgleichen.

Getreide und Gemüse

Avocado
Blumenkohl
Bohnen
Broccoli
Gerste
Hirse
Kartoffeln (in geringen Mengen)
Kichererbsen
Knoblauch
Lauch
Linsen
Reis
Rettich
Rote Bete
Spargel (in Maßen)
Weizen
Zwiebeln

Kräuter und Gewürze

Asant
Basilikum
Brennnessel
Fenchel
Gewürznelke
Im Winter: Ingwer (mit Honig)
Kardamom
Kurkuma (Gelbwurz)
Muskatnuss
Oregano
Petersilie
schwarzer Pfeffer (in Maßen)
Safran
Senf (in Maßen)
Thymian
Zimt

Früchte

Essen Sie nur kleine Mengen Obst, am besten zum Frühstück oder zum Mittagessen. Empfehlenswert ist auch, die Früchte leicht zu dünsten oder als Kompott zu genießen.

Äpfel
Aprikosen
Bananen
Erdbeeren
Orangen

Nüsse und Samen

Cashew
Mandeln
Sesam (sehr gut!)
Sonnenblumenkerne
Walnüsse

Fette

Butter
Olivenöl
Senföl (in Maßen)
Sesamöl (sehr gut!)

Milchprodukte

frische Buttermilch
frischer Joghurt
Käse
Kuhmilch (nicht so viel im Winter)
Sahnequark
Schafsmilch
Stutenmilch
bei Atemwegsproblemen:
Ziegenmilch

Alkohol

Wein, in Maßen

Darauf sollten Sie verzichten

Vor allem wenn Sie unter irgendwelchen Beschwerden leiden, sollten Sie auf bestimmte Nahrungsmittel verzichten. Die folgenden Getränke und Nahrungsmittel vermehren Ihre Lung-Energie – entweder durch für Sie nicht zuträgliche Geschmacksrichtungen (bitter, zusammenziehend, scharf) oder weil sie kühlend oder aufputschend wirken.

Bier (vor allem Weißbier, wegen der Hefe)
Essig
Fast Food
Geräuchertes
scharfe und gebratene Gerichte
sehr kalte oder eisgekühlte Getränke
stimulierende Getränke wie Coca-Cola oder Red Bull
scharfe Gewürze wie Chili
zu viel grüner Tee
Hefe
Kaffee
kohlensäurehaltiges Mineralwasser
Pfefferminztee
Rosmarin
Schnaps
Schweinefleisch
starker Schwarztee

Sehr speziell: tibetische Tees

Zur allgemeinen Harmonisierung

Dem Lung-Typ werden aus der tibetischen Fertigtee-Serie von Padma vor allem die Sorten «Zu jeder Zeit» und «Für die Frau» empfohlen. «Zu jeder Zeit» harmonisiert die Ungleichgewichte des Lung-Prinzips ganz allgemein und kann den ganzen Tag über als Wohlfühltee getrunken werden. Der Tee «Für die Frau» eignet sich vor allem, wenn es durch Stress zu unregelmäßigen Zyklen kommt, oder in den Wechseljahren. Trinken Sie diesen Tee heiß und stark. Wenn Sie sich ausgekühlt fühlen, steigert er Ihre innere Wärme. Mehr Informationen über die Padma-Tees auf Seite 227.

Lindert Erkältungen und Atemwegsprobleme

Bei Erkältungen und Atemwegsbeschwerden können Sie einen Tee ausprobieren, der im Tibetischen Medizininstitut in Dharamsala (Indien) hergestellt wird. Er heißt «Sorig-Tee» und kann beim Kailash Institut Freiburg (Adresse im Anhang) bestellt werden. Trinken Sie ihn aber bitte nur, solange Sie Beschwerden haben.

Lung – ein Suppentyp

Warme Suppen sind eine Wohltat für Lung-Mägen und -Nerven. Die beiden folgenden Rezepte gelten als echte Lung-Heilmittel.

Am Abend: die Knochensuppe

Die Knochensuppe eignet sich als Vorspeise zum Abendessen oder zum besseren Einschlafen kurz vor dem Zubettgehen.

Zutaten für zwei Personen:

- vier Stücke Markknochen vom Lamm (Es sollten auch Schwanzstücke dabei sein. Falls möglich, besorgen Sie sich die Knochen vom Biometzger.),
- zwei Teelöffel Salz,
- ein Liter Wasser,
- drei Knoblauchzehen,
- eine kleine Zwiebel,
- zwei Prisen frischer grüner Koriander,
- zwei Teelöffel frische Butter,
- ein halbes Glas Weißwein,
- Bindemittel oder Geliermittel,
- ein halber Teelöffel Muskatnusspulver,
- ein halber Teelöffel gemahlener Kümmel.

Die Zwiebel schälen und schneiden und den Knoblauch pressen, die Korianderblätter waschen und in kleine Stücke schneiden. Nun die Knochen zusammen mit Muskatnusspulver, Butter, Kümmel, Salz,

Knoblauch und Zwiebeln ins Wasser geben und bei mittlerer Hitze eine halbe Stunde lang kochen lassen. Bleibt kein Wasser mehr übrig, etwas mehr hinzufügen und wieder aufkochen lassen. Dann erst das Bindemittel hinzufügen. Anschließend den Wein zugeben und das Ganze nochmals eine Minute aufkochen lassen. Erst ganz zum Schluss kommen die Korianderblätter hinein.

Für mehr Power: die Brennnesselsuppe

Eine energetisierende Kraftbrühe – gut zum Mittag- oder Abendessen.
Zutaten:

- → 200 Gramm frische Brennnesselblätter,
- → ein viertel Teelöffel Zimt,
- → ein viertel Teelöffel Muskatnuss,
- → ein viertel Teelöffel Kümmel,
- → ein viertel Teelöffel Kumin,
- → zwei Gewürznelken,
- → 100 Gramm Lammfleisch vom Bein,
- → eine kleine Zwiebel,
- → zwei bis drei Knoblauchzehen,
- → eine Tasse Wasser,
- → ein Spritzer Schnaps,
- → ein Teelöffel Salz.

Das Fleisch in das kochende Wasser geben und 15 Minuten kochen lassen, dann alle Gewürze und Knoblauch hinzufügen. Als Nächstes kommen die klein geschnittenen Brennnesselblätter in den Topf, die aber nur eine Minute kochen sollten. Zum Schluss den Wein hinzuschütten, alles umrühren und fünf Minuten abkühlen lassen.

Tibetischer Glühwein für den Winter

Ein wärmendes Getränk, das Sie in der kalten Jahreszeit noch vor dem Frühstück trinken sollten oder kurz bevor Sie ins Bett gehen.
Zutaten für zwei Personen:

- → zwei Tassen Rotwein,
- → zwei Esslöffel Zuckerrübensirup,
- → zwei Esslöffel frische Butter,
- → vier Esslöffel Tsampa (das Rezept finden Sie auf Seite 164).

Den Wein langsam erhitzen, aber nicht kochen lassen, dann die Zuckermelasse und die Butter hinzugeben. Langsam die Tsampa einrühren, bis eine breiige Paste entsteht. Das Ganze kurz noch einmal aufkochen lassen, fertig.

Bewegung und Wellness

Sie sind die ideale Kandidatin für ganzheitliche, sanfte Körper-Seele-Programme.

Nur leichter Sport

Da Sie von Natur aus gelenkig und musikalisch sind, liegen Ihnen leichte, spielerische Bewegungsformen und Tänze. Leichtes Joggen, Schwimmen oder Gymnastik – besonders solche für Ihre chronisch verspannten Schulter- und Rückenmuskeln – sind empfehlenswert, aber kein Muss. Am ehesten entsprechen Ihrem Wesen die meditativen Körperübungen, denen eine fernöstliche Lebensphilosophie zugrunde liegt – von Tai Chi über Quigong und Yoga bis hin zu Buto. Trainieren Sie eine halbe bis eine Stunde vor dem Frühstück, dies ist Ihre ideale Zeit. Beschränken Sie in den kalten Jahreszeiten (und vor allem bei kaltem Wind) das Bewegungsprogramm auf geschlossene Räume.

Ihr Idealprogramm: Wellness

Als kühl und trocken klassifizierte Lung-Frau brauchen Sie zum Wohlfühlen genau das Gegenteil: warmes Wasser. Baden und planschen Sie, sooft Sie können, in heißen Quellen, in Thermalbädern oder in der eigenen Badewanne. Die tibetische Heilkunde empfiehlt diese «Warm-Wasser-Therapie» speziell im Frühling und bei Gelenkschmerzen. Planen Sie eine Kur, dann wählen Sie die Jahreszeit zwischen März und Mai. Nicht in den alten Schriften aus dem Himalaja erwähnt, aber von tibetischen Ärzten für gut befunden, sind die bei uns modernen Entspannungstherapien in warmem Wasser. Sie nennen sich zum Beispiel Aqua-Relax, Wasser-Shiatsu (Watsu) oder Liquid Sound. Wollen Sie sich weitere Körper-Seele-Behandlungen gönnen, entscheiden Sie sich für Fangokuren, Moor- oder Kreideschlammbäder und andere Methoden, bei denen mit warmem Schlamm gearbeitet wird. Haben Sie beim Saunieren die Wahl, sollten Sie (Kräuter-)Dampfbäder einer Trockensauna vorziehen.

Tibetische Akupressur-Massage

Diese Akupressur-Massage mit heißem Öl gilt als besonders entspannend. Probieren Sie sie zur Intensivierung nach einer Relaxmassage, am Abend vor dem Schlafengehen sowie bei Ängsten und depressiven Zuständen.

Sie brauchen:

- → ein kleines Stück Baumwolle,
- → Sesamöl, eventuell angereichert mit einer Prise Muskatnusspulver.

Das Öl erhitzen und das zu einem spitzen Stab geformte Baumwolltuch in das Öl eintauchen. Die Spitze des Tuches wird auf die im

Folgenden genannten Akupressurpunkte gepresst und die Spitze in kleinen Kreisen auf dem Punkt bewegt, bis das Öl abgekühlt ist. Die Prozedur wird pro Akupressur-Punkt vier- oder fünfmal wiederholt.

Folgende Punkte werden nacheinander behandelt. Betrachten Sie hierzu auch die Abbildungen auf Seite 64–67:

- Scheitelpunkt: der höchste Punkt des Kopfes, eine kleine Mulde in der Fontanelle.
- Der Punkt in der Mitte des Brustbeins, der auf Herzhöhe liegt. Man erkennt ihn daran, dass er ein wenig wehtut, wenn man ihn drückt.
- Die Mulde zwischen dem 7. Halswirbel und dem 1. Brustwirbel. Den 7. Halswirbel erkennt man sofort, wenn man den Kopf vorbeugt. Er ist derjenige, der stark hervorsteht.
- Die Mulde zwischen dem 4. und 5. Brustwirbel.
- Die Mulde zwischen dem 5. und 6. Brustwirbel.

Wenn Sie einen noch stärkeren Effekt wünschen, können Sie die gleiche Prozedur in der Mitte der beiden Handteller und in der Mitte der beiden Fußsohlen anwenden. Sie sind genau an der richtigen Stelle, wenn es beim Drücken wehtut.

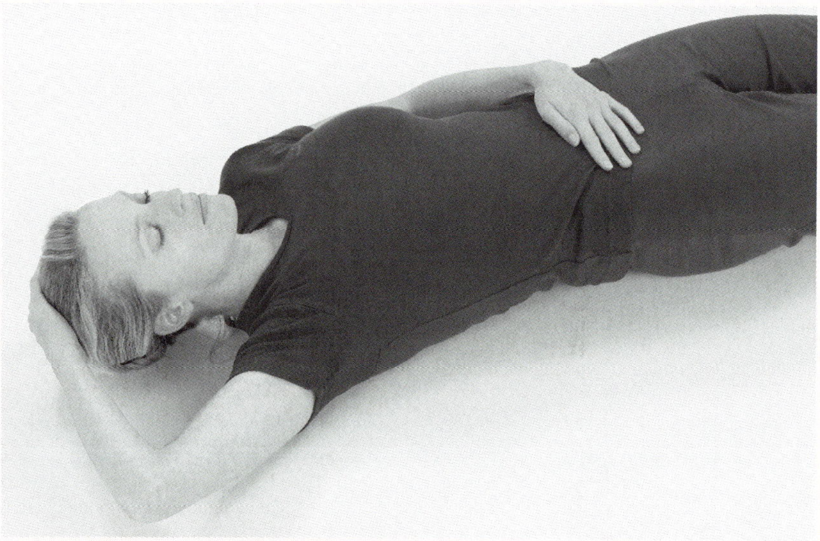

Gyu.Lam.Dol – Handpositionen für mehr Ruhe

Manchmal braucht es nur ein Handauflegen, und die Energie kann wieder frei fließen. Gyu.Lam.Dol-Übungen sind ganz einfache, aber sehr effektive Handpositionen, die Sie überall und jederzeit anwenden können. Sie entstammen nicht direkt einer tibetischen Tradition, sind aber daran angelehnt. Die folgenden Übungen dienen dem Ausgleich der Lung-Energie.

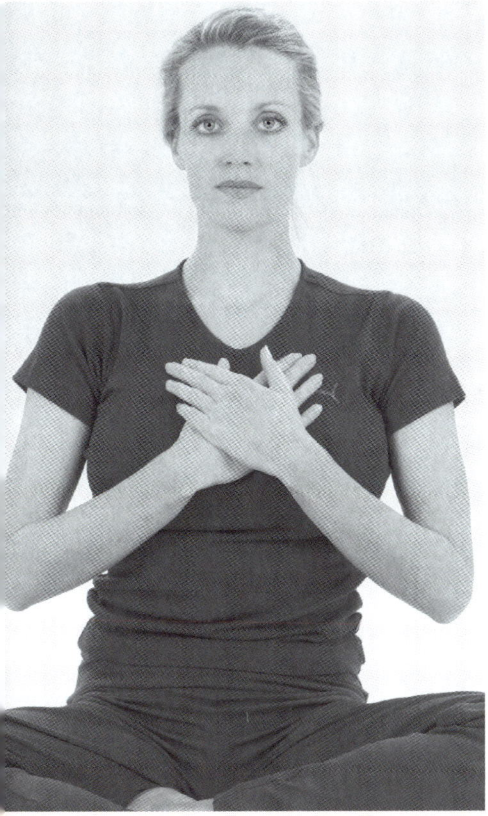

Voller Kraft in den Tag

Diese Morgenübung sollten Sie gleich nach dem Aufwachen noch im Bett machen. Legen Sie Ihr rechtes Handchakra (Mitte des Handtellers) auf das Scheitelchakra (höchster Punkt des Kopfes), Ihr linkes Handchakra platzieren Sie auf dem Bauch, direkt unter dem Nabel. Der Daumen liegt unmittelbar am Nabel.

Lassen Sie sich nun gedanklich auf diesen sanften Energie-Impuls ein. Stellen Sie sich vor, dass reine, strahlende Lichtenergie durch Ihren Scheitel in Sie hineinfließt und Sie bis hinunter zum Nabel durchströmt.

Genießen Sie die wohlige Wärme und die Kraft in Ihrer Mitte. Nach einigen Minuten atmen Sie nochmals tief durch und strecken und dehnen sich genüsslich wie eine Katze. Jetzt können Sie gestärkt und zentriert den neuen Tag beginnen.

Wenn Sie zwischendurch Kraft brauchen

Diese Übung zur energetischen Soforthilfe ist ein Segen, wann immer es schwierig wird. Zum Beispiel bei Meinungsverschiedenheiten, in Nervenkrisen oder wenn Panik aufkommt. Legen Sie Ihre beiden Handflächen gekreuzt übers Herzchakra: Die rechte Hand unten, die linke oben. Das Herzchakra ist der Punkt in der Mitte des Brustbeins, der auf der Höhe des Herzens liegt. Konzentrieren Sie sich einige Minuten lang ganz auf die Wirkung dieser Handposition. Die Verbindung zum Herzen verschafft Ihnen innerlich mehr Raum und löst die Enge (=Angst) im Brustkorb auf, die entsteht, sobald Sie sich bedroht fühlen.

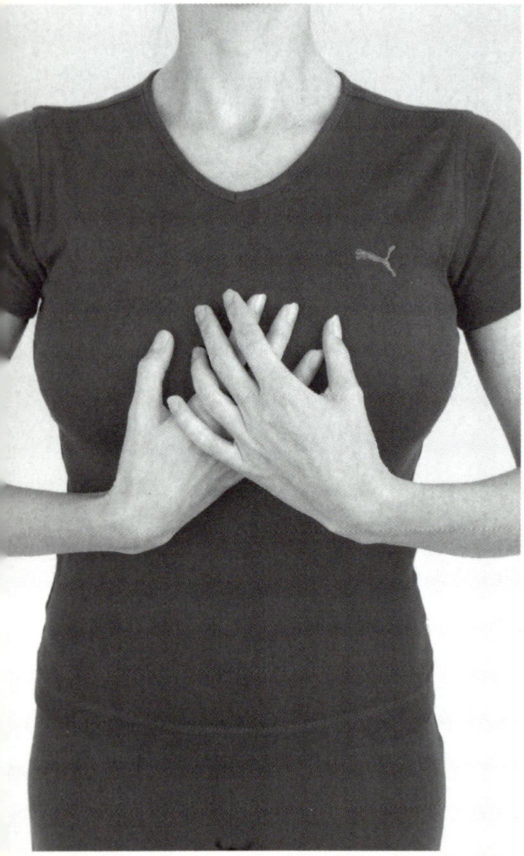

Stärken Sie Ihre Nerven

Wenn Sie etwas für Ihre Nerven tun wollen, können Sie die Übung wie folgt erweitern: Heben Sie die Handflächen vom Herzchakra etwas ab, belassen Sie sie aber bitte in der gleichen Position. Nun berühren nur die Fingerspitzen den Körper. Platzieren Sie die Mittel- und Zeigefingerspitzen Ihrer Hände jeweils etwa drei Fingerbreit links und rechts vom Herzchakra. Die Fingerspitzen der linken Hand berühren die rechte Brustseite, die Fingerspitzen der rechten Hand berühren die linke Brustseite.

Achtung: **Bei nervlich überanstrengten Menschen können die Stellen auf Berührung empfindlich reagieren. Also bitte nur mit sanftem Druck arbeiten.**

Tipp: **Wenn Sie sich gerade in einer Situation befinden, in der Sie Selbstvertrauen brauchen, umfassen Sie einfach mit der einen Hand den Zeigefinger der andern Hand. Diese kleine, unauffällige Geste hilft übrigens auch Kindern im Prüfungsstress.**

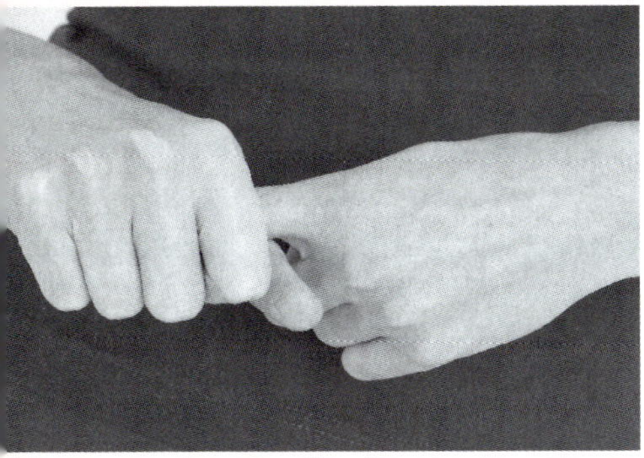

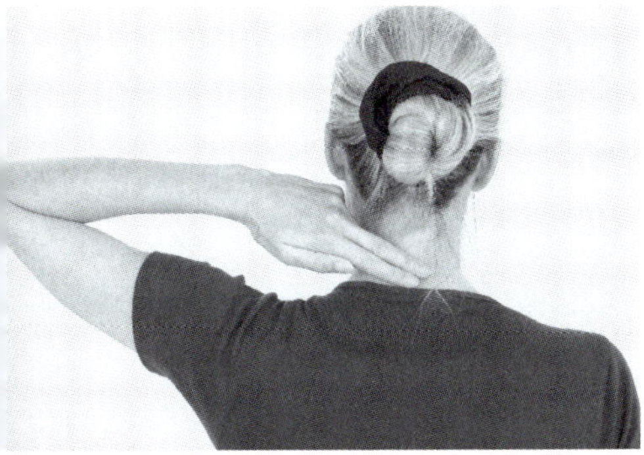

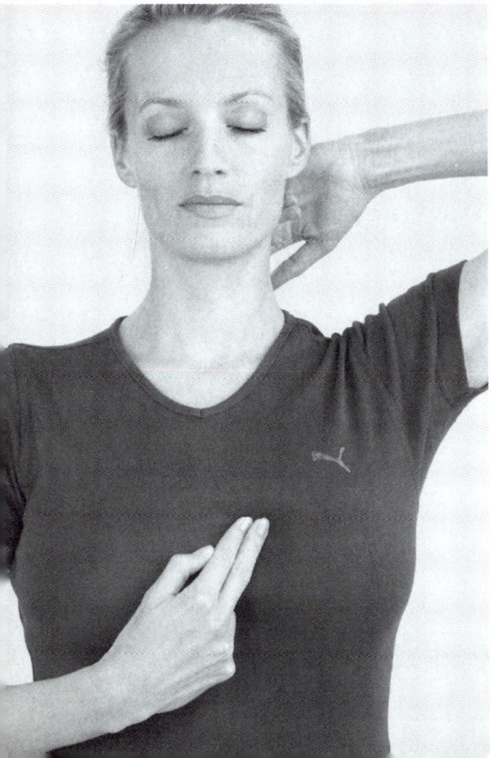

Übung zum Ausklang

Legen Sie den linken Mittel- und Zeigefinger auf den 7. Halswirbel: Das ist der Knochen, der am Nacken prominent hervorragt. Mittel- und Zeigefinger der rechten Hand ruhen auf dem Herzchakra.
Schon nach einigen Minuten spüren Sie deutlich, wie die Nerven sich beruhigen und Sie innerlich loslassen können. Mit der Zeit wird auch der Verstand vom ewigen Kreisen der Gedanken «erlöst». Halten Sie die Verbindung so lange, bis Sie tiefe Entspannung verspüren.
Diese Übung können Sie auch gut im Liegen ausführen.
Wollen Sie mehr über die Gyu.-Lam.Dol-Methode erfahren? Dann lesen Sie weiter in Kapitel zehn (Seite 225).

Musik, die Sie beruhigt

Ihrer Seele tut es gut, beruhigende, von Herzen kommende Melodien zu hören. Die folgenden CD-Tipps wurden von einem westlichen Musikwissenschaftler (siehe auch Seite 226) zur Harmonisierung des Lung-Typs ausgesucht. Singen Sie mit, das erdet, öffnet das Herz, beruhigt und stärkt die Stimme. Stehen Sie beim Hören und fühlen Sie den Boden unter Ihren Füßen.

Tibetisch und indisch

Deva Premal: Love is Space. Prabhu Records/Silenzio, CD 04374, EAN:

7–171470 0422–7. Mantras zum Mitsingen.

Ayurvedisch

Deepak Chopra/Bruce Becvar: Vata-Relaxing. Shining Star/Silenzio CD 0 5401. Aus der ayurvedischen Drei-Säfte-Lehre speziell für den Vatatyp (Lung) entwickelt.

World Music

Beautiful World: In the Beginning. WEA. Gesänge der Hopi-Indianer und der Suaheli u.a. in modernen Arrangements.

Mehr über den Einfluss von Musik auf Stimmungen lesen Sie auf Seite 226.

Ein erholsamer Urlaub

Sie können sich im Urlaub nur regenerieren, wenn Sie zur Ruhe kommen. Meiden Sie gefährliche Abenteuer-Trips und touristische Massenhotels.

Lieber nicht allein

Am besten, Sie fahren oder fliegen mit Partner, Familie oder mit Freunden, und zwar an einen Ferienplatz, den Sie entweder bereits kennen oder von dem Sie wissen, dass er zu Ihnen passt. Solche Vorkehrungen sind wichtig, denn Sie können unliebsame Überraschungen schlecht wegstecken. Entspricht etwas nicht Ihren Vorstellungen, sind Sie schnell enttäuscht und könnten Schwierigkeiten haben, sich an die neue Situation anzupassen.

Ihre Seele will baumeln

Sicher wohl fühlen Sie sich in einem Wellness-Hotel, in dem Sie von Kopf bis Fuß verwöhnt werden und in dem Sie zwischen den Behandlungen im Meer schwimmen, in der Sonne sitzen oder Golf spielen können. Tibetische Ärzte haben das Regenerationspotenzial unserer westlichen Spas längst erkannt. Die Behandlungen entsprechen im Prinzip der tibetischen Wassertherapie und sind damit für alle Lung-Kombinationen zu empfehlen.

Wenn Sie sich für Meditation interessieren, finden Sie in spirituellen Retreat-Centers, die es inzwischen an vielen schönen Plätzen der Erde gibt, was Ihr Herz begehrt: Ruhe, Natur, eine liebevoll gestaltete Umgebung und viele gleich gesinnte, wohlwollende Menschen, mit denen Sie sich austauschen können.

Die ideale Landschaft

Eine leicht hügelige Gegend mit viel Grün und üppigen Blumen ist die ideale Landschaft für eine Lung-Frau. Mediterrane Landstriche erfreuen ihr Auge ebenso wie sanfte Alpentäler oder die Toskana. Genauso wichtig ist ein warmes, ausgewogenes Klima. Wählen Sie in Deutschland also zum Beispiel den Sommer als Reisezeit. Im kalten Wind an der Nordsee werden Sie sich sicher nicht wohl fühlen. Etwas feuchte Luft tut Ihnen durchaus gut, optimal ist ein moderates, warm-feuchtes Klima. Sollte es Sie in die Tropen ziehen, meiden Sie also die (kühle) Regenzeit.

So wohnen Sie optimal

Ihr Ziel sollte ein Platz im Grünen, möglichst abseits von verkehrsreichen Straßen sein. Leben Sie in einem Haus mit mehreren Stockwerken, empfehlen Ihnen tibetische Ärzte, nicht höher als im fünften Stock zu wohnen.

Mit den Nachbarn muss es stimmen

Nachbarn kann man sich zwar nicht aussuchen, aber für Ihr inneres Gleichgewicht brauchen Sie ein gutes Verhältnis mit ihnen. Von Menschen umgeben zu sein, die es nicht gut mit Ihnen meinen, ist Gift für Ihre sensible Seele.
Der wohl miserabelste Wohnplatz für Sie ist ein Hochhaus mitten in der Großstadt. Durch Ihre hohe Aufnahmefähigkeit können Sie sich schlecht von der Energie anderer Menschen abgrenzen. Auch würden der Lärm und die vibrierende Energie der Großstadt Ihren ohnehin leichten Schlaf stören.

Ein Zimmer für mich allein

Zu Ihren Grundbedürfnissen gehört (ein) Raum für Ihren persönlichen Rückzug. Gestalten Sie sich dieses Zimmer wie ein warmes Nest – in gelben Tönen, mit Kerzen und Kissen. Im gemütlichen Dämmerlicht oder am flackernden Feuer eines offenen Kamins fühlen Sie sich geborgen.
Materialien: Wählen Sie warme und sinnliche Materialien wie Holz und Wollteppiche.
Farben: Bevorzugen Sie gelbliche oder rötliche, auch grünliche Töne.
Wenn Sie die Wahl haben: Kleinere Fenster, die das Licht brechen, sind besser als breite Glasfronten, durch die grelles Sonnenlicht hereinkommt.

Kleider zum Wohlfühlen

Setzen Sie bei den Stoffen auf Natur. Baumwolle oder Wolle sind nach Meinung tibetischer Ärzte energetisch vorteilhafter als synthetische Stoffe, die angeblich die Emotionen stören und Kälte ausstrahlen.

Lieber dezent und neutral

Dezente, sanfte und eher neutrale Farben beruhigen Ihr leicht ablenkbares Wesen. Ziehen Sie dunkle, gebrochene Töne in neutralem Blau, Grau oder Beige vor. Bitte nichts allzu Helles und Grelles. Statt Knallweiß also lieber Elfenbein oder ein zartes Gelb wählen. Da Sie schnell frieren, sollten Sie sich immer warm genug anziehen. Tragen Sie im Winter Schals oder Rollkragen, um Hals und Kehlkopf zu bedecken, sonst droht schnell eine Erkältung – und die verstärkt die Lung-Energie.
Meiden Sie

- zu eng sitzende Kleidung, die den Körper «in Spannung» versetzt,
- schwere Materialien wie Leder oder Pelz,
- starke, exzentrische Muster.

Kein Problem sehen tibetische Ärzte bei «sympathischen» Motiven (zum Beispiel Blumen) und bei T-Shirts, auf denen Fotos von Popstars aufgeklebt sind. Einzige Bedingung ist, Sie müssen diese Stars wirklich mögen oder ihr Fan sein. Ihre Heilsteine: grüne und schwarze Edelsteine, Kristalle und alle Steine, die Ihnen gefühlsmäßig zusagen.

Beruf als Berufung

Kreative Berufe entsprechen Ihrem Naturell. Ausgleichend und harmonisierend wirken aber ruhige Tätigkeiten.

Finden Sie Ihren Kompromiss

Optimal für Ihre Nerven wäre ein sicherer, klar geregelter Job, in dem Sie viel Routinearbeit verrichten können und keinen Existenzrisiken ausgesetzt sind. Doch auf Dauer würden Sie sich dabei nicht wohl fühlen. Ihr unruhiger, nach neuen Impulsen süchtiger Geist käme nicht auf seine Kosten. Also gilt es, eine Balance zu finden zwischen einer Tätigkeit, die nicht allzu vielen Veränderungen und nicht allzu starren Arbeitszeiten unterliegt und die gleichzeitig interessant genug ist, um Sie bei der Stange zu halten.
Von Ihrem Ideenreichtum und Ihrer geistigen Beweglichkeit profitieren Sie in allen kreativen

Sparten. Sicher werden Sie auch als Journalistin, Graphikerin oder Moderatorin erfolgreich sein, weil dabei Ihre Trendnase und Ihr Gespür für den Zeitgeist zum Einsatz kommen. Aber Sie müssen wissen, dass Medienberufe die Lung-Energie verstärken. Stress, Hektik, ständige Veränderungen und Arbeitsplätze, die Schleudersesseln gleichen, provozieren bei Ihnen Nervenkrisen und Burnout-Syndrom.
Besser geeignet sind Heilberufe. Als Masseurin, Ärztin, Heilpraktikerin, Hebamme, Tanz- oder Maltherapeutin oder Astrologin können Sie Ihr Einfühlungsvermögen und Ihr Feingefühl mit Ihrem Idealismus verbinden. Und wenn Sie medial begabt sind: Viele Kartenlegerinnen, Seherinnen und Geistheilerinnen haben starke Lung-Anteile.
Da Sie dazu neigen, sich begeistert in eine Aufgabe zu stürzen, und dann nicht merken, wann Sie aufhören müssen, sollten Sie sich folgenden Rat zu Herzen nehmen: Die tibetische Harmonielehre rät Ihnen dringend, sich nicht zu überarbeiten! Zum Schluss die Berufe, von denen Ihnen abgeraten wird: Rechtsanwalt, Richter, Lehrer und alle handwerklichen Berufe, bei denen Sie sich körperlich anstrengen müssen.

Liebe, die Sie trägt

Ihr Idealpartner vermittelt Ihnen vor allem Geborgenheit und Sicherheit, aber auch Action!

Gefragt: ein Mann mit Erde

Eine unkonventionelle Künstlerehe würde Sie bald in heillose Verwirrung stürzen. Kreativ und chaotisch – das sind Sie selbst schon zur Genüge. Was Ihre Seele braucht, ist ein Mann, der mit Ihren Eigenheiten zurechtkommt, der Geduld und Nachsicht mit Ihnen übt. Ein Mann mit den Elementen der Bäken-Persönlichkeit. Damit ist er in der Lage, Ihre sprunghafte Art zu tolerieren, nur damit hält er Ihre Taktlosigkeiten aus, die Ihnen ohne böse Absichten herausrutschen.
Mit Ihrer leichten, unbeschwerten Art können Sie das Herz des bäkenbetonten Typs im Sturm erobern. Sogar für Ihre Projekte begeistern Sie diesen Mann. Einmal an Ihrer Seite, ist und bleibt er Ihr tatkräftigster Helfer: praktisch veranlagt, loyal, absolut zuverlässig und treu. Ein Partner mit diesen Eigenschaften gibt Ihnen den Boden, den Sie so dringend brauchen. Mit ihm können Sie ein Haus bauen, eine Familie gründen und sogar ein gemeinsames Geschäft führen. Sie als Ideengeberin, er als der Macher, der alles in die Tat umsetzt. Auch

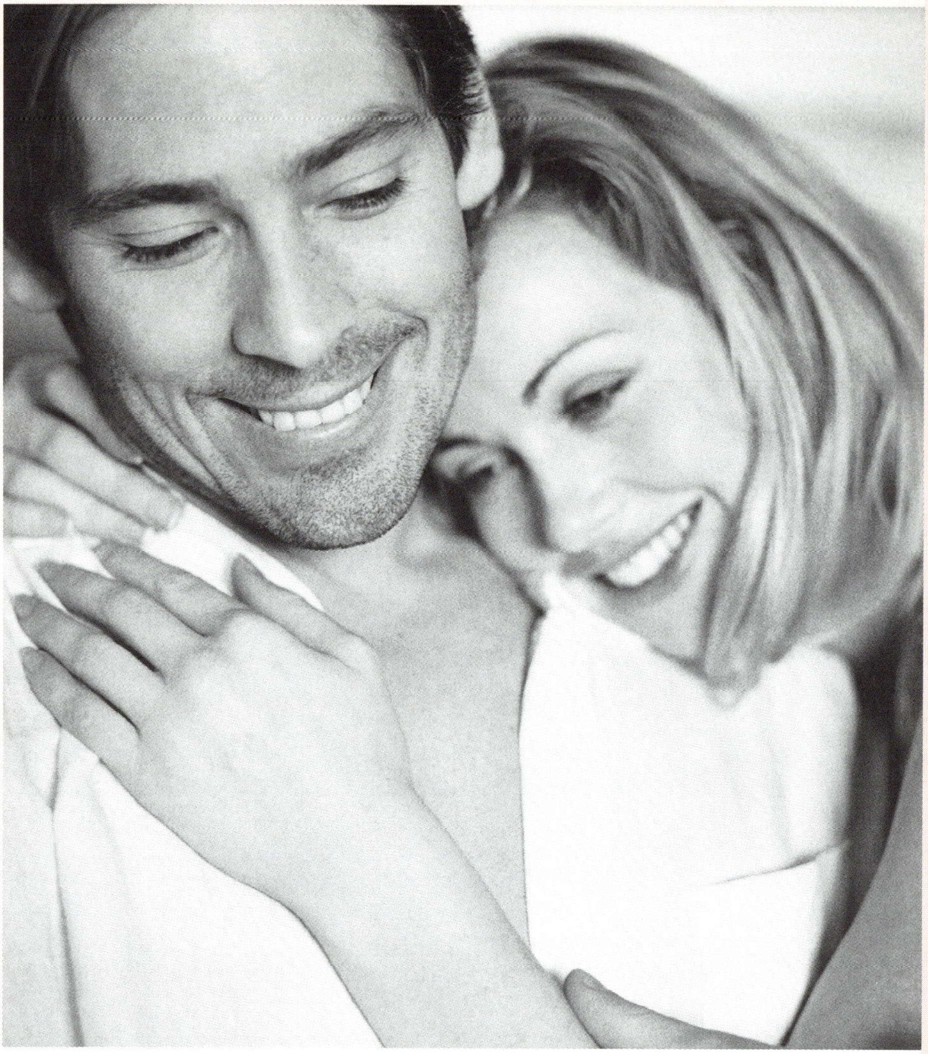

viele Künstlerinnen haben gut geerdete Männer als Partner. Sie sind ihr Fels in der Brandung, und damit können sie sich vertrauensvoll ihrer Schreiberei, Malerei oder Gesangskunst widmen.

Auch Feuer darf dabei sein

Aber Vorsicht: Allzu viele Bäken-Anteile sollte Ihr Partner nicht haben, sonst wird er Ihnen bald zu langweilig, oder Sie ärgern sich über seinen Mangel an Flexibilität. Er seinerseits könnte irgendwann von Ihrer «Flippigkeit» genug haben und sich genervt abwenden. Ideal wäre also die etwas feurigere Mischung aus Bäken und Tripa. Ein Mann mit dieser Kombination kann Ihnen neben der Stabilität auch Action und Herausforderung bieten. Außerdem sind Sie von der souveränen Persönlichkeit und dem stolzen Auftreten dieses Mannes fasziniert. Sie wiederum als Elfe wecken seinen Beschützerinstinkt. Wenn er Sie liebt, wird er Sie auf Händen tragen. Damit Sie wirklich glücklich mit ihm werden, sollten Sie den Bäken-Tripa-Mann allerdings von vornherein auf seine Lernlektion vorbereiten: Sensibilität und Rücksichtnahme. Diese beiden Eigenschaften, die Sie im Übermaß besitzen, muss er im Umgang mit Ihnen lernen.

Aggressiv und dominant – nein danke

Partner, mit denen Sie schnell Schwierigkeiten bekommen, sind Tripa-Persönlichkeiten. Diese Männer überrollen Sie mit ihrer Dominanz, sind ungeduldig, werden schnell wütend und verletzen Sie mit ihrer Aggression. Wollen Sie das?

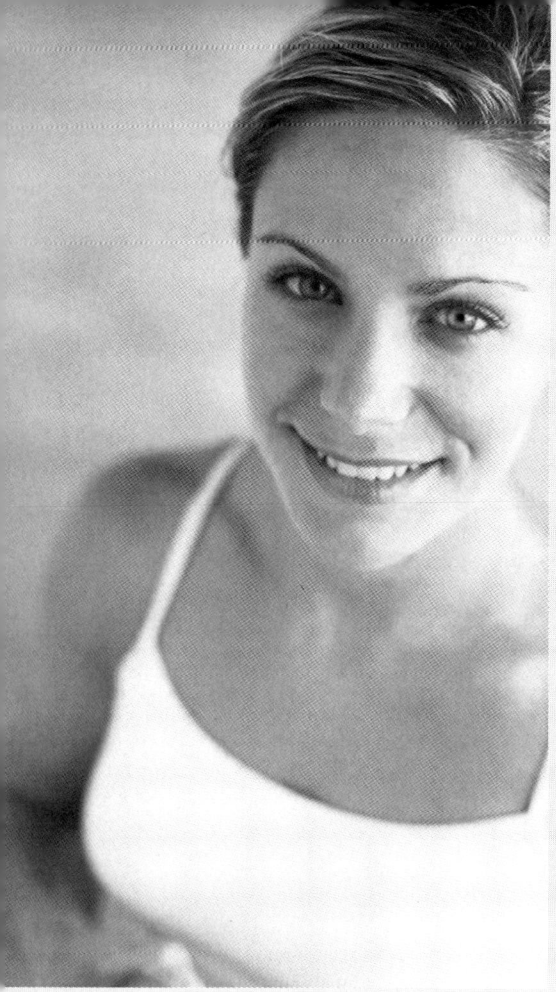

Die Königin

Grundtyp: Tripa
Element: Feuer

Das Feuerelement ist für alle verbrennenden und auflösenden Prozesse verantwortlich. Ihrer Person verleiht das Feuer Mut, Durchsetzungskraft, eine klare Intelligenz und starkes Selbstbewusstsein. Ihr dominierender Wille und Ihre Lust auf Macht geben Ihnen das Rüstzeug zur Königin. Aber Vorsicht, Sie brauchen die Sensibilität des Luftelements und die Ruhe der Erde, sonst schießen Sie übers Ziel hinaus. Zur perfekten Harmonie müssen Sie lernen, sich zu mäßigen und mehr Mitgefühl zu entwickeln.

So sind Sie

Körperbau und Aussehen

Sie sind mittelgroß, athletisch gebaut und besitzen eine starke körperliche Präsenz.

Ein kräftiger, sportlicher Körper

Wenn Sie vom Feuerelement dominiert werden, haben Sie vermutlich den so genannten durchschnittlichen Körperbau. Weder groß noch klein, noch dick oder dünn, sondern gutes Mittelmaß. Sie sind ausgestattet mit einem kräftigen, sportlichen Körper, der enorme Vitalität ausstrahlt. Und Sie sind die Frau, mit der sich auch ein Mann nicht so leicht körperlich anlegen würde, weil er Ihre Kämpfernatur spürt. Gegen Angriffe setzen Sie sich vehement zur Wehr.

Haut, die sich leicht rötet: typisch Tripa

Wenn Sie rothaarig und sommersprossig sind, besitzen Sie auf jeden Fall starke Tripa-Anteile. Stammen Sie hingegen aus einer eher dunkelhäutigen Familie, dann haben Sie im Vergleich zu den anderen Familienmitgliedern zumindest die hellste Haut und die hellsten Haare. Selbst wenn Ihre Haut nicht von Natur aus rötlich ist, reagiert sie auf äußere und innere Hitze schnell mit Rötung. In der Sonne bekommen Sie leicht einen Sonnenbrand, und wenn es draußen heiß wird oder Sie in die Sauna gehen, kriegen Sie einen roten Kopf. Das Gleiche gilt, wenn die innere Hitze steigt: Bei körperlicher Anstrengung, wenn Sie wütend oder aufgeregt sind oder wenn Ihnen etwas peinlich ist, laufen Sie sofort rot an. Ihr Haar ist häufig ganz glatt, eher fein und fettet schnell. Typisch für Tripa-Frauen ist ein breiter oder quadratischer Schädel mit einem unverwechselbaren Gesicht. Markante, teilweise durchaus kantige Züge, ein energisches Kinn und ein klarer, durchdringender Blick verraten deutlich die Powerfrau. Im Übrigen sind Sie unter allen sieben Tibeterinnen wahrscheinlich diejenige, die am meisten Duschgels, Seifen, Puder und Deodorants verbraucht. Ihre hohe Körperwärme bringt Sie immer so schnell ins Schwitzen, dass Sie an manchen Tagen zwei- oder dreimal unter die Dusche steigen müssen.

Die Persönlichkeit der Königin

Das Element Feuer gibt Ihnen ein dominantes, selbstbewusstes Auftreten. Das macht Sie zur Königin. Es schenkt Ihnen aber auch Leidenschaft, Dynamik und Mut. Das macht Sie zur Amazone, zur Abenteurerin und zu einer guten Geschäftsfrau.

Überzeugend, mitreißend und umwerfend charmant

Haben Sie schon einmal darüber nachgedacht, wie unterschiedlich Ihr inneres Feuer manchmal brennt? Es kann zum Beispiel mit gleichmäßiger Flamme vor sich hin flackern und die ganze Umgebung wärmen. Das sind die Augenblicke, in denen Sie sich von Ihrer besten Seite zeigen: witzig, schlagfertig und von umwerfendem Charme. Ihre ansteckende gute Laune macht Sie nicht nur beliebt, sie schenkt Ihnen eine Menge Verehrer beiderlei Geschlechts.

Auch im normalen Alltag haben Sie überragende Qualitäten. Mit Hilfe Ihres scharfen Verstands können Sie Ihr Leben und Ihre Gedanken gut ordnen und strukturieren, sind eindeutig in Ihrer Aussage, zielorientiert, ehrgeizig und entscheidungsfreudig. Als großartige Rednerin mit manchmal fast schon charismatischer Ausstrahlung können Sie mühelos ein großes Publikum faszinieren und überzeugen. Bei so viel natürlicher Autorität wird es Ihnen allerdings schwer fallen, sich in eine Gruppe einzuordnen. Es sei denn, Sie sind die Teamchefin. Und wozu unterordnen, wenn Sie die geborene Unternehmerin sind? Mit Ihrem scharfen, analytischen Blick erkennen Sie Marktlücken sofort, Ihr Auftreten überzeugt jede Bank von

Ihrer Kreditwürdigkeit, Ihre Energie gibt Ihnen das nötige Durchhaltevermögen, und Ihr Selbstbewusstsein sagt Ihnen, Sie werden es schaffen. Stimmt! Sie sind eine Kämpfernatur mit dem Rüstzeug zur Siegerin. Egal, ob Sie eine Forschungsexpedition an den Amazonas leiten, eine Agentur für Abenteuerreisen aufmachen oder Mutter von fünf Kindern werden, nebenbei den Haushalt schmeißen, den Vorstand einer Elterninitiative übernehmen und für die Freiheit der Wale demonstrieren – was immer Sie tun, alles geschieht mit der gleichen Intensität und Leidenschaft. Solange Ihr Feuer ruhig und regelmäßig brennt.

Wehe, es kommt Öl ins Feuer

Doch gibt es immer wieder Lebensumstände, die wirken, als würde man Öl ins Feuer gießen. Dann kommt es zur Stichflamme oder zur Explosion. Oder das Feuer lodert jäh auf, verbreitet sich mit rasender Geschwindigkeit, vernichtet alles und hinterlässt verbrannte Erde. Das ist die andere Seite Ihres feurigen Temperaments: Sie können blitzschnell aufbrausen und in Rage geraten. Wehe Ihren Opfern, wenn Sie zur Furie werden. Ihre Art, übers Ziel hinauszuschießen, kann so destruktiv sein, dass Sie damit nicht nur Freundschaften aufs Spiel setzen, sondern auch Ihre Glaubwürdigkeit.

Wer ist die Beste im ganzen Land?

Zum Glück besteht das Leben der Feuerfrau nicht nur aus Stichflammen, und es gibt Techniken, das Auflodern zu zügeln. Eine der guten Seiten Ihres Aggressionstriebs ist Ihr Wettkampfgeist. Auf Sie kann man zählen, wenn es darum geht, beim Wettangeln den größten Fisch an Land zu ziehen oder beim Tennisturnier den Pokal zu holen. Sobald Sie Ihre Fähigkeiten unter Beweis stellen können, ist Ihre Welt in Ordnung. Vorausgesetzt natürlich, es läuft alles nach Ihrem Willen, Sie sind keiner Kritik ausgesetzt und es ist keine Nebenbuhlerin in Sicht. Doch was, wenn eine dieser Harmoniefallen zuschnappt? Unerbittlich werden Sie Ihre Vorstellungen, Ihre Meinung und Ihr Revier verteidigen. Wer Sie in Frage stellt, wird genauso schnell Ihr Feind wie die Frau, die Ihnen den Mann wegschnappen will. Hier kennt die Königin kein Pardon. Nicht unbedingt zu Ihren Stärken gehören auch Geduld und Mitgefühl gegenüber anderen. Sie haben zum Beispiel Mühe, die langsamere Gangart schwerfälliger Zeitgenossen zu tolerieren oder sich in ihre andere Art des Denkens einzufühlen. Doch keine Sorge, mit der Ihnen eigenen Zuversicht können Sie auch solche Hürden nehmen, wenn auch nicht unbedingt im Sturm.

Körper und Gesundheit

Die Feuerenergie wirkt auf alle Verbrennungsvorgänge im Körper. Deshalb besitzen tripabetonte Menschen einen gut funktionierenden Stoffwechsel. Besonders typisch sind ihr ständiger Hunger und Durst.

Wo Tripa im Menschen sitzt

Das Feuerprinzip ist für alle Prozesse und Zustände im Körper verantwortlich, die Hitze brauchen:

- die Aufnahme und Verarbeitung der Nährstoffe,
- der Stoffwechsel,
- die Verdauung,
- die Aufrechterhaltung der Körperwärme,
- das Wohlbefinden und die Ausstrahlung,
- Mut, Temperament, Lebendigkeit.

Ihre Schwachstellen

Die tibetische Heilkunde lokalisiert typische Tripa-Krankheiten in Leber und Gallenblase, Dünndarm, Augen, Blut, Schweiß und Haut.

Leber und Galle

Leber und Galle sind Ihre empfindlichsten Organe. Nicht nur die tibetische Medizin sieht hier einen Zusammenhang mit Wut und Aggression, auch in unserem Sprachgebrauch kennt man Zustände, in denen man «Gift und Galle spuckt». Typische Tripa-Krankheiten sind Leberentzündung, Gallensteine und stechende Schmerzen im Oberbauch, aber auch Migräneanfälle.

Verdauung

Im Allgemeinen funktioniert die Verdauung des Tripa-Typs hervorragend und problemlos. Im Krankheitsfall kann es jedoch zu Durchfall, Dünndarmentzündung oder Magengeschwüren kommen.

Augen und Haut

Sie tendieren zu Lidrand- oder Bindehautentzündungen. Bei Leberschwäche oder -störungen werden die Augäpfel oft gelblich. Auch die Haut infiziert sich leicht. Typische Erscheinungsbilder sind eitrige Entzündungen wie Pickel und Furunkel, aber auch Akne.

Heiße Krankheiten

Eine Spezialität des Tripa-Typs sind «heiße» Krankheiten. Sie zeigen sich in Form von Entzündungen und fiebrigen Infektionen. Er kann sehr schnell hohes Fieber entwickeln, das dann sofort behandelt werden muss. Vorsicht: Alle Infektionskrankheiten können plötzlich einen dramatischen Verlauf nehmen. Ein gutes Beispiel ist die Blutvergiftung.

Körpergeruch

Schon von Haus aus riecht der Tripa-Schweiß recht scharf. Ist der Organismus zudem angeschlagen, intensiviert sich mit dem Schwitzen der Körpergeruch.

Entgleiste Emotionen

Neben den erwähnten Wutausbrüchen und seiner generellen Aggressivität kann ein aus dem Gleichgewicht geratener Feuertyp auch sehr tyrannisch, rechthaberisch und überheblich werden, enorme Kritiksucht entwickeln, grausam und verletzend sein, bis hin zur Gewalttätigkeit. Weitere Schatten seiner Dynamik sind zwanghafte Verhaltensstörungen wie Fanatismus, Pünktlichkeitswahn oder Perfektionismus.

Das Geistesgift der Tripa-Persönlichkeit

Ein vom Feuer beherrschter Charakter hat nach Ansicht der Buddhisten vor allem mit den Geistesgiften von Wut, Hass und Neid zu kämpfen. Diese negativen Emotionen besitzen zwar alle Menschen, doch im Feuertyp sind sie besonders stark vertreten. Buddhisten sehen darin die Ursache für alle Beschwerden, Störungen und Krankheiten. Lodernder Hass, Zerstörungswut und Eifersuchtsdramen mögen extreme Ausformungen sein, doch sie demonstrieren sehr deutlich das destruktive Element, das in der Tripa-Persönlichkeit angelegt ist.

Wann das Feuer hoch lodert

Von Natur aus ist die Tripa-Energie in folgenden Zeiten hoch:

- mittags und um Mitternacht,
- im Herbst,
- im Erwachsenenalter.

Verschlimmernde Faktoren

Folgende äußere Umstände können die Beschwerden verschlimmern:

- Trockenheit und Hitze,
- zu viel direkte Sonneneinstrahlung,
- starke körperliche Verausgabung,
- scharfe Nahrung,
- Alkohol.

Wege zur Harmonie

Was hilft und heilt

Zum Ausgleich Ihrer heißen und trockenen Energie brauchen Sie Kälte und Feuchtigkeit.

Ruhe, Abstand und ein kühler Kopfwickel

Stress und angestrengte Arbeit erhöhen Ihre innere «Hitze», sind aber oft nicht zu vermeiden. Gewöhnen Sie sich an, nach Zeiten heftiger Anspannung eine Pause einzulegen und sich abzukühlen. Zum Beispiel können Sie versuchen, sich ein wenig hinzulegen, um zur Ruhe zu kommen und Abstand von den Dingen zu gewinnen. Spüren Sie die für Tripa typischen stechenden Kopfschmerzen oder merken Sie, wie Ihr Kopf sich rötet, raten tibetische Ärzte Ihnen, entweder eine kühle Dusche zu nehmen und den Wasserstrahl direkt auf den Kopf zu richten oder ein kaltes, feuchtes Tuch um den Kopf zu wickeln. Beides leitet die Hitze sehr schnell ab. Wichtig: Ergreifen Sie diese Maßnahmen, noch bevor in Ihnen die Hitze zu stark wird. Anschließend sind Sie nämlich oft nicht mehr in der Lage, Ihre Emotionen zu kontrollieren.

Wenn die Wut hochsteigt

Sobald Sie merken, dass Sie sich über etwas sehr aufregen, sollten Sie sofort ein Glas kaltes Wasser oder kalten Saft trinken und einige Schritte gehen, um Abstand zu gewinnen. Haben Sie Zeit, setzen Sie sich hin, nehmen Sie eine Meditationshaltung an und visualisieren Sie sich selbst als einen Menschen mit reinen Gefühlen und positiven Gedanken. Sagen Sie sich: «Wut und Ärger existieren in Wirklichkeit nicht. Sie sind eine Illusion, die aus meinen Emotionen entsteht. Ich selber habe diese Gefühle produziert.»

Eine Lichtübung gegen Schmerzen

Eine typische «Krankheit» Ihres Typs sind scharfe, stechende Schmerzen. Unter diese Kategorie fallen Migräneanfälle und Kopfschmerzen, aber auch Leibschmerzen, vor allem im Oberbauch. Bevor Sie zu den üblichen Schmerzmitteln greifen, versuchen Sie einmal die folgende Lichtübung. Sie ist ein tibetisches Mentaltraining, das von Dr. Namgyal Qusar empfohlen wird.

Bemühen Sie sich zunächst, genau den Sitz Ihres Schmerzes zu orten. Spüren Sie in diese heißen Schmerzen hinein. Lenken Sie Ihr ganzes Bewusstsein dorthin. Erleben Sie das Pochen, das Brennen oder Stechen und akzeptieren Sie es. Nun stellen Sie sich vor, dass aus dem Ort, an dem Ihre Schmerzen sitzen, weißes Licht herausströmt. Dieses Licht ist pure Energie. Es ist die Energie Ihres Schmerzes, die in Licht verwandelt wurde und in dieser Form aus Ihrem Körper herausfließen kann. Visualisieren Sie, wie immer mehr von diesem Licht aus der schmerzenden Stelle herausströmt und wie die Intensität Ihres Schmerzes allmählich nachlässt. Beenden Sie die Übung erst, wenn es Ihnen besser geht.

Kaltes gegen Krämpfe

Bei Magenkrämpfen und bei Bauchweh, das sich «heiß» anfühlt (Sie können dies prüfen, indem Sie die Hände auf die Schmerzstelle legen), hilft die tibetische Kältetherapie, die der unseren sehr ähnlich ist. Sie empfiehlt kalte Umschläge oder einfach Eiswürfel aufzulegen. Zusätzlich hilft eine Akupressur: Drücken Sie mit einem Finger fest auf den Punkt, der zweieinhalb Zentimeter oberhalb des Nabels liegt. Ein weiterer Tipp: Trinken Sie viel, zum Beispiel kalten Tee aus Bitterkräutern wie Wermut, Löwenzahn oder Kalmus.

Schlaftipps

Sie dürften wenig Probleme mit dem Schlafen haben, kommen mit wenig Schlaf aus und können gut früh aufstehen. An Tagen mit viel Stress und Hektik, an denen Ihre innere Hitze stark angestiegen ist, kann es allerdings passieren, dass Sie schlecht einschlafen – vor allem dann, wenn Sie um Mitternacht zu Bett gehen. Um diese Zeit ist Ihre Feuerenergie nämlich besonders stark. Legen Sie sich also schon vorher hin und schlafen Sie immer kühl, möglichst bei offenem Fenster.

Besser leben

Lernen Sie die Kunst der Gelassenheit und der Innenschau.

Überwinden Sie Ihr Ego

Feuertypen sind es gewohnt, ihren Bedürfnissen nachzugehen. Das zeugt von Selbstvertrauen. Doch manchmal geht Ihr «gesunder» Egoismus zu stark auf Kosten anderer. Wenn Sie glücklicher und harmonischer leben wollen und sich nach guten, stabilen Beziehungen sehnen, müssen Sie Verhaltensweisen üben, die nicht in Ihnen angelegt sind:

- Respekt,
- Einfühlungsvermögen,
- Toleranz,
- Rücksicht,
- Hilfsbereitschaft,
- Altruismus.

Diese Qualitäten entsprechen der buddhistischen Lebenshaltung von Liebe und Mitgefühl. Sie zu lernen ist eine große Herausforderung für westlich geprägte Menschen, und ganz speziell für Sie als Königin. Wenn Sie sich mit der fernöstlichen Sichtweise noch nicht beschäftigt haben, werden Sie wahrscheinlich gar nicht verstehen, warum Sie so «dumm» sein sollen, vom Thron herunterzukommen oder sich sogar noch unter andere zu stellen. Und das in einer Zeit, in der Egozentrikern die Zukunft gehört?

Die Buddhisten verstehen die Haltung der Demut gegenüber allem Lebendigen als wichtigen Schritt der Charakterschulung. Es ist ein Meilenstein auf dem Weg zur Erleuchtung.

Nun müssen Sie ja nicht gleich eine Heilige werden. Aber Sie sollten wissen, dass Sie sich selbst (und den Menschen in Ihrem Umfeld) einen großen Gefallen tun, wenn Sie an der Überwindung des Ego(ismus) arbeiten. Hier einige Anregungen:

- Machen Sie sich auf die Suche nach einem geistigen Lehrer. Das kann ein tibetischer Lama sein, aber auch ein Yogalehrer oder ein westlicher spiritueller Meister. Wichtig ist, dass Sie seine Autorität akzeptieren können.
- Lernen Sie mentale Techniken zur persönlichen Weiterentwicklung, zum Beispiel in Seminaren für Führungskräfte.
- Besuchen Sie ein Überlebenstraining, in dem Sie Ihre Grenzen erfahren können.
- Treten Sie einer Hilfsorganisation bei.
- Üben Sie Rollenspiele, in denen Sie sich in die Situation Ihres Gegenübers versetzen.

Cool down: Tipps für Hitzköpfe

Das sollten Sie tun

- Duschen Sie häufig kalt ode zumindest kühl.
- Benutzen Sie erfrischende tenwässer mit kühlenden dienzen.
- Zügeln Sie Ihren Wettk geist. Versuchen Sie ei bewusst, nicht die Ers Beste oder die Schne .
- Kommen Sie zur Ru e immer Pausen ein n- nen Sie sich gezie
- Üben Sie Techni Distanz zu gehen, der Hut hochgeht. ei

einem Streit zum Beispiel kurz aus dem Raum, um sich zu sammeln.

Das sollten Sie meiden, weil es die Hitze steigert

- → Starke Emotionen. Danach könnte Ihre Verdauung streiken und Sie könnten Sodbrennen und Magenschmerzen verspüren.
- → Ausgedehnte Sonnenbäder und offenes Feuer.
- → Anstrengende Aktivitäten in praller Hitze. Dabei können Sie richtig krank werden. Es drohen Migräneanfälle oder sogar Fieber.
- → Körperliche Überanstrengung, die Sie gereizt und ungeduldig werden lässt.

Die richtige Ernährung

Sie sind der klassische Rohkost-Typ: Viel Obst, Salat und leichte, kühlende Nahrung machen Sie zufrieden.

Eine Frau mit gesundem Appetit

Am besten, Sie haben zu Hause und im Büro immer eine Flasche Mineralwasser und etwas Joghurt, Obst oder frisches Gemüse im Kühlschrank. Ihre schnelle Verbrennung bewirkt, dass Sie oft Hunger und Durst haben. Geben Sie diesem Bedürfnis unbedingt nach! Mit kleinen, frischen Zwischendurch-Snacks sorgen Sie immer wieder für neues Brennmaterial in Ihrem inneren Ofen; damit kann das Feuer gleichmäßig brennen. Übergehen Sie Ihren Hunger, muss unter Umständen Ihre Umwelt unter Ihnen leiden. Manche Königinnen werden im hungrigen Zustand sehr reizbar und fahren schnell aus der Haut.

Ihre wichtigsten Essregeln

- → Essen Sie möglichst spät zu Mittag (gegen 14 Uhr) und früh (gegen 19 Uhr) zu Abend, da Ihre heiße Energie gegen 12 Uhr (und um Mitternacht) ihren Höhepunkt erreicht. Meiden Sie zu diesen Zeiten warme Nahrung.
- → Ihre Hauptmahlzeit sollten Sie am späten Mittag zu sich nehmen. Beenden Sie Ihre Mahlzeit mit Halbgefrorenem, Eis oder Obst und trinken Sie anschließend ein Glas Wasser.
- → Essen Sie abends nicht mehr viel.
- → Trinken Sie große Mengen – speziell kühle oder (im Sommer) kalte Getränke. Durch Ihren schnell verbrennenden Stoffwechsel und Ihr häufiges Schwitzen brauchen Sie viel Flüssigkeit.

- → Sie sind für Rohkost prädestiniert. Auch Ihre Verdauung kommt damit bestens klar. Essen Sie rohes Gemüse, Salate und Obst in jeder Form und Variation. Die größten Portionen morgens und mittags, abends etwas weniger.
- → Nehmen Sie regelmäßig Bitter stoffe in der Nahrung zu sich, sie sind wichtige Heilmittel für Ihren Typ.

Die Geschmacksrichtungen für Ihren Typ

Empfehlenswert: Nahrungsmittel mit der Geschmacksrichtung bitter, süß und zusammenziehend. Besser meiden: sauer, scharf, salzig.
Mehr über die tibetischen Geschmacksrichtungen lesen Sie auf Seite 17ff.

So könnte Ihr Essen für einen Tag aussehen

Das Frühstück

Starten Sie Ihren Tag mit Wasser. Trinken Sie auf nüchternen Magen zwei Gläser Wasser, das Sie am Abend zuvor zehn Minuten lang kochen und dann über Nacht abkühlen lassen. Wenn Sie die europäische Variante dieses Morgenrituals bevorzugen, trinken Sie Mineralwasser (Zimmertemperatur). Anschließend empfiehlt sich ein Müsli mit frischen Früchten, Joghurt und etwas Honig oder ein mit Wasser gekochter Reisporridge mit Früchten, etwas frischer Butter und Honig. Dazu gibt es eine Tasse grünen Tee und ein Glas Fruchtsaft.

Ein gutes Mittagessen

Mittags speisen wie eine Königin ...
Hier zwei Vorschläge:
Wenn Sie Fleisch mögen, genießen Sie ein in Olivenöl gebratenes Rindersteak mit Reis, Nudeln oder Kartoffeln. Dazu gibt es einen Salat mit Joghurt-Dressing. Sind Sie Vegetarierin, dann kochen Sie sich ein Gemüsegericht aus Karotten, Pilzen, Tofu und Auberginen, gewürzt mit Basilikum, Dill, Kümmel und frischen Korianderblättern. Dazu Reis oder Nudeln. Zum Nachtisch Eis oder Halbgefrorenes.

Zwischendurch

Obst oder Obstsalat

Am Abend leichte Kost

Zum Abendessen können Sie gern auch einmal nur gesunde Vorspeisen zu sich nehmen. Zum Beispiel einen Salat und/oder eine mild gewürzte Gemüsesuppe. Trinken Sie dazu ein Glas Fruchtsaft oder Wasser.

Hiervon sollten Sie viel essen

Die folgenden Nahrungsmittel enthalten die für Sie sehr heilsamen Bitterstoffe und/oder sind von süßem oder zusammenziehendem Geschmack. Halten Sie sich an diese Liste, betreiben Sie echte, wirksame Gesundheitsvorsorge.

Getreide und Gemüse

Artischocken
Brunnenkresse
Chicorée
Eichblattsalat
Endiviensalat
Erbsen
Gerste
Karotten
Kartoffeln
Kürbis
Radicchio
Rukkola
Reis
Spinat

Kräuter und Gewürze

Bockshornklee
Gelbwurz
Koriander
Löwenzahn (sehr gut)
Pfefferminze
Rosmarin
Safran (sehr gut)
Spitzwegerich
Wermut
Wiesenstorchschnabel (als Tee)

Früchte

Grundsätzlich vertragen Sie alle Obstsorten sehr gut. Für Sie besonders empfehlenswert sind:
saure Äpfel
Ananas
Grapefruit
Orangen
Papaya
Wassermelone

Nüsse und Samen

Mandeln
Maronen

Fleisch und Fett

frische Butter (aber wenig)
Kalbfleisch, Rind
Fleisch vom Wild

Milchprodukte

Buttermilch (sehr gut!)
Joghurt
kalte Milch (gut zum Frühstück)

Getränke

In den alten Schriften aus dem Himalaja wird dem Tripa-Typ als Hauptgetränk kaltes Schneewasser empfohlen. Inzwischen hat man diesen Tipp leicht modifiziert: Trinken Sie viel Mineralwasser – im Winter zimmerwarm, im Sommer kühl bis kalt. Immer gut sind alle Sorten von Fruchtsäften.

Darauf sollten Sie verzichten

Wenn Sie irgendwelche Beschwerden haben, sollten Sie folgende Nahrungsmittel meiden, da sie Ihre heiße Energie verstärken:
Alkohol
Eier
Frittiertes, z.B. Pommes frites
scharfe Gewürze wie Chili oder Cayennepfeffer
Kaffee
Lammfleisch
Meerrettich
zu viel Öl und Fett

Tibetische Tees für den Feuertyp

Seit einiger Zeit gibt es die hervorragenden tibetischen Kräutertees der Schweizer Padma AG auch über deutsche Apotheken zu bestellen. Speziell für Tripa geeignet ist die Sorte «Nach dem Essen», wobei diese Bezeichnung etwas irreführend klingt. Ihr Erfinder Dr. Kalsang Shak empfiehlt den Tee zu vielen Gelegenheiten:

- vor dem Essen: Die bitteren Komponenten regen die Produktion der Verdauungssäfte an. Besonders sinnvoll als Auftakt zu einem opulenten Festmenü,
- während des Essens zur Anregung der Geschmacksnerven und zur Aufrechterhaltung des «Verdauungsfeuers»,
- nach dem Essen als Digestif: zur besseren Verdauung und zur Harmonisierung und Stimulierung der Tripa-Problemzonen Leber und Galle.

«Nach dem Essen» ist eine exotisch-herbe Mixtur aus für uns teilweise unbekannten Gewürzen und Kräutern, ein bitterscharfes Geschmackserlebnis der besonderen Art. Ein Teebeutel reicht übrigens für eine ganze Kanne Tee, lassen Sie ihn fünf bis zehn Minuten ziehen. Mehr über die tibetischen Padma-Tees lesen Sie bitte auf Seite 227.

Ein Fastentag pro Woche

Zur Vorbeugung von Krankheiten empfehlen tibetische Ärzte Ihnen einmal in der Woche einen Fastentag, an dem Sie keine feste Nahrung zu sich nehmen. Auf lange Sicht werden Sie mit dieser einfachen Maßnahme Ihr Verdauungssystem entschlacken und den Geist harmonisieren. Vor allem ersparen Sie Ihrem Organismus damit die jährlichen tage- oder wochenlangen Fastenkuren.

Um eine gute Entgiftung des Körpers zu fördern, empfiehlt es sich, den Darm vor dem Fastentag vollständig zu entleeren. Ein genau zu solchen Heilzwecken entwickeltes tibetisches Abführmittel heißt Padma Lax. Es besteht aus 15 verschiedenen Komponenten und sollte, da die Wirkung nach acht Stunden eintritt, am Abend vor dem Fastentag eingenommen werden.

Wichtig: **An Ihrem Fastentag sollten Sie sehr viel trinken. Empfehlenswert sind alle Säfte und Tee, besonders:**

- **Grapefruitsaft (wegen seines bitteren Geschmacks),**
- **lauwarmer Pfefferminztee,**
- **Tees mit Bitterkräutern.**

Tibetische Pillen mit kühlenden Komponenten: Padma 28

Als Tripa-Typ profitieren Sie ganz sicherlich davon, wenn Sie das tibetische Kräuterheilmittel Padma 28 ausprobieren. Die kühlenden Komponenten dieses Mittels haben auf Ihre feurige Energie eine mehrfach positive Wirkung:

→ Sie gleichen erhöhten Fettkonsum und zu viel (erhitzend wirkenden) Alkohol aus. Die zugrunde liegende Rezeptur wurde von den Tibetern nach üppigen, fettreichen Mahlzeiten angewandt.

→ Sie dienen als Gefäßschutz. Gefäßentzündungen werden in der tibetischen Medizin als «heiße» Erkrankungen eingestuft. Sinnvoll vor allem, wenn Sie bereits unter zu hohem Blutdruck leiden.

→ Sie regulieren das Immunsystem und beugen damit tripatypischen Infektionskrankheiten vor.

Dosierung und Anwendung: Sie können Padma 28 problemlos über längere Zeit einnehmen, als besonders günstige Jahreszeit für eine kurmäßige Anwendung empfehlen tibetische Ärzte aber den Herbst. Es empfiehlt sich, die Dosis um die Mittagszeit (und gegebenenfalls am späten Abend) einzunehmen und um diese Zeit für eine «ruhige Lebensweise» zu sorgen. Mehr über Padma 28 auf Seite 227.

Bewegung und Wellness

Vom Körperbau her sind Sie die geborene Wettkämpferin. Doch Ihr Geist braucht nicht nur Herausforderung, sondern auch Ruhe.

Ganz heiß auf den ersten Preis

Wenn Sie viel Sport treiben, setzt Ihr Trainer wahrscheinlich große Hoffnungen in Sie. Ihre athletische Figur, Ihre Disziplin, Ihr eiserner Wille und Ihre Lust, sich mit anderen zu messen, befähigen Sie zu Hochleistungen. Trotzdem sollten Sie es nicht übertreiben. Ihr Ehrgeiz macht Sie manchmal richtig fanatisch, und damit schaden Sie sich. Wenn Sie sich körperlich über längere Zeit stark verausgaben, steigt Ihre Hitze, und Sie können Krankheitssymptome entwickeln. Zusätzlich zu Ihrem (leichten!) Sportprogramm sollten Sie auf jeden Fall auch Meditation, Yoga oder andere Körper-Geist-Übungen in Ihren Alltag integrieren. Solche Praktiken leiten nicht nur Ihre überschießende «heiße» Energie ab, sondern wirken auch charakterbildend. Sie helfen Ihnen auf Dauer, Ihre Emotionen zu mäßigen und Ihren Jähzorn besser zu kontrollieren. Immer empfehlenswert sind Kaltwassertherapien, zum Beispiel nach Pfarrer Kneipp, und Schwimmen in kühlen Gewässern. Achtung: Heiße Bäder, Saunagänge und andere Warmwasseranwendungen dienen laut tibetischer Heilkunde nicht Ihrer Gesundheit. Wollen Sie trotzdem in die Sauna, schlingen Sie sich bitte unbedingt ein kaltfeuchtes Handtuch um den Kopf.

Ein Fußbad mit Sandelholzöl

Dem ätherischen Öl aus Sandelholz wird kühlende Wirkung nachgesagt. Hier ein Rezept, das an heißen Sommerabenden abkühlt und so entspannt, dass Sie sich anschließend gleich ins Bett legen können: Zwei Esslöffel Olivenöl mit acht Tropfen Sandelholzessenz vermischen und in eine kleine Fußbadewanne mit kühlem (nicht kaltem) Wasser geben. Die Füße 20 Minuten lang darin baden.

Tibetische Akupressur-Massage

Diese Massagebehandlung ist eine Wohltat nach einem stressigen Tag. Sie können sie immer anwenden (oder anwenden lassen), wenn Sie Entspannung brauchen. Auch Kopfschmerzen werden durch die Massage gemildert. Zur Einstimmung ist es ratsam, sich ein angenehmes Ambiente zu schaffen. Legen Sie zum Beispiel eine CD mit Naturgeräuschen (Bachplätschern oder Meeresrauschen) auf und entzünden Sie ein Sandelholz-Räucherstäbchen. Massieren Sie den ganzen Körper mit einem Massageöl, dem Sie kühlende ätherische Öle beigemischt haben, zum Beispiel Kampfer, Sandelholz, Rosmarin, Eukalyptus oder Pfefferminze. Ist der Körper entspannt, beginnt die Akupressur-Behandlung. Spezielle Tripa-Punkte sind:

- die Mulde zwischen dem 7. Halswirbel und dem 1. Brustwirbel,

→ die Mulde zwischen dem 1. und dem 2. Brustwirbel (siehe hierzu die Abbildung auf Seite 222).

Die Punkte werden sanft gepresst und mit leicht kreisenden Bewegungen massiert. Näheres lesen Sie bitte in den Erläuterungen über die tibetische Akupressur-Technik auf Seite 222ff.

Nach der Massage bitte unbedingt viel kaltes abgekochtes Wasser trinken.

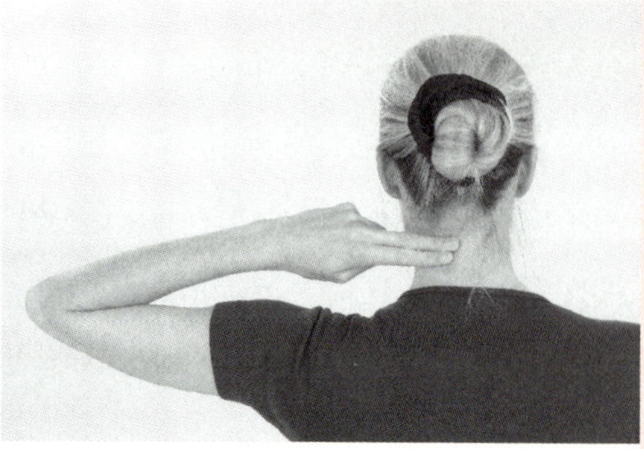

Gyu.Lam.Dol – Handpositionen für mehr Gelassenheit

Mit diesen einfachen Übungen können Sie Ihre feurige Tripa-Energie jederzeit regulieren.

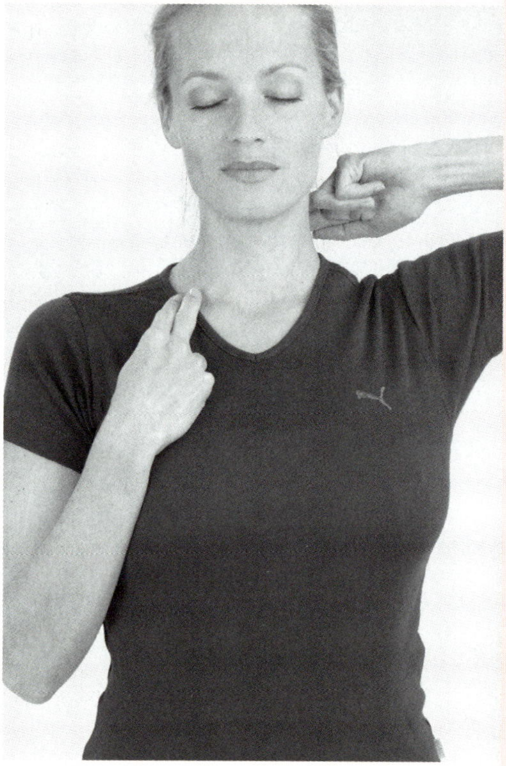

Gelassen in den Tag

Eine besänftigende Übung, die Sie gleich nach dem Aufwachen noch im Bett liegend machen sollten:

Die linken Mittel- und Zeigefinger sind direkt an der Schädelbasis in Kontakt miteinander, in einer kleinen Einbuchtung zwischen den linken Halsmuskelsträngen, zwei Zentimeter links der Wirbelsäule. Sie finden diese Stelle, wenn Sie sich mit dem Finger von der Mitte der Schädelbasis (wo die Halswirbelsäule beginnt) vorsichtig nach links tasten.

Die rechten Mittel- und Zeigefinger

ruhen in der Einbuchtung unterhalb des rechten Schlüsselbeinknochens, und zwar etwa in der Mitte. Tasten Sie sich langsam von der Mitte zwischen den beiden Schlüsselbeinknochen aus nach rechts, immer unterhalb des Knochens entlang, bis Sie nach ca. fünf Zentimetern die Mulde erreichen. Die Verbindung zwischen den Fingern der rechten und linken Hand halten Sie etwa drei Minuten lang. Stellen Sie sich dabei vor, wie frische, reine Lichtenergie Ihren Nacken durchströmt und alle Muskeln entspannt. Dann wechseln Sie die Seiten: rechter Mittel- und Zeigefinger zwei Zentimeter rechts vom ersten Halswirbel der Schädelbasis, linker Mittel- und Zeigefinger im Grübchen unterhalb des linken Schlüsselbeinknochens. Nochmals drei Minuten lang halten und visualisieren.
Nun sind Sie für den neuen Tag vorbereitet.

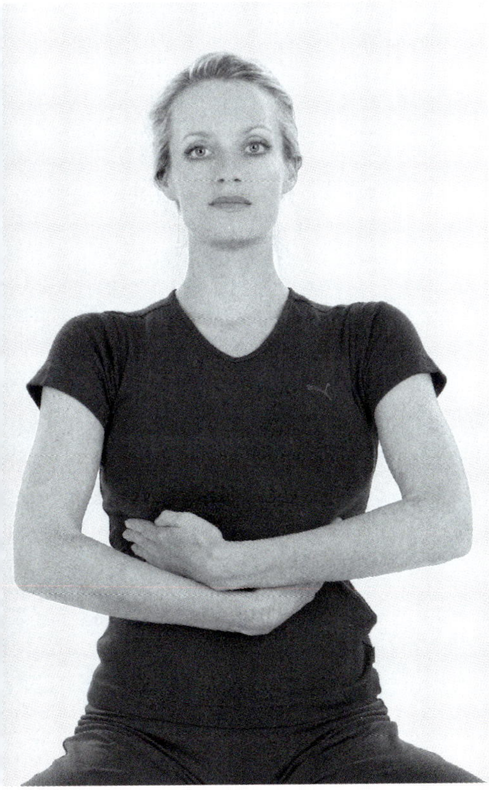

Leber-Übung: Wenn es tagsüber brenzlig wird

Egal, ob Sie sich gerade ärgern, ob Ihnen eine Laus über die Leber gelaufen ist oder das Essen Ihrer Gallenblase zu viel war, die «Leber-Übung» bringt Harmonie in den Oberbauch. Sie können sie direkt nach dem Essen noch am Esstisch machen, aber auch am Schreibtisch, mitten in einer Konferenz. Keiner wird merken, dass Sie gerade Ihre Leber- und Gallenblasenfunktion unterstützen.
So geht's: Lassen Sie die Unterarme locker auf einer Stuhllehne ruhen. Beide Hände liegen gekreuzt übereinander auf dem Sonnengeflecht. Nun tastet sich der Mittelfinger der linken Hand zur Mitte des rechten Rippenbogens, der Mittelfinger der rechten Hand zur Mitte des linken Rippenbogens. Die Finger beginnen ganz sanft und ohne Druck auf der Stelle unterhalb des Rippenbogens

zu kreisen. Die Hände bleiben dabei ruhig übereinander gekreuzt. Wenn Sie sich auch gedanklich dieser Stimulation hingeben, spüren Sie schon nach ein paar Minuten die wohltuende Wirkung.

Für einen kühlen Kopf am Abend

Lösen Sie Ihren Gedankenwirrwarr und schalten Sie ab. Die folgende Übung hilft sogar bei den tripatypischen stechenden Kopfschmerzen: Der linke Mittelfinger ruht am gleichen Punkt der linken Schädelbasis wie bei der Morgenübung (siehe Seite 90), der rechte Mittelfinger auf dem rechten Stirnhöcker. Während die Finger auf ihren Positionen ruhen, stellen Sie sich bitte vor, dass ein ruhiger, kühlender Energiestrom durch Ihren Kopf fließt und den Zickzack der Gedanken beruhigt. Auch die Augen werden dabei mit frischer Energie versorgt. Nach etwa fünf Minuten wechseln Sie dann die Seiten: rechter Mittelfinger auf rechte Schädelbasis, linker Mittelfinger auf linken Stirnhöcker. Wieder fünf Minuten lang halten und visualisieren.
Um die Wirkung der Übung zu verstärken, legen Sie sich zwei mit Rosenwasser getränkte Wattebäusche auf die Lider.

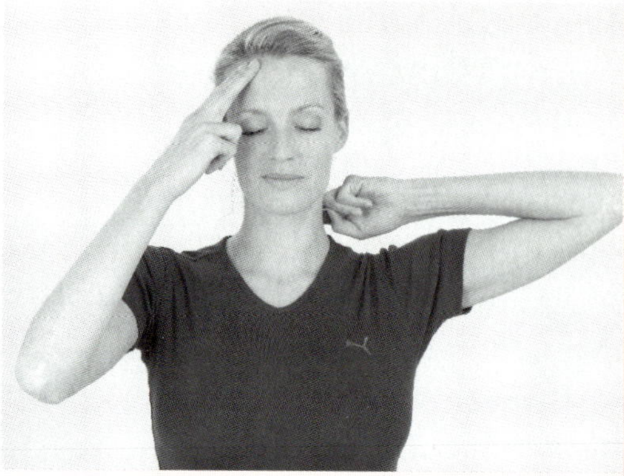

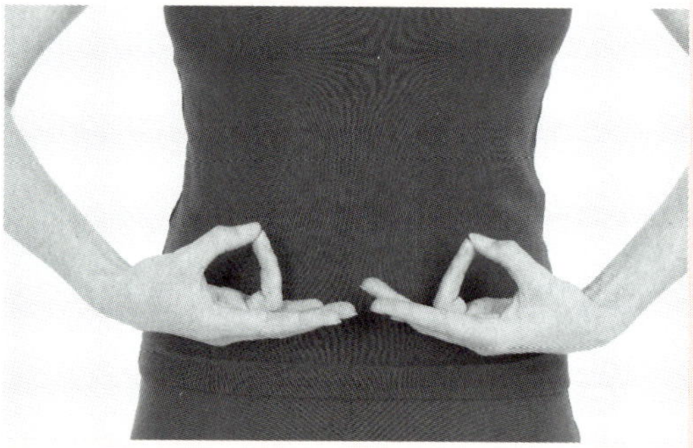

Finger-Mudra

Mit dieser immer und überall anwendbaren Handhaltung sammeln Sie Energie. Lassen Sie die Mittelfingerspitze der rechten Hand die Daumenspitze berühren. Das Gleiche mit Mittelfinger und Daumen der linken Hand.
Wollen Sie mehr über die Gyu.Lam.Dol-Methode erfahren? Dann lesen Sie weiter in Kapitel zehn (Seite 225).

Musik, die zu Ihnen passt

Die folgenden Tipps wurden speziell für den Tripa-Typ ausgesucht. Setzen oder legen Sie sich hin und hören Sie einfach zu. Die Musik gibt geistige Klarheit und verleiht Ihnen die nötige Distanz zu Ereignissen, Personen und Überzeugungen. Mehr zu diesem Thema auf Seite 226.

Tibetisch

Lama Gyurmé & Jean-Philippe Rykiel: Die Stimme der Stille. Sony, UPC 5 0997 0625 9121. Der tiefe, einfache Gesang des berühmten tibetischen Lamas in weichen Keyboardharmonien.

Aus dem Ayurveda

Deepak Chopra/Bruce Becvar: Pitta-Calming. Shining Star/Silenzio CD 05402. Gemäß der ayurvedischen Drei-Säfte-Lehre: beruhigende Musik für den Pitta-(Tripa-)Typ.

Klassisch

Gibson's Solitudes: The Classics, Sound & Vision, EAN 9674141 0420. Bach, Beethoven, Chopin, Debussy, Grieg und Pachelbel zur Ozeanbrandung und anderen Naturgeräuschen.

New Age

Dean Evenson & Soundings Ensemble: Healing Waters, Soundings of the Planet/Silenzio UPC-Code: 0965 0771 7824

Chris Michell: Dolphin Love, Oreade music ORB 2921, Barcode 8–711 913292 155

Jazz

Jan Garbarek & Hilliard Ensemble: Officium. ECM/Universal. Saxophon und Gregorianik.

Ein erholsamer Urlaub

Ihr optimaler Aufenthaltsort ist ein von Schatten spendenden Bäumen umgebener Wasserfall.

Lieber Nordsee als Wüste

Ferien in heißen Ländern haben für Sie eher geringen Erholungswert. Ihr Feuer kühlt besser in nordischen Gefilden ab, zum Beispiel in Kanada, Skandinavien oder auf einer Nordseeinsel. Im Winterurlaub werden Sie viel Spaß im Schnee haben.

Ihr idealer Platz zum Seele-baumeln-Lassen ist im Schatten eines Baumes, direkt am Fluss oder in der Nähe eines Wasserfalls, von dem eine leichte, kühle Brise herüberweht. Für Sie ist es ohne Bedeutung, ob Sie Ihren Urlaub in der Clique, mit dem Partner oder ganz allein verbringen. Mit Ihrem Selbstbewusstsein kommen Sie überall zurecht. Viel wichtiger ist, dass Sie vor lauter Aktivitäten nicht vergessen, sich auszuruhen!

So wohnen Sie optimal

Frische Luft, Wasserspiele, schattige Plätze – damit fühlen Sie sich zu Hause wohl.

Wie wär's mit einem Wasserspiel

Um richtig durchatmen zu können, brauchen Sie hohe, gut durchlüftete Räume – und im Sommer einen Ventilator. Auch wenn es als schick gilt – eine Wohnung mit Südterrasse ist nicht das Nonplusultra für Sie. Staut sich im Sommer unter der Pergola die Hitze, bekommen Sie Zustände. Im Zweifelsfall haben Sie mehr von einem Küchenbalkon nach Norden oder einem schattigen Platz im Hinterhof. Mögen Sie Wasserspiele? Dann gönnen Sie sich eines für Ihr persönliches Wohlbefinden. Es gibt Varianten, die Sie als Luftbefeuchter ins Wohnzimmer stellen können. Auch ein Aquarium beruhigt Ihr überschäumendes Temperament. Sollten Sie einen Garten haben, denken Sie über einen Teich mit einem ruhigen Sitzplatz oder über einen plätschernden Brunnen nach.

Zugegeben, man kann sich seinen Wohnort nicht immer aussuchen. Aber es ist gut, zu wissen, welche Gegend dem eigenen Typ entspricht. Optimal für Sie wäre die Nähe eines Flusses, eines Sees oder das offene Meer. Ihre Wohnung sollte auf einer kleinen Anhöhe oder an einem anderen Platz liegen, wo immer ein leichter Wind weht. Sehr heilsam für Sie ist die Umgebung von hohen, Schatten spendenden Bäumen.
Hier einige Vorschläge zur Wohnungseinrichtung: Möbel mit viel Stahl, Glas oder Chrom, Böden aus Marmor oder Steinfliesen, glasierte Kacheln, Vorhänge und Teppiche aus Baumwolle. Farben: Bevorzugen Sie Blau- oder Grüntöne, meiden Sie rötliche, gelbliche und allzu dunkle Farben.

Kleider zum Wohlfühlen

Sie dürfen fast alles tragen – außer Rot!

Kühlende Farben

Durch die Wahl Ihrer Kleidung können Sie Ihr Wohlbefinden ganz entscheidend beeinflussen. Gleichen Sie Ihr Feuer mit kühlenden Farben aus. Grau, Weiß und alles Pastellige tun Ihnen gut, ebenso verwaschene, gepuderte Töne, vorwiegend in beruhigendem Blau oder Grün. Was Sie auf jeden Fall vermeiden sollten, sind warme Farben – also alles Rote, Gelbliche, Bräunliche, Rotbraune, vor allem

aber Feuerrot! Auch sehr dunkle Farben wie Dunkelblau, Anthrazit oder Schwarz «sammeln» Hitze. Ideale Stoffe: kühle, fließende Seide, Leinen und Baumwolle, aber auch moderne Mikrofasern und synthetische Stoffe, die von tibetischen Ärzten als kühlend klassifiziert werden.
Ihre Heilsteine: Türkis, Smaragd.

Beruf als Berufung

Egal, ob Sie ein Business für Helicopter-Skiing eröffnen oder eine Boutique: Sie sind eine Frau, die sich selbständig machen sollte.

Führungsqualitäten vorhanden

Ihr Unternehmergeist gebietet es Ihnen: Arbeiten Sie nach Möglichkeit frei! Tun Sie sich mit einem Partner zusammen oder mit einer Gruppe und stellen Sie sich auf eigene Beine. In fester Anstellung werden Sie nur glücklich, wenn weiter oben auf der Karriereleiter ein Platz für Sie in Aussicht steht. Dann macht es Ihnen Spaß, sich anzustrengen, Ihr Organisationstalent unter Beweis zu stellen und andere zu überholen. Sollte Ihr Chef Ihren Ehrgeiz noch nicht erkannt haben und Sie nicht fördern, sind Sie am falschen Platz! Sie besitzen eindeutig Führungsqualitäten: ein selbstsicheres Auftreten, Mut zum Risiko, Lust auf Macht, Energie und Durchhaltevermögen. Mit diesem Rüstzeug sind Sie in der Lage, Probleme als Herausforderung zu verstehen. Als einzige Frau in einer Männerdomäne? Das kann doch lustig werden. Ein Ferienjob als Marktverkäuferin? Mit Ihrer Überzeugungskraft kein Problem. Ob Sie wirklich eine gute Chefin werden und bei Ihren Kollegen und Mitarbeitern beliebt sind, hängt sehr von Ihrer persönlichen Disziplin ab. Wie gut schaffen Sie es, Ihre Aggressionen zu zügeln, schwächere (oder langsamere) Mitarbeiter zu tolerieren, Ihre eigenen Bedürfnisse zugunsten der Gruppe zurückzustellen oder Kritik entgegenzunehmen? Viele Königinnen wie Sie kommen besser allein als im Team zurecht. Vielleicht auf einer Bühne oder an einem Rednerpult? Bekommen Sie den Beifall, den Sie sicherlich verdienen, können Sie geradezu charismatische Züge entwickeln. Berufssparten, bei denen Sie harte körperliche Arbeit im Freien verrichten müssen und der prallen Sonne ausgesetzt sind, etwa als Gärtnerin, als Landwirtschaftsgehilfin oder als Reiseleiterin in heißen Ländern, sollten Sie besser nicht wählen. Auch als Profisportlerin müssen Sie früher oder später mit Beschwerden rechnen. Die permanente körperliche Anstrengung beschwört Hitzekrankheiten geradezu herauf. Ähnliches gilt im Übrigen auch für stressige Jobs. Für Dauerstress ist Ihr «Feuerhaushalt» nicht geeignet. Legen Sie zwischendurch unbedingt Entspannungspausen ein!

Liebe, die Sie trägt

Ihr Partner sollte Ihnen helfen, mehr Gefühle zuzulassen.

Werden Sie endlich schwach!

Action, Abenteuer, Spaß und ein großer Freundeskreis. Ein Leben an Ihrer Seite ist alles andere als langweilig. Umtriebig, wie Sie sind, verstehen Sie es meisterhaft, den Alltag lebendig zu gestalten. Die Partylöwin und Macherin, das sind Sie selbst. Wozu brauchen Sie da noch einen Partner? Um Ihre zarten, sensiblen Seiten zu entfalten. Und um Ihre Lernaufgaben angehen zu können, die da lauten: Rücksichtnahme und Mäßigung der Emotionen. Ein Mann, der Sie glücklich macht, versteht es, Ihre unterentwickelte «gefühlige» Saite zum Klingen zu bringen. In seinen Armen können Sie endlich auch einmal schwach sein. Zum Beispiel, wenn Sie ihm gestehen, wie neidisch Sie auf die Kollegin sind, die gerade befördert wurde, oder wie Sie nächtelang geweint haben, als Ihr Hund gestorben ist. Niederlagen, Trauer, Verletzungen, Demütigungen, das sind Gefühlslagen, die Sie sich selbst nicht so leicht zugestehen. Es fällt Ihnen schwer, Ihr Innerstes zu offenbaren.

«Lung» bringt Sensibilität ins Spiel

Der Mann, der Sie dazu ermutigt und der es Ihnen vormacht, besitzt auf jeden Fall Lung-Anteile. Damit hat er genügend «Seele» und Einfühlungsvermögen, um Sie aus Ihrem Panzer herauszulocken. Ein dynamischer Mischtyp aus Lung und Tripa wäre eine gute Basis für ein Zusammenleben. Er besitzt genügend Sensibilität und Klugheit, um Ihre Eitelkeiten zu durchschauen, kommt aber durch seine eigenen Tripa-Anteile gegen Ihre Dominanzversuche an. Hüten Sie sich aber davor, mit ihm eine Ehe einzugehen, die von Machtkämpfen beherrscht wird. Auch Eifersuchtsdramen und heftige Streite sind zwischen Ihnen nicht auszuschließen, wenn das in Ihnen beiden schlummernde Feuer jäh auflodert. Rechnen Sie damit, dass Ihr Partner sehr stark seinen Impulsen nachgeht.

Eine solide Beziehung

Gemütlicher und ruhiger wird es in einer Partnerschaft mit einer Bäken-Lung-Mischung zugehen. Ein Mann dieser Mixtur kann Sie sehr gut erden. Er ist häuslich und bietet Ihnen Geborgenheit. Durch seine gemächlichere Gangart vermittelt er Ihnen das Gefühl von Stabilität. Wollen Sie eine Familie gründen, dann gibt er einen hervorragenden Familienvater ab. Sie können sogar damit rechnen, dass er – falls angestellt – das Erziehungsjahr nutzt, um zu Hause zu bleiben und sich um das Kind zu kümmern. Gleichzeitig ist dieser Partner sanft und sensibel genug, um Ihr Herz für zarte Gefühle zu öffnen.

Ein souveräner Mann mit Geschäftssinn

Auch ein Mann vom Schlage Bäken-Tripa kann Sie glücklich machen. Er besitzt genügend Souveränität und väterliche Eigenschaften, um Ihren Eifersuchtsszenen mit Toleranz und Nachsicht zu begegnen. Andererseits sorgt sein Feuer-Anteil dafür, dass Sie nicht mit ihm Schlitten fahren können. Ziehen Sie gemeinsam an einem Strang, können Sie es finanziell sehr weit bringen. Sie haben beide einen überragenden Geschäftssinn. Ihre unternehmerischen Fähigkeiten ergänzen sich so hervorragend, dass Sie sich ein kleines Imperium aufbauen können. Seite an Seite, wie gesagt. Sobald sich aber ein Konkurrenzdenken zwischen Ihnen einschleicht, könnte es schwierig werden, denn Sie wissen beide nicht, was es heißt, aufeinander Rücksicht zu nehmen.

Lassen Sie die Finger von diesen Typen

Nur sehr kurz werden Sie sich mit einem allzu «windigen» reinen Lung-Typ gut verstehen. Vielleicht wird dieser Mann Sie abgöttisch verehren, was Ihrem Ego schmeichelt, aber letztlich ist er viel zu sensibel für Sie. Mit Ihrem feurigen Temperament und Ihrer fordernden, aggressiven Art haben Sie Ihren Lung-Partner allzu schnell überrollt.

Auch ein männlicher «Reintyp» Tripa wird Ihr Leben nicht bereichern: Es wird anfangs vielleicht heftig funken, aber dann ist sehr schnell klar, dass es zwischen Ihnen nur Sieger oder Verlierer gibt. An friedliche Koexistenz ist nicht zu denken.

Männer mit dominanten Bäken-Anteilen sind Ihnen auf Dauer wahrscheinlich zu träge. Was haben Sie von einem Partner, der immer nur zu Hause sitzt?

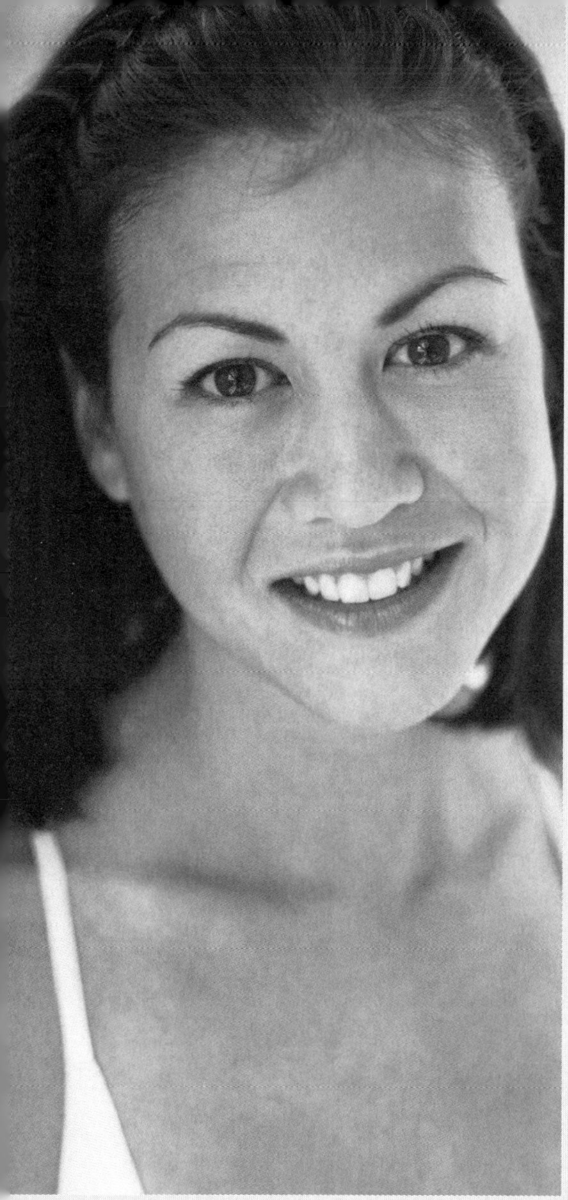

Die Friedliche

Grundtyp: Bäken
Elemente: Wasser und Erde

Als Bäken-Typ werden Sie von einem feuchten und einem kühlen Element dominiert. Wasser und Erde geben Ihnen eine ruhige, stabile Ausstrahlung. Da allzu viel Erdenschwere jedoch träge macht, brauchen Sie zum Ausgleich die Beweglichkeit der Luft und die Vitalität des Feuers. Für mehr Glück und Harmonie sollten Sie Ihr Leben durch Anregungen und Impulse von außen lebendiger gestalten.

So sind Sie

Körperbau und Aussehen

Als Reintyp Bäken haben Sie einen stattlichen Körper, sind robust und belastbar.

Eine starke Frau

Mit Ihrem kräftigen Knochenbau, Ihrer gut entwickelten, üppigen Figur und Ihrer aufrechten Haltung wirken Sie recht eindrucksvoll. Egal, ob Ihr Körper groß und kräftig oder klein und gedrungen ist, Sie sind eine wirklich starke Frau. Unter den sieben Tibeterinnen halten Sie am meisten aus.
Ihr festes Gewebe mit der dicken Haut verleiht Ihrer Erscheinung eine runde, weiche Ausstrahlung. Gelenke und Adern sind meist kaum sichtbar. Das Gesicht mit seiner breiten Stirn, den vollen, gut durchbluteten Lippen und den großen, sanften Augen wirkt sympathisch. Üppig wie der Körper ist auch das Haar. Oftmals leicht gewellt, voll und gesund, vollendet es den Eindruck eines stabilen, robusten Menschen.

Die Persönlichkeit der Friedlichen

Immer mit der Ruhe, das ist Ihre Lebensdevise. Sie besitzen ein bodenständiges, ausgeglichenes Naturell. Ihre Stärken sind Geduld, Seelenstärke und Sanftmut.

Bei Ihnen fühlt man sich wohl

Sie sind ein ausgesprochen freundlicher, wohlmeinender Mensch. Durch Ihre rücksichtsvolle Art, Ihre unendliche Geduld, Ihre Toleranz und Großzügigkeit im Umgang mit anderen gewinnen Sie schnell Sympathien. Sie sind der klassische Typ der guten Freundin, auf die man sich verlassen kann. Durch Ihre seelische Stärke verleihen Sie Ihren Mitmenschen das Gefühl, sich bei Ihnen aussprechen und anlehnen zu können. Dieser Eindruck verstärkt sich durch Ihr mütterliches Wesen. Sie bekochen und umsorgen andere gern und vermitteln ihnen das Gefühl von Geborgenheit.

Ein Fels in der Brandung

Den Überblick verlieren? Sie doch nicht! Sie gehören zu den Menschen, die Nerven wie Drahtseile haben. Wenn andere längst durchdrehen, behalten Sie kühles Blut. Kühl, fest, solide – das ist Ihr Wesen. Haben Sie einmal ein Versprechen gegeben, werden Sie es niemals brechen, komme, was wolle. Sie stehen auch zu den Menschen, für die Sie sich entschieden haben, als treu sorgende Ehefrau, loyale Mitarbeiterin, gütige Mutter, tapfere Kameradin und beste Freundin. Ähnlich geradlinig verhalten Sie sich bei Ihren Plänen. Eine neue Idee wird zunächst kritisch abgewogen. Doch einmal zu etwas entschlossen, werden Sie Ihr Ziel unbeirrt verfolgen. Beharrlichkeit ist eine Ihrer Stärken.
Nicht zu vergessen Ihre praktische Begabung. Nicht nur was Sie sagen, hat Hand und Fuß, sondern auch was Sie tun. Sie sind die Frau, die ohne mit der Wimper zu zucken den Gemüsegarten umgräbt und die Waschmaschine repariert, und zwar nicht stümperhaft, sondern perfekt!

Leidenschaft – nicht unbedingt Ihre Sache

Fehl am Platze ist man bei Ihnen allerdings, wenn man nach der großen Leidenschaft sucht. Ein Ausbund an Temperament sind Sie nämlich nicht, und ebenso wenig sind Dramen und Gefühlsausbrüche von Ihnen zu erwarten. Liebe zeigen Sie auf Ihre eigene Art. Durch Treue und Ergebenheit zum Beispiel. Für großartige Liebesszenen sind Sie einfach zu realistisch und zu erdenschwer.
Doch dieses Schwere hat noch andere Seiten. Eine gute: Sie können vielen Dingen ihren Lauf lassen. Dadurch erledigt sich einiges von selbst. Und eine schlechte: Ihr angeborenes Phlegma verleitet Sie zur Gleichgültigkeit. Das kann so weit gehen, dass Sie vor unbequemen Wahrheiten lieber die Augen schließen und dabei die Bedürfnisse Ihrer Mitmenschen ignorieren. In solch kritischen Augenblicken wollen Sie nichts wissen, nichts sehen, nichts hören, Sie wollen nur das, was Ihnen im

Leben besonders heilig ist, Ihre Ruhe. «Geht mich nichts an», «Ist mir doch egal» sind typische Sprüche einer Bäken-Frau, der alles zu viel wird und der man zu nahe kommt.

Hüterin der Tradition

Und wehe dem, der Sie aus gewohnten Fahrwässern herausreißen, um lieb gewonnene Rituale bringen oder zum Umdenken überreden will. Er muss mit stärksten Widerständen rechnen. Neue Wege beschreiten Sie nur selten freiwillig. Davor bewahrt Sie Ihr bequemer und konservativer Charakter.

Körper und Gesundheit

Das als kalt eingestufte Bäken-Prinzip symbolisiert alles Flüssige sowie alles Schwere und Tragende im Körper. Als Bäken-Typ neigen Sie zu chronischen Krankheiten.

Wo Bäken im Menschen sitzt

Die Bäken-Energie zeigt sich

- im Wasserhaushalt: Sie steuert z.B. die Flüssigkeit in den Organen, die Elastizität der Gewebe und die Gleitfähigkeit der Gelenke,
- in allen wässrig-stofflichen Bestandteilen des Körpers wie der Lymphe oder den Schleimhäuten,
- auf geistiger Ebene durch die Kunst, zu schlafen und zu entspannen,
- durch die Fähigkeit zu körperlichem und geistigem Frieden,
- in der Lunge, den Atemwegen, Nieren, Magen und Milz.

Ihre Schwachstellen

Viele Ihrer Gesundheitsprobleme sind auf Ihre schlechte Durchblutung zurückzuführen.

Thema Nummer eins: Übergewicht

Orientieren Sie sich am gängigen Schlankheitsideal, werden Sie wahrscheinlich Ihr ganzes Leben lang mit Ihrer Figur hadern. Tun Sie es also lieber nicht, denn Ihr Körper ist nicht dazu geschaffen, zur Elfe zu mutieren. Ein aus der Balance geratener Bäken-Körper kann sehr schnell zunehmen. Bewegt er sich nicht genügend, reicht schon der berühmte Anblick einer Praline, um Gewicht anzusetzen.

Träger Stoffwechsel

Ihr träger Stoffwechsel macht Ihnen häufig zu schaffen. An vorderster Stelle ist hier die problematische Verdauung zu nennen. Sie leiden wahrscheinlich recht häufig unter Verstopfung. Bäken-Frauen neigen aber auch zu anderen Stoffwechselerkrankungen wie zum Beispiel Diabetes.

Kalte Hände und Füße

Menschen Ihres Typs haben häufig einen niedrigen Blutdruck und infolgedessen eine schlechte Durchblutung. Typische Folge: ewig kalte Hände und Füße.

Atemwegprobleme

Klassische Bäken-Störungen sind verschleimte Bronchien, chronisch verstopfte Nasennebenhöhlen, Bronchialasthma oder chronischer Husten. Auf Fehlschläge und Niederlagen reagieren Bäken-Menschen leicht verschnupft.

Wasseransammlungen

Das Gewebe des Bäken-Typs neigt zu Ödemen. Typisch sind geschwollene Lider, Knöchel und Handgelenke, dicke Füße und Wasseransammlungen in den Beinen.

Müde, matt, depressiv

Wenn ein vom Bäken-Element dominierter Mensch sich unwohl fühlt, entwickelt er ein ausgeprägtes Schlafbedürfnis und ist ständig müde und matt. Typisch auch das permanente Gefühl, zu frieren und schwach zu sein.
Wenn diese Zustände von Kälte und Schwäche nicht behandelt werden, kann sich aus dieser Apathie durchaus eine handfeste depressive Verstimmung entwickeln. In diesem Zustand neigen Bäken-Typen dazu, sich von der Welt abzukapseln und so zu isolieren, dass sie von außen kaum noch zugänglich sind.

Das Gift der Verblendung oder «Mir ist alles egal»

Der buddhistische Glaube ordnet der Bäken-Energie das Geistesgift der Verblendung oder Unwissenheit zu. Es sei die geistige Ursache aller Bäken-Disharmonien und -Krankheiten. Gemeint ist damit eine gewisse Trägheit des Denkens, mit der auch eine stellenweise Verweigerung einhergeht. Der Betroffene weigert sich, Realitäten zu akzeptieren, die ihm unangenehm sind, und hängt stattdessen einem Wunschdenken nach. Ein Psychologe würde sagen, dass Bäken-Typen gute Verdränger sind. Oftmals wollen sie die unangenehme Wahrheit über bestimmte Zusammenhänge auch lieber gar nicht so genau wissen: «Das geht mich nichts an» oder «Lass mir meine Ruhe!».
Der Buddhist geht hier sogar noch ein Stück weiter. Er sagt, auch die trügerische Vorstellung des Menschen, er sei der Mittelpunkt der Welt, gehört in diese Kategorie der

Unwissenheit beziehungsweise des Nicht-wissen-Wollens. Wer glaubt, nicht ein (kleiner, unbedeutender) Teil der ganzen Natur zu sein, verliert seine Demut gegenüber der Schöpfung und entwickelt ein ganz bestimmtes, selbstsüchtiges Verhalten: Phlegma und Stagnation. Er wird zum Egoisten, der in seiner Unbeweglichkeit erstarrt, weil er sich nicht mehr lebendig mit seiner Außenwelt austauschen will.

Zeiten, in denen die Bäken-Energie hoch ist

In den folgenden Lebensphasen, Tages- und Jahreszeiten sind die Bäken-Symptome besonders stark:

- im Frühjahr,
- am Vormittag zwischen 9 und 11 Uhr und am Abend zwischen 21 und 23 Uhr,
- im Kindesalter.

Verschlimmernde Faktoren

Auch äußere Umstände können die Bäken-Energie verstärken. Als Bäken-Typ und wenn Sie unter bäkentypischen Beschwerden leiden, sollten Sie folgende Faktoren meiden:

- Feuchtigkeit,
- Kälte,
- zu wenig Bewegung,
- zu wenig körperliche Arbeit,
- schwere, ölige oder fette sowie rohe und kalte Nahrung.

Wege zur Harmonie

Was hilft und heilt

Wasser ist feucht, Erde ist kalt. Um diese bäkentypischen Eigenschaften auszugleichen, sind Ihre natürlichen Heilmittel trocken und warm.

Tipps gegen kalte Hände, kalte Füße

Fühlen Sie sich aus irgendeinem Grund nicht wohl, dann kühlt Ihr Körper schnell aus. Sie beginnen zu frösteln und bekommen eiskalte Hände und Füße. Damit die kalte Bäken-Energie sich nicht noch weiter ausdehnt, sollten Sie folgende Möglichkeiten ausprobieren, die Sie innerlich und äußerlich wärmen:

- Bereiten Sie sich einen Tee aus wärmenden Gewürzen (beachten Sie hierzu den Abschnitt «Die richtige Ernährung»).
- Tragen Sie Kleider aus Wolle und dicke Wollsocken.
- Gönnen Sie sich ein warmes Fußbad, angereichert mit einer Hand voll Bergsalz oder Salz aus dem Toten Meer.
- Legen Sie sich eine Wärmflasche auf die Füße.
- Nehmen Sie angewärmte Kieselsteine in die Hände.
- Gehen Sie in die Sauna.

Wenn Sie sich lethargisch fühlen

Sie können sich zu nichts aufraffen, haben zu nichts Lust, fühlen sich unendlich müde und würden am liebsten nur im Bett liegen und schlafen. Diesen Zustand der Bäken-Disharmonie kennen Sie sicherlich. Hier ein Gegenprogramm:

- Essen Sie wenig und leicht, vielleicht eine Gemüsesuppe mit wärmenden Gewürzen.
- Nehmen Sie viel warme Flüssigkeit zu sich, zum Beispiel den im Abschnitt «Die richtige Ernährung» aufgeführten Ingwertee mit Zitrone und Honig.
- Bewegen Sie sich, auch wenn Ihnen überhaupt nicht danach ist. Treiben Sie Sport, der Sie ins Schwitzen bringt.
- Machen Sie einen Spaziergang in der Natur und gestalten Sie diesen wie eine meditative Wahrnehmungsübung. Nehmen Sie ganz bewusst Ihre Umgebung wahr. Atmen Sie tief durch und riechen Sie die würzige Luft. Beobachten Sie die Wolken am Himmel, die Insekten und Vögel, nehmen Sie auf, was um Sie herum geschieht, horchen Sie auf die Geräusche. All das sind Stimulationen für Ihre Sinne. Sie sollen sie nicht bewerten, nur wahrnehmen und akzeptieren.
- Lassen Sie sich gegen Abend den Körper von Kopf bis Fuß massieren und gehen Sie anschließend gleich ins Bett. Wenn das nicht möglich ist, nehmen Sie vor dem Schlafengehen ein warmes Bad.

Übrigens: Wenn Sie oft lethargisch oder sogar depressiv werden und zu viel schlafen, rät Ihnen die tibetische Medizin zu einer Fastenkur. Beachten Sie hierzu bitte den Absatz «Neue Leichtigkeit durch Fasten».

Übergewicht und Durchblutungsstörungen

Übergewicht, ein großes Bäken-Thema, belastet auf Dauer Herz und Kreislauf und verursacht Probleme mit der Durchblutung. Die häufig kalten Hände und Füße stehen übrigens in direktem Zusammenhang damit. Zu empfehlen ist ein gegen Durchblutungsstörungen oder Arteriosklerose bewährtes tibetisches Kräuterheilmittel, Padma 28, das speziell auf diese Beschwerden abgestimmt ist (mehr Infos über das Präparat auf Seite 227). Der Hersteller empfiehlt dem Bäken-Typ eine kurmäßige Einnahme über zwei bis drei Monate, und zwar gemäß tibetischer Heilkunde im Sommer oder Herbst. Die beste Einnahmezeit ist mittags.

Besser leben

Aktivität, Mobilität, Motivation – alles, was Schwung in Ihr Leben bringt, ist gut für Sie.

Bereichern Sie Ihr Leben

Inspirationen von außen machen Ihr Innenleben interessanter. Hier einige Tipps:

- Gehen Sie aus, werfen Sie sich mitten ins Leben. Besuchen Sie Ausstellungen oder Konzerte, buchen Sie ein Theaterabonnement, nehmen Sie an Veranstaltungen und öffentlichen Diskussionen teil.
- Vertiefen Sie Ihre Interessen. Spielen Sie ein Instrument. Pflanzen Sie Blumen. Reiten Sie. Modellieren Sie mit Ton. Singen Sie im Kirchenchor. Was immer Sie gern tun oder immer schon gern tun wollten: Machen Sie's! Und werden Sie zur Spezialistin bei Ihrer Lieblingsbeschäftigung! Es gibt immer wieder Nuancen zu entdecken und zu verfeinern. Vielleicht können Sie einen Kurs besuchen, um sich weiterzubilden, vielleicht gibt es ein Treffen von Leuten mit dem gleichen Interesse, bestimmt gibt es gute Bücher zu Ihrem Thema.
- Engagieren Sie sich. Sicher haben Sie ein Anliegen – zum Beispiel wünschen Sie sich ein gesünderes Mittagessen im Kindergarten, den Ihr Kleiner besucht, oder Sie würden gerne verhindern, dass in Ihrem Landkreis eine neue Mülldeponie entsteht. Oder Sie möchten gleitende Arbeitszeiten im Job, besser gestaltete Computer-Arbeitsplätze – oder mehr Freizeit? Gehen Sie auf diese Ziele zu.
- Trainieren Sie Ihre Achtsamkeit. Fast alle fernöstlichen Lebensphilosophien beinhalten eine

Schule, bei der das Gefühl für die feinen inneren Empfindungen und Wahrnehmungen sensibilisiert wird. Ein tibetischer Weg sind die Achtsamkeitsübungen des Kum Nye. Mehr Informationen über dieses tibetische Heilyoga lesen Sie auf Seite 169.

- Werfen Sie Ballast ab, und zwar in jeder Hinsicht. Lassen Sie los, was Ihnen das Leben zu schwer macht. Beziehungen, die Sie nur belasten, Freundschaften, die zu einseitig sind, überholte Regeln, die Sie einengen. Sie können auch an kleineren Dingen üben. Misten Sie Ihren Kleiderschrank aus, geben Sie die biedere Sitzgruppe der Erbtante endlich zum Sperrmüll. Nur so kann Raum für Neues, Leichteres entstehen.
- Sorgen Sie für Abwechslung im Alltag. Nehmen Sie immer wieder mal einen anderen Weg zur Arbeit, räumen Sie Ihre Möbel um, probieren Sie neue Rezepte aus.
- Bewegen Sie sich, bringen Sie Ihren Körper auf Trab. Sie brauchen Hitze und sollten durch körperliche Aktivität ins Schwitzen kommen.

Schlaf ist Ihnen (zu) heilig

Ihr Schlafbedürfnis in Ehren, aber manchmal übertreiben Sie es ein wenig. Die tibetische Heilkunde rät Ihnen zu acht Stunden Nachtschlaf, nicht mehr und nicht weniger. Das bei uns zurzeit in Mode kommende Nickerchen am Tag ist für Sie eher abträglich. Sie riskieren damit, dass Sie für den Rest des Tages schlapp und müde sind, Kopfweh bekommen und krank werden.

Die richtige Ernährung

Um sich wohl zu fühlen, brauchen Sie wärmende und leicht verdauliche Kost.

«Lebendig» und leicht sollte es sein

Leichtes, fettarm gekochtes oder gedünstetes Essen bringt Sie in Harmonie. Nichts würde Ihre Verdauung mehr belasten als schwere, ölige Saucen, fettes Fleisch und zu viel Kaltes. Setzen Sie also auf schonend gekochtes Gemüse und frische Kräuter, denn Ihnen fehlt «lebendige», leichte Kost mit vielen Vitalstoffen zum Ausgleich Ihrer «schweren» Energie. Aber verwechseln Sie leichte Kost bitte nicht mit Rohkost, da Letztere zu schwer verdaulich ist. Außerdem haben Salate und Co. zu viel kalte Energie.
Tibetische Ärzte würden Ihnen übrigens als einzige unter den

sieben Tibeterinnen erlauben, (in Maßen) Kaffee zu trinken. Eine Tasse italienischer Cappuccino am Tag regt Sie an, und Ihre Nerven sind gut genug, diese starke Stimulation auszuhalten.

Es gehört zur Eigenart Ihres Typs, dass Sie sich manchmal nach den Mahlzeiten nicht gut fühlen. Vor allem, wenn Sie zu viel oder zu fett gegessen haben. Da hilft nur eines: Bewegung. Machen Sie nach dem Essen einen Spaziergang. Grundsätzlich sollten Sie nie zu viel essen, um dieses Unwohlsein nicht zu provozieren.

Ihre wichtigsten Essregeln

- Essen Sie zu jeder Mahlzeit nur kleine Portionen.
- Vermeiden Sie es, sich zu überessen.
- Während des Essens bitte nicht viel trinken, erst danach.
- Essen Sie zu den Hauptmahlzeiten immer etwas Warmes.
- Meiden Sie Milchprodukte am Morgen und am Vormittag.
- Sollten Sie Ihr Getreide selbst mahlen, rösten Sie es vorher leicht in einer Pfanne an (ohne Fett!). Es wird dadurch für Sie bekömmlicher.
- Essen Sie mehr Gemüse als Getreide oder Fleisch. Das Gemüse am besten immer leicht gedünstet.
- Meiden Sie zu viel Rohkost, vor allem im Winter. Nehmen Sie im Sommer nur hin und wieder eine kleine Portion grünen Salat, angemacht mit Zitrone und Olivenöl, zu sich.
- Legen Sie regelmäßig Fastenzeiten ein. Fasten ist eine Heilmaßnahme, mit der Sie Ihrem Körper einen großen Gefallen tun.

Die Geschmacksrichtungen für Ihren Typ

Empfehlenswert: Nahrungsmittel und Getränke mit den Geschmäckern scharf und zusammenziehend.

Eingeschränkt zu empfehlen: sauer und bitter.

Nicht zu empfehlen: süß und salzig.

Mehr über die tibetischen Geschmacksrichtungen lesen Sie auf Seite 17ff.

So könnte Ihr Essen für einen Tag aussehen

Das Frühstück

Das Frühstück dürfen Sie ohne weiteres ausfallen lassen, wenn Sie am frühen Morgen noch keinen Appetit haben. Ein Glas heißes Wasser oder eine Tasse Tee reichen aus. Noch besser ist Zitronentee mit Honig oder ein Ingwertee.

Im Laufe des Vormittags
Der Vormittag ist die beste Tageszeit für Obst in Maßen.

Das Mittagessen
Eine warme Suppe vorweg, danach Gemüse mit frischen Kräutern, dazu etwas gedünsteter Fisch mit Reis oder Getreide – Ihr Mittagessen sollte stets leicht und fettarm gekocht oder gedünstet sein.

Das Abendessen
Das Abendessen sollten Sie möglichst früh zu sich nehmen, am besten noch vor der Dämmerung. Gut sind ein warmer Porridge oder eine Gemüsesuppe, in die Sie etwas Tsampa einstreuen (siehe Rezept auf Seite 164).

Hiervon sollten Sie viel essen
Diese Nahrungsmittel haben wärmende Wirkung und reduzieren Ihre Bäken-Energie. Wenn Sie sich überwiegend davon ernähren, betreiben Sie eine wirkungsvolle Gesundheitsprophylaxe.

Getreide und Gemüse
Auberginen
Broccoli
Fenchel
Getreide aller Art, aber nur mit wenig Wasser zubereitet oder geröstet
Reis
Rettich
Zwiebel

Kräuter und Gewürze
Cayennepfeffer
Chili
Ingwer (sehr gut, als Tee und als Gewürz)
Kardamom
Kresse
Kreuzkümmel
Langkornpfeffer
Peperoni
schwarzer Pfeffer
weißer Pfeffer
Sanddorn (als Saft)
Sezuan-Pfeffer
Zimt

Früchte
saure Äpfel
Granatäpfel (sehr gut!)
Himbeeren (in Maßen)
Kirschen
Oliven
Orangen
Zitronen

Nüsse und Samen
Sesam
Sonnenblumenkerne

Fette
Olivenöl
Sesamöl

Milchprodukte
Buttermilch
Hartkäse
Molke

Fleisch
Fisch (mager)
Huhn
Lamm (ohne Fett)

Genussmittel
Kaffee
Schnaps
schwarzer Tee
Wein

Darauf sollten Sie verzichten

Diese kühlenden Nahrungsmittel vermehren Ihre Bäken-Energie und können Ihre Beschwerden verstärken. Auf sie sollten Sie vor allem dann verzichten, wenn es Ihnen nicht gut geht.

Avocado
Bananen
Bier (vor allem im Winter)
Frittiertes
stärkehaltige Gemüse wie Hülsenfrüchte
Kartoffeln
Knoblauch
Kraut
Lauch
Mango
Milch (im Übermaß)
Papaya
zu viel Rohkost (besonders am Nachmittag und Abend)
zu viel kalte Salate
zu viel Salz
Saucen
Speiseeis
fette Speisen
Süßspeisen
Zucker

Neue Leichtigkeit durch Fasten

Der beste Weg, um sich körperlich und geistig leichter, frischer und beweglicher zu fühlen, ist für Sie das Fasten. Es entschlackt Ihren tendenziell trägen Darm und regt den Stoffwechsel an. Von Ihrer Konstitution her eignen Sie sich von allen sieben Typen am besten zum Fasten, da es Ihnen nicht schwer fällt, auf Essen zu verzichten. Sie legen am besten einmal die Woche einen Fastentag und im Frühjahr oder Herbst eine Fastenkur von drei, fünf oder sieben Tagen (unter ärztlicher Aufsicht bis zu zwei Wochen) ein.

Die Darmreinigung

Um den Darm zu reinigen, machen Sie am Abend vor Beginn des ersten Fastentages einen Einlauf oder nehmen ein Abführmittel, das den Darm vollständig entleert. Sie können dazu zum Beispiel FX-Passagesalz benutzen oder ein

Heilmittel ausprobieren, das auf der Grundlage der tibetischen Medizin hergestellt wird: Padma Lax (weitere Infos Seite 87 und 227). Die Pillen müssen, da die Wirkung erst nach acht Stunden eintritt, am Abend vor dem Schlafengehen eingenommen werden.

Viel trinken

Trinken Sie während des Fastens mindestens drei Liter Flüssigkeit am Tag, am besten unterschiedliche Getränke. Zum Beispiel

- abgekochtes, warmes Wasser,
- Ingwertee, den Sie mit etwas Honig und Zitrone anreichern können, oder
- tibetische Tees.

Vor allem bei den klassischen Fastenkuren im Frühling empfiehlt der Arzt Dr. Kalsang Shak seinen Padma-Tee «Zu jeder Zeit», und zwar einen Teebeutel auf einen Liter Tee. Insgesamt sollte man zwei Liter davon warm über den ganzen Tag verteilt trinken. Der «Fastenarzt» Dr. Rüdiger Dahlke, der den Tee den Teilnehmern seiner Fastenseminare angeboten hat, berichtet, dass dadurch weniger Fastende Kreislaufprobleme hatten. Wenn Sie beim Fasten viel frieren oder frösteln, empfiehlt Dr. Shak übrigens die Sorte «An kalten Tagen». Mehr Infos dazu lesen Sie bitte auf Seite 227.

Bewegung und Wellness

Bringen Sie Ihren Körper in Bewegung!

Sport in jeder Form und Spielart

Sport regt Ihren Stoffwechsel an und ermöglicht Ihnen enorme Muskelpakete, wenn Sie eisern dabeibleiben. Doch sobald Sie mit dem Training aufhören, kann es Ihnen passieren, dass Sie schon beim Anblick einer Praline zunehmen. Am besten, Sie bleiben von vornherein beim moderaten Sportprogramm.
Auch wenn es Sie Überwindung kostet: Kommen Sie morgens früh aus den Federn, machen Sie eine kleine Trockenbürsten-Massage, und dann auf zum Joggen, Walken, Aerobic, Tennisspielen – was immer Ihnen gefällt. Hauptsache, Sie kommen dabei tüchtig ins Schwitzen. Schwimmen (im kalten Wasser) ist nur im Sommer gut und nur, wenn Sie darauf achten, nicht zu sehr auszukühlen. Grundsätzlich sollten Sie bei allen Outdoor-Sportarten für stets warme Füße sorgen. Ziehen Sie sich also vor allem im Winter warme Socken an.

Warmes Wasser: wunderbar!

Eine gute Relax-Therapie für Sie: Baden in heißen Thermalquellen. Auch viel Duschen tut Ihnen gut, aber bitte mit warmem Wasser. Sauna ist nur sinnvoll, wenn Ihr Herz gesund ist und Sie nicht unter Bluthochdruck leiden. Hierfür gibt es jedoch einen besonderen Tipp: Schlingen Sie ein kaltes Handtuch um den Kopf, auch wenn Sie in der Saunakabine sitzen.

Kneipp-Therapie

Die Wassertherapien des deutschen Pfarrers Kneipp haben eine Entsprechung in der tibetischen Heilkunde. Auch dort gibt es eine Verordnung, bei der man zur Anregung der Durchblutung auf Kieselsteinen durch kaltes Wasser waten muss. Sollten Sie einen Wellness-Urlaub erwägen, käme auf jeden Fall auch eine Kneipp-Kur in Frage! Der Wechsel von kaltem und warmem Wasser macht Sie quicklebendig, ein gutes Training für Kreislauf und Blutgefäße.

Tibetische Akupressur-Massage

Diese «Wärmetherapie» empfehlen tibetische Ärzte gegen zu viel Bäken-Energie und speziell bei Neigung zu Übergewicht. Zunächst soll der ganze Körper mit Sesamöl massiert werden, und zwar in langen, streichenden Bewegungen in folgender Reihenfolge: erst Kopf, dann Ohren, Handflächen, Fußsohlen, Brust, Rücken, Arme, Beine. Streichen Sie mit gleichmäßigem, leichtem Druck. Dabei wird die Hautdurchblutung angeregt, der Körper entspannt sich und ist auf die folgende Akupressur-Behandlung vorbereitet.
Bevor Sie mit der Akupressur beginnen, muss das überschüssige Massageöl noch entfernt werden. Die Tibeter machen dies mit einer so genannten Mehlabreibung. Der ganze Körper wird mit etwa zwei Hand voll Gersten- oder Kichererbsenmehl von oben nach unten eingerieben. Bei der Abreibung wird der Kreislauf angeregt, und der Körper bekommt einen zusätzlichen Energieschub. Das Mehl bleibt etwa zehn Minuten auf der Haut, dann steht man auf und streift es sanft ab.

Für die nun folgende Akupressur braucht man

- → warmes Sesamöl,
- → ein Stück Baumwolle oder ein Stück Mullbinde.

Aus der Baumwolle wird ein spitzer Stab geformt, den man in das Sesamöl eintaucht. Nun werden sanft kreisend die folgenden Akupressurpunkte massiert. Betrachten Sie hierzu auch die Abbildungen auf den Seiten 222–224.

- Scheitelpunkt: der höchste Punkt des Kopfes, eine kleine Mulde in der Fontanelle.
- Die Mulde zwischen 2. und 3. Brustwirbel.

Auf der Vorderseite des Körpers:

- Der Magenpunkt zweieinhalb Zentimeter unterhalb des Brustbeins. Das Brustbein ist der letzte spürbare Brustknochen, wenn man sich mit dem Finger in Richtung Magen vortastet.

Gyu.Lam.Dol - Energieübungen für jeden Tag

Die folgenden Hand- und Fingerpositionen wurden auf der Basis tibetischen Heilwissens entwickelt. Sie harmonisieren das Energiesystem und wirken auf körperlicher, geistiger und seelischer Ebene. Sie wurden speziell für die Bäken-Persönlichkeit konzipiert.

Zum Tagesbeginn

Nutzen Sie für diese Übung die natürliche Trance kurz nach dem Aufwachen. Öffnen Sie das Fenster und legen Sie sich wieder ins Bett auf den Rücken (bitte nicht wieder einschlafen). Stimmen Sie sich nun

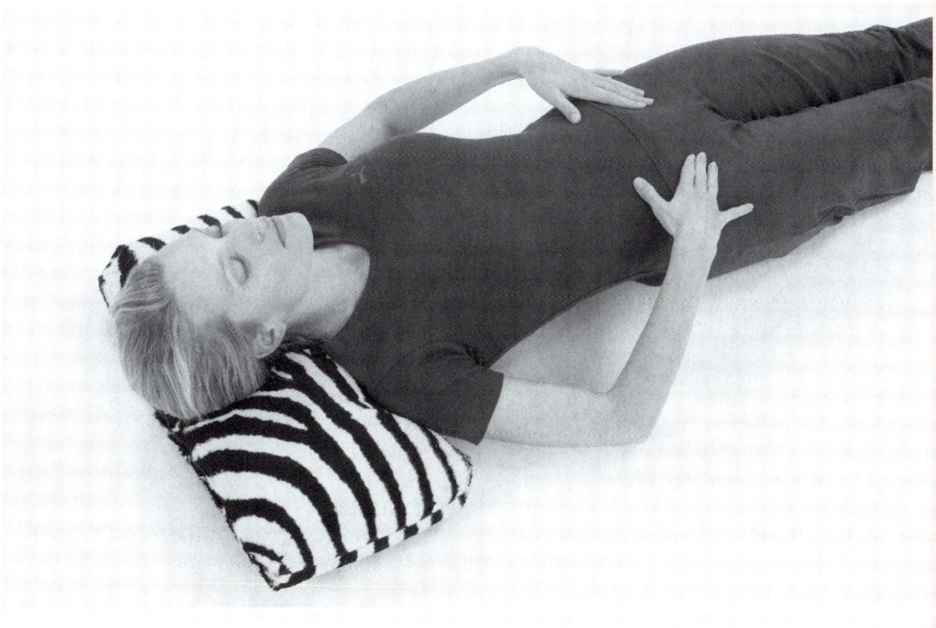

geistig auf den bevorstehenden Tag ein. Die Mittel- und Ringfinger beider Hände berühren mit sanftem Druck die Leisten links und rechts des Schambeins.
Bald spüren Sie die wohlige Wärme, die Sie von Kopf bis Fuß durchströmt und dynamisiert. Halten Sie diese Verbindung etwa zehn bis fünfzehn Minuten. Lüften Sie dabei auch Ihre Lungen, indem Sie die frische Morgenluft tief einatmen.

Zu jeder Zeit ein Energiespender

Geraten wir tagsüber in Krisensituationen, geht Wärme-Energie verloren. Die folgende Übung hilft, die speziell für Ihren Typ wichtige Wärme der Nierenenergie zu behalten:
Die Zeige-, Mittel- und Ringfinger der linken Hand liegen mit leichtem Druck auf der Kuppe des Venushügels. Die Zeige-, Mittel- und Ringfinger der rechten Hand berühren mit leichtem Druck das Steißbein, also den Punkt genau gegenüber. So halten Sie Ihren Unterbauch wie im Sandwich. Führen Sie diese Übung im Sitzen durch, können Sie den rechten Arm auf eine Stuhllehne stützen.
Visualisieren Sie dabei, wie Ihre Lebensenergie aus dem Becken heraus anwächst und wärmend den ganzen Körper durchfließt.

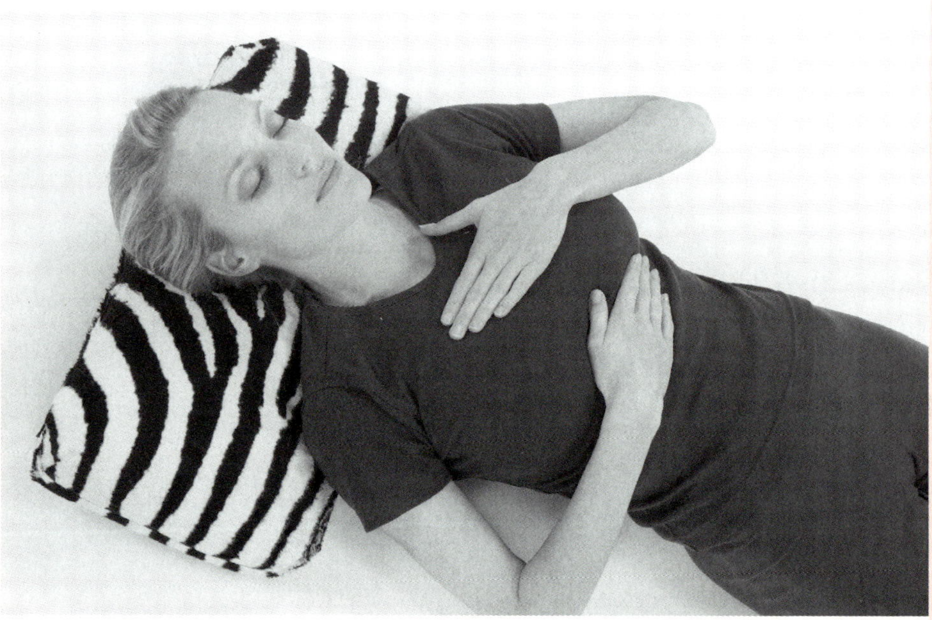

Beim Zubettgehen

Ihre Energie soll Sie nicht an einer guten Nachtruhe hindern. Dafür gibt es beim Zubettgehen folgende Übung:
Das linke Handchakra liegt auf dem Herzchakra quer über der Brust, und das rechte Handchakra liegt quer über dem Sonnengeflecht. Verweilen Sie so, bis Sie ein wohliges Prickeln spüren. Genießen Sie den Zustand der totalen Entspannung. Lassen Sie es geschehen, wenn Sie während der Übung in den wohlverdienten Schlaf gleiten.

Meditative Fingerübung gegen einen dumpfen Kopf

Hier ein Finger-Mudra, mit dessen Hilfe Sie sich tagsüber sammeln und konzentrieren können. Es wirkt speziell auf den Geist und verhilft zu einem klaren Kopf: Die Fingerspitzen von Ringfinger und Daumen der rechten Hand berühren einander. Das Gleiche mit der anderen Hand.
Wollen Sie mehr über die Gyu.Lam.Dol-Methode erfahren? Dann lesen Sie weiter in Kapitel X (Seite 225).

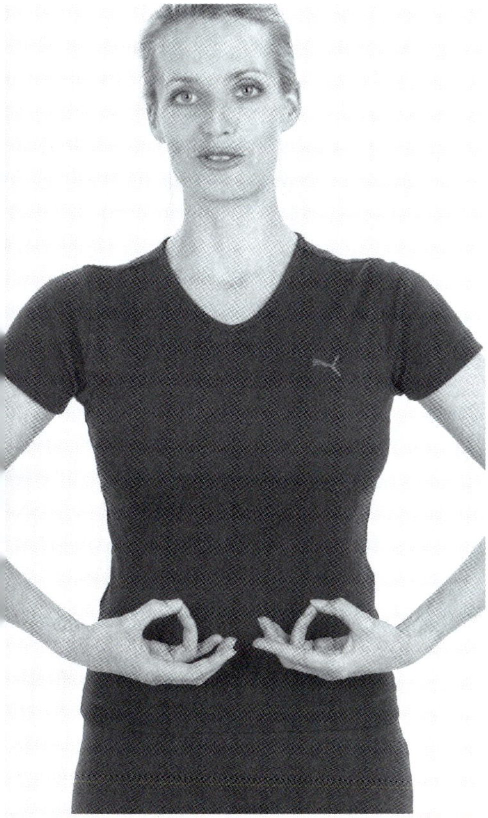

Musik, die Sie aufwirbelt

Musik soll Ihnen Lust auf Bewegung machen. Die folgenden Empfehlungen wurden von einem Musikwissenschaftler zusammengestellt, speziell für Sie als Bäken-Frau. Tanzen Sie dazu, hüpfen Sie, erfinden Sie komische Körperbewegungen, singen Sie mit, klatschen Sie in die Hände oder tanzen Sie mit Ihrem Partner.

Tibetische Musik

Chris Hinze: Tibet Impressions, Keytone, UPC 8 7130 9477 7001. Der bekannte Jazz-Flötist komponierte eine Mischung aus Mantras und Dance Grooves.

Aus dem Ayurveda

Deepak Chopra/Bruce Becvar: Kapha – Invigorating. Shining Star/Silenzio CD 0 5403. Entstand nach Anregungen des indischen Prominentengurus Chopra auf Basis der ayurvedischen Drei-Säfte-Lehre, speziell für Kapha (Bäken).

World Music

Baka Beyond: Journey Between. Ryko/indigo UCP-Code 031 2 5714 1529. Trommelrhythmen und Gesänge aus Afrika und irische und keltische Tänze.

James Asher: Raising the Rhythms. New World/Silenzio. CD 07437, NWCD 470, UPC 7677 1504 7026. Exotische Percussion, Steeldrums, Bläser: eine Fülle überraschender Ideen zum Tanzen.

Mokhira: Galing Galing, Blue Flame/BMG. Volksmusik und Gesang aus Usbekistan, orientalischer Gesang und Hip-Hop-Grooves.

Mehr über den Einfluss von Musik auf Stimmungen lesen Sie auf Seite 226.

Ein erholsamer Urlaub

Egal, was Sie tun oder wohin Sie fahren, suchen Sie warmes, trockenes Klima und Ihr Urlaub wird ein Erfolg.

Viel Wärme, viel Action

Rein vom Klimatischen her wäre Ihr optimaler Urlaubsort die Wüste. Doch könnte Ihnen diese Landschaft irgendwann zu monoton werden. Wählen Sie sich also eine Gegend aus, die Ihnen zusagt. Selbst in Deutschland ist es im Sommer warm und trocken, ebenso in Mexiko oder im Südwesten der USA. Selbstverständlich kommen Sie auch in anderen klimatischen Verhältnissen zurecht. Kühles, feuchtes Wetter ist allerdings genau das Gegenteil von dem, was Sie ausgleicht. Bei einem Spaziergang im kalten Nebel an der Ostsee werden Sie sich immer ungemütlich fühlen.

Keine Frage, dass Sie Ihr Urlaubsprogramm Ihren persönlichen Umständen entsprechend gestalten. Bedenken Sie dabei aber, dass Sie viel Bewegung und Inspiration brauchen. Die Ruhepause in der Hängematte und das gute Buch in Ehren, anschließend sollten Sie sich unbedingt zu Aktivitäten aufraffen.

So wohnen Sie optimal

Nichts geht Ihnen so an den Lebensnerv wie eine schlecht funktionierende Heizung.

Luft, Licht und Sonne

Ein Mensch mit Ihrer inneren Stabilität hält es in jeder Wohnung und in jeder Wohnform aus. In einem Single-Haushalt mitten in

der Großstadt kommen Sie ebenso zurecht wie in einer Landkommune oder in einem Reihenhaus in einer Siedlung. Nur etwas sollten Sie meiden: feuchte Kälte. Sie schwächt auf Dauer Ihr Immunsystem, und dann müssen Sie mit asthmatischen Beschwerden, Bronchitis und ständigen Erkältungen rechnen.
Wohnen Sie also nach Möglichkeit nicht jahrelang in einem kalten, nebligen Tal. In südlichen Ländern hingegen und in allen anderen sonnenbegünstigten Gegenden können Sie regelrecht aufblühen.
Wie sieht die optimale Bäken-Wohnung aus? Sie hat auf jeden Fall trockene Wände und eine gut funktionierende Heizung. Außerdem Platz zum Durchatmen und große Fenster, durch die viel Sonne hereinkommt. Eine West- oder Südterrasse wären optimal.
Und hier der Spezialtipp eines tibetischen Arztes: Die in manchen Kreisen gängige Mode, eine Matratze auf den Boden zu legen, ist nichts für Sie! Wählen Sie im Zweifelsfall lieber ein Hochbett und gönnen Sie sich Bettdecken aus wärmender Wolle.
Stil: Als traditionell orientierter Mensch tendieren Sie wahrscheinlich zum konventionellen Einrichtungsstil, mit schweren, gemütlichen und/oder praktischen Möbeln. Aber dabei sollten Sie es nicht belassen. Bringen Sie etwas frischen Wind in Ihre vier Wände. Beweisen Sie Mut zum Experiment und setzen Sie Kontrapunkte. Mit ungewöhnlichen Kunstwerken, exotischen Einzelstücken oder avantgardistischen Elementen, die gewohnte Sichtweisen durchbrechen.

Kleider zum Wohlfühlen

Sie können sich kräftige Farben leisten. Tun Sie es!

Feurige Nuancen gefragt

Zu Ihnen passt alles, was frisch wirkt. Kräftige, anregende Farben, auch starke, auffallende Muster oder Streifen in Kontrastfarben. Helle Töne sind ebenso gut für Ihren Typ wie feurige Rotnuancen, ein starkes Blau oder ein frisches Grün. Bei der Wahl der Stoffe sollten Sie auf «wärmende» Qualitäten achten, also auf Wolle oder auf Beimischungen mit Wolle. Im Interesse Ihrer Gesundheit liegt es übrigens, stets für warme Füße zu sorgen. In Ihrem Fall kann es angebracht sein, auch im Sommer Strümpfe oder Socken zu tragen und auf die nabelfreie Mode (Achtung: Schwachpunkt Nieren!) zugunsten eines warmen Unterhemds zu verzichten.

Ihre Heilsteine: Perlen, Diamanten, Korallen.

Beruf als Berufung

Sie sind unter Kollegen und Chefs gleichermaßen beliebt: Ihre sympathische Art, Ihre praktische Intelligenz, Ihr Teamgeist und Ihre Zuverlässigkeit sind geradezu legendär.

Eine «echt nette Frau»

Was wäre ein Betriebsfest ohne Sie, die Macherin, die alle Einkäufe besorgt und die Snacks zubereitet! Wie wäre das Betriebsklima ohne Sie, die Liebens- und Vertrauenswürdige, der man sein Herz ausschütten kann und die einem die Tränen nicht übel nimmt. In welchem Arbeitsumfeld auch immer Sie sich bewegen, Ihre Bodenständigkeit, Ihre seelische Stabilität und Ihr allzeit freundliches Wesen machen Sie zu einem wichtigen Stützpfeiler im Betrieb. Und dann ist auf Sie Verlass. Sie werden eine Ihnen übertragene Aufgabe erledigen und bis zum Ende durchführen, koste es, was es wolle.

Monotone Jobs machen auf Dauer träge

Von ihrer Veranlagung her ziehen bäkenbetonte Frauen Arbeitsplätze vor, die ihnen viel Sicherheit geben und bei denen sie keinen großen Existenzrisiken ausgesetzt sind. Man findet sie deshalb oft im Status einer Beamtin oder einer Verwaltungsangestellten im öffentlichen Dienst und auch als EDV-Sachbearbeiterin. Für alle diese Berufe, bei denen man viel sitzt und häufig monotone Tätigkeiten verrichten muss, eignen Sie sich von Natur aus. Aber Sie sollten wissen, dass Sie damit Ihre Bäken-Energie verstärken. Sorgen Sie nicht konsequent in der Freizeit für Anregung und Abwechslung, werden Sie mit der Zeit körperlich und geistig träge und beginnen abzustumpfen. Vielleicht legen Sie aus lauter Frust auch noch an Pfunden zu und bekommen Depressionen.

Bilden Sie sich weiter – Sie können es!

Die tibetische Harmonielehre rät Ihnen, auch im Beruf alles zu tun, um aus dem Kreislauf der Eintönigkeit herauszukommen – oder besser gar nicht erst hineinzugeraten. Sie haben von Natur das Durchhaltevermögen, um weiterzukommen, und halten ohne weiteres die Durststrecken aus, die ein Zweitstudium, eine Abendschule oder eine andere Fort- und Weiterbildung mit sich bringt. Spezialisieren Sie sich auf einem Gebiet, und die Türen nach oben werden sich schneller öffnen, als Sie meinen. Sicherlich findet nicht jeder Mensch sein Lebensglück in einer steilen Karriere. Aber durch Ihr imposantes Auftreten haben Sie das Zeug für eine Führungsposition. Sie sind die Chefin mit dem großen Herzen, auf die man zählen kann. Und die Fähigkeit der Delegation, die andere in Kursen mühsam lernen müssen, wurde Ihnen bereits in die Wiege gelegt. Gut für Sie sind alle Berufssparten, in denen Sie sich körperlich bewegen können.

Liebe, die Sie trägt

Ihr Partner sollte Power, Temperament und etwas mehr Leichtigkeit in Ihr Leben bringen.

Für den Nestbau: ein Bäken-Tripa-Mann

Sie selbst sind von Natur aus häuslich und schöpfen einen Großteil Ihrer persönlichen Zufriedenheit aus einem schönen Zuhause und einem gut funktionierenden Familienleben. Wenn Sie einen Partner suchen, mit dem Sie Ihren Traum von einem «gemütlichen Nest» und vielen Kindern verwirklichen können, ist ein Mann mit hohen Bäken-Anteilen richtig für Sie. Einige Feuer-Elemente sollte Ihr Partner aber unbedingt mitbringen, damit Ihre Beziehung nicht zu langweilig wird. Und genau das macht der Bäken-Tripa-Typ. Mit ihm können Sie sich eine stabile Lebensgrundlage aufbauen, ein Geschäft gründen oder sogar auswandern. Er ist der Mann, der von seiner Persönlichkeit und seiner Ausstrahlung her der Mittelpunkt Ihres Lebens wird – und Sie die Frau an seiner Seite, die ihm den Rücken stärkt.

Nachdenklich und sensibel: Lung-Bäken

Kreative Inspirationen und genügend Stoff zum Nachdenken werden Sie von einem Mischtyp aus Lung und Bäken erhalten. Männer dieses Schlags sind wunderbare Familienväter mit Naturtalent zum Basteln und Handwerken. Gleichzeitig können Sie mit ihnen gemütliche Abende verbringen, an denen Sie sehr tief greifende und grundlegende Gespräche über Philosophie, Dichtung und Kunst führen. Je nachdem, wie stark die Lung-Anteile sind, kann so ein Mann aber auch sehr zurückhaltend und schüchtern wirken. Allzu viel Lung

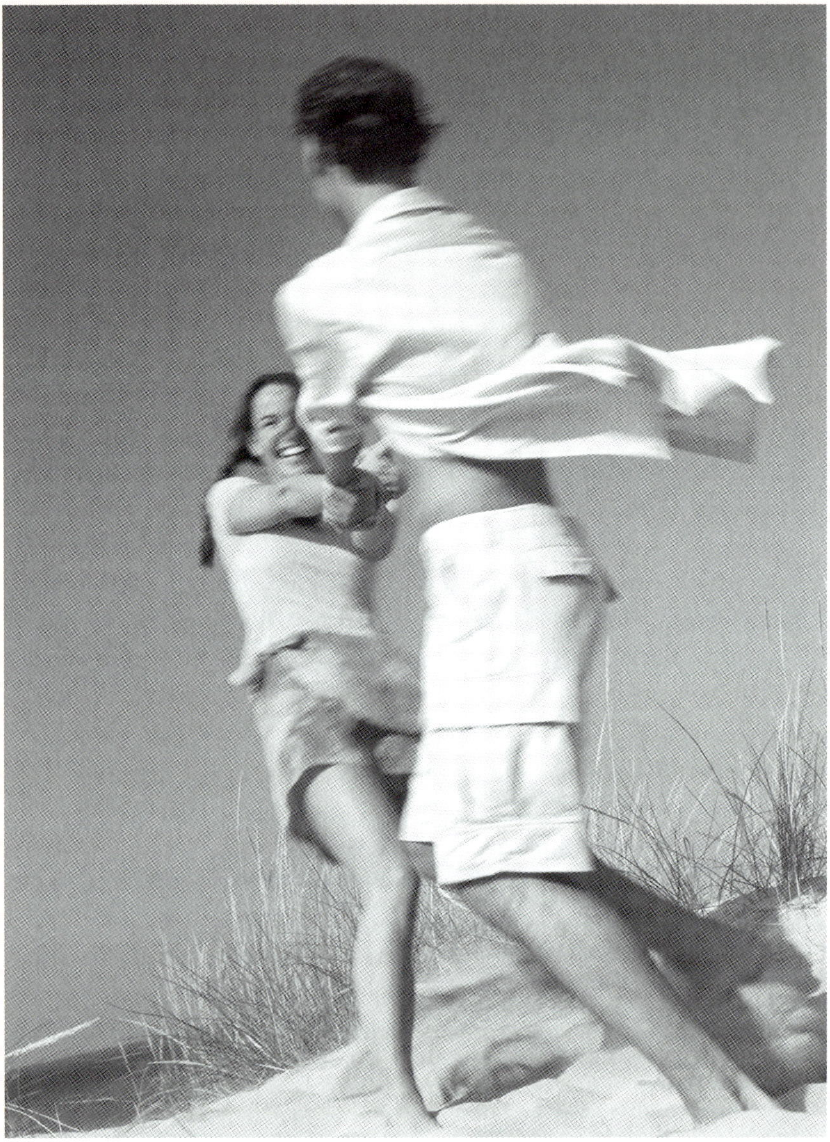

verstärkt auch die Bäken-Energie, und zwar nicht unbedingt im positiven Sinne. Dann kommen diese nachdenklichen Männer nicht dazu, ihre wunderbaren Ideen umzusetzen oder eine angefangene Aufgabe zu vollenden. Sie werden depressiv und lethargisch, weil es Ihnen an Dynamik fehlt. Auch ihre sprichwörtliche Zuverlässigkeit büßen Lung-Bäken-Männer im Zustand der Disharmonie ein. Dann liegt es an Ihnen, Ihrem Partner genügend «Erdung» zu geben und ihn seelisch wieder aufzurichten.

Mit einem Feuer-Typ geht die Post ab

Ein wahrhaft aufregendes Leben werden Sie mit einem stark feuerbetonten Partner führen. Bei ihm werden Sie aber lernen müssen, sich abzugrenzen und Ihre Bedürfnisse zu artikulieren, denn dieser dominante, fordernde Mann wird immer versuchen, Sie von seinen Projekten und Ideen zu überzeugen, auch wenn diese Ihnen gar nicht gut tun. Mit Ihrer gutmütigen Art tendieren Sie anfangs vielleicht dazu, alles mitzumachen, bis es Ihnen schließlich reicht und Sie sich gar nicht mehr an seinen Vorhaben beteiligen. Beides ist zu extrem. Versuchen Sie, einen Kompromiss zu finden. Eine etwas abgemilderte, gefühlsbetontere Version ist eine Mischung aus Tripa und Lung. Dieser impulsive Mann hat genügend Temperament, bringt aber auch das visionäre Element in Ihr Leben. Doch es kann passieren, dass Sie hin und wieder einen Seitensprung tolerieren müssen (wozu Sie übrigens durchaus in der Lage sind). Treue und Zuverlässigkeit sind nicht unbedingt die Stärken dieses Mannes.

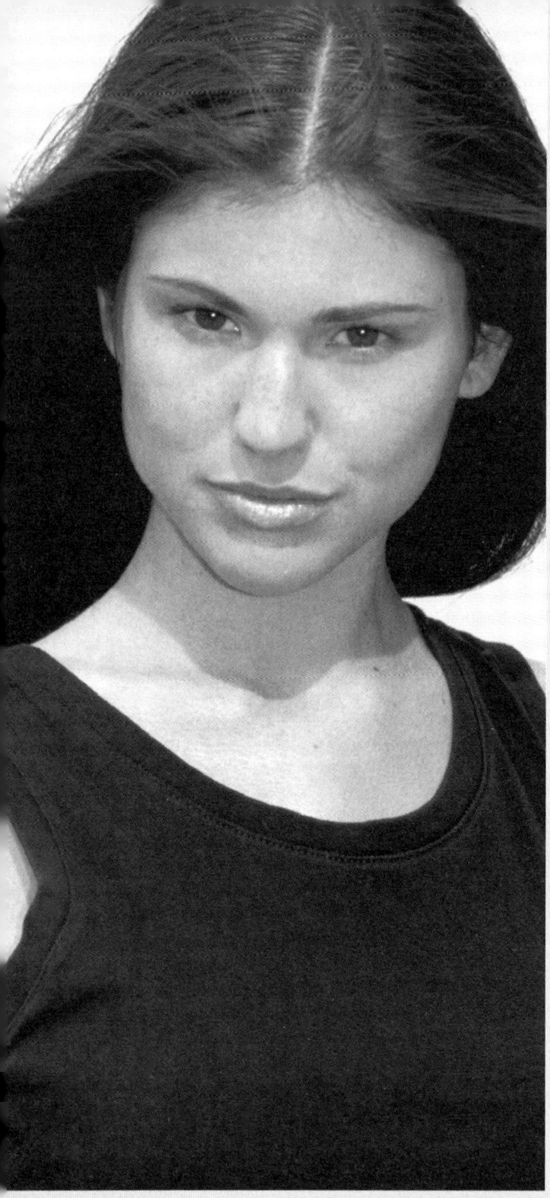

Die Impulsive

Mischtyp: Lung-Tripa
Elemente: Luft, Raum und Feuer

Sie sind leicht wie die Luft und intensiv wie das Feuer. Eine eigenwillige, kreativ-dynamische Persönlichkeit, bei der sich ein lebendiger Geist mit Temperament und Leidenschaft mischt. Um wirklich glücklich zu werden, brauchen Sie aber auch das erdende Element. Deshalb lautet Ihre Aufgabe: Sorgen Sie für mehr Stabilität in Ihrem Leben, kommen Sie zur Ruhe.

So sind Sie

Körperbau und Aussehen

Ihr Körper strahlt Power aus. Trotzdem hat er auch etwas Sensibles.

Eine dynamische Mischung

Mittelgroß, schlank, sportlich. Ein Energiepaket mit langen Gliedern, muskulös und feinnervig zugleich. Vieles an Ihrem Äußeren dürfte eine Mischung aus den zugrunde liegenden Typen Lung und Tripa sein. Zum Beispiel Ihr Haar: Es ist oftmals wellig, was sich aus dem krausen Haar der Elfe und dem glatten der Königin ergibt. Dazu kann es im Ansatz schnell fetten (Tripa), bei gleichzeitig trockenen Spitzen und Spliss (Lung). Die Haut ist oft eine Mischhaut mit trockenen und fettigen Partien. Auch Ihr Gesicht kann eine Mixtur beider Energien sein. Es hat zum Beispiel markante Züge, ein energisches Kinn (Tripa), aber einen feinen und zerbrechlichen Ausdruck (Lung). Genau wie der Lung-Typ neigen Sie vielleicht zu schlechter Durchblutung und sehnen sich nach Wärme. Ihre Feueranteile setzen Ihrer Fähigkeit, Hitze zu ertragen, jedoch deutliche Grenzen. Wie alle tripabetonten Menschen lieben Sie es, gut zu essen, aber durch Ihre lungbedingte unregelmäßige Verdauungshitze könnten Sie hin und wieder Schwierigkeiten mit schweren Mahlzeiten haben.

Die Persönlichkeit der Impulsiven

Ihnen kann es passieren, dass der Luft-Anteil Ihr inneres Feuer verstärkt oder ausbläst. Da aber auch äußere Faktoren wie Ernährung und Lebensstil Ihr Verhalten beeinflussen, dominiert bei Ihnen immer wieder mal die feurige oder die leichte, luftige Energie. Um beide voneinander unterscheiden zu können, lesen Sie bitte die Persönlichkeitsbeschreibungen der Elfe und der Königin.

Kreativität und ein starker Wille

Die große Stärke Ihrer Persönlichkeit ist, dass sich zu Ihrem enormen kreativen Potenzial ein starker Wille gesellt, verbunden mit Tatendrang und Durchsetzungskraft. Eine wahrhaft aufregende Mischung aus Impulsivität und Dynamik. Sind Sie ausgeglichen, gehen diese beiden Eigenschaften eine fruchtbare Ehe ein. In Ihnen reifen Gedanken und Ideen, die Sie mit Ehrgeiz und Power in die Praxis umsetzen. Und das Ganze mit Witz, mit Pfiff und Pep! Sie sind die temperamentvolle Künstlerin, die phantastische Installationen in Szene setzt; die avantgardistische Designerin, die ihre Kollektion im Alleingang auf den Laufsteg bringt. Aber auch die von ihrem Entdeckergeist besessene Biologin, die rund um die Uhr im Labor Bakterienstämme kreuzt. Sehr oft haben Sie eine Botschaft, die Sie sendungsbewusst verkünden; ein Ideal, für das Sie kämpfen; ein Ziel, für das Sie auf die Straße gehen.

Auch wenn Sie nach außen sensibel wirken (was Sie hin und wieder sind), steckt in Ihnen ein rebellischer Kern. Etwas Provozierendes haftet Ihnen an. Etwas Ungewöhnliches. Die schillernde Abenteurerin in Ihnen ist stolz auf ihre Individualität und hat Lust, Konventionen zu brechen. Entweder durch einen ganz anderen Lebensweg, einen sehr besonderen Beruf, durch unorthodoxe Verhaltensweisen, ungewöhnliche Hobbys und Vorlieben oder ein extravagantes Auftreten.

Sie haben keine Probleme, andere zu überzeugen. Ihr mitreißendes Wesen und die Leidenschaft, mit der Sie sich für Ihre Interessen engagieren, beeindrucken zutiefst. Setzen Sie dann noch Ihren ansteckenden Humor und Ihren Charme ein, erobern Sie die Herzen Ihrer Mitmenschen im Sturm.

Eine Wölfin im Schafspelz? Durchaus – zumindest, wenn es um Ihre Visionen geht. Aber auch ein Schaf mit einer Wolfsmütze. In Zeiten nämlich, wo Ihre zerbrechliche

Lung-Natur überwiegt und Sie hilflos und verzagt wirken. Einer Ihrer Standardgedanken ist: «Warum habe ich mir dieses Projekt nur angetan, ich werde es nie schaffen!» Damit stellen Sie alles in Frage, was Sie sich mühsam aufgebaut, erkämpft und erstritten haben.
In dieser Verfassung brauchen Sie eine Hand, die Ihnen beruhigend über den Kopf streicht und Ihre Zweifel besänftigt. Ein ruhiges Gleichmaß gibt es kaum in Ihrem Leben. Immer nur Phasen, in denen Sie von einem Thema fasziniert sind, das Sie mit der Ihnen eigenen Intensität verfolgen.

Vorsicht: Sie zeigen Ihre Gefühle

Einer der Gründe für Ihren impulsgesteuerten Lebensstil ist Ihre starke Emotionalität. Unter allen sieben Tibeterinnen sind Sie diejenige, die Ihre Gefühle am besten ausdrückt. Aber Vorsicht, Sie leben sie auch aus! Mit einer Intensität, die anderen den Atem rauben kann. Wenn Ihre beiden Energien überschießen, sind Sie Ihren Emotionen völlig ausgeliefert. Ein Beispiel: In Zeiten, wo Sie sehr angestrengt arbeiten (was häufig passiert, weil Ihr Ehrgeiz Sie dazu treibt, sich zu übernehmen), steigt in Ihnen die Hitzeenergie. Dann werden Sie leicht aufbrausend und aggressiv. Die Lung-Anteile können diese Emotionen noch verstärken und machen Sie zusätzlich ruhelos. Nun braucht es nur noch einen Auslöser, und es beginnt ein emotionaler Vulkanausbruch. Gefühle von Angst (Lung) und Wut (Tripa) wechseln sich ab. Sie reagieren völlig irrational, unberechenbar und unkontrolliert. Wie Feuer eben, das, durch Luft entfacht und aufgewirbelt, sich in Windeseile ausbreitet und an vielen Stellen neue Brandherde setzt.

Zwei Seelen in Ihrer Brust

Ein gewisses Hin- und Hergerissensein zwischen Königin und Elfe zeigt sich in Ihrem Dominanzverhalten. Einerseits spüren Sie ein starkes Bedürfnis, eine Situation zu bestimmen und den Ton anzugeben, andererseits hegt Ihr Lung-Anteil erhebliche Zweifel, ob Sie das Recht und die Fähigkeit dazu haben. Daraus entsteht im Idealfall ein Kompromiss. Sie ergreifen die Initiative, wenn es angebracht ist, können sich aber auch einer stärkeren Autorität unterordnen. Zeitweise zumindest. In weniger idealen Konstellationen lassen Sie sich entweder auf einen Konkurrenzkampf ein oder ziehen sich verbittert zurück.

Wechselnde Stimmungen

Stimmungsabhängig, wie Sie oftmals sind, fällt es Ihnen schwer, sich an Abmachungen zu halten, Versprechungen einzulösen, bei einer Meinung zu bleiben. Letztlich können Sie aber nichts dafür. Das ist ein (Lung-)Teil Ihres Naturells. Dem Wind-Element verdanken Sie Ihre inneren Impulse, dem Feuer die Kraft, sie nach außen zu tragen. Eine geniale Kombination mit einem Haken. Ihnen fällt genau das schwer, was Sie dringend brauchen: Mäßigung, Ruhe und Gelassenheit. Die Tibeter würden sagen, Ihnen fehlt die Qualität der Erde.

Körper und Gesundheit

Die Lung-Tripa-Konstitution hat viele Vorteile. Durch Ihren gut funktionierenden Stoffwechsel nehmen Sie so gut wie nie zu und behalten bis ins hohe Alter die gleiche Figur. Bei ausgeglichenen Energien bleiben Sie lange jung und fit.

Ihre Schwachstellen

Körperliche Beschwerden kommen bei Ihnen häufig mit der Feuerenergie zusammen, die emotionalen Symptome mit Lung. Bei der Behandlung gilt es, das akute Symptom immer zuerst anzugehen.

Tinnitus und Schwindel

Diese typischen Lung-Stresssymptome tauchen in Zeiten der Überarbeitung auf. Durch Ihre hohen Ansprüche an sich neigen Sie dazu, sich zu überfordern. Die Folge sind Ohrgeräusche oder Schwindelattacken.

Hautunreinheiten und -infektionen

Meistens haben Sie eine (ins Gelbliche tendierende) Mischhaut mit trockenen und öligen Partien. Dadurch können Sie einerseits leicht Trockenheitsfältchen (Lung) bekommen und andererseits Hautunreinheiten (Tripa). Bei Stress neigt Ihre Haut zu Pickeln und verstopften Poren. Viele Lung-Tripa-Menschen leiden in der Pubertät unter Akne. Wenn Sie sich ärgern, nervös oder aufgeregt sind, entwickeln sich bei Ihnen sogar Furunkel. Auch allergische Ekzeme (Lung), die sich stark infizieren können (Tripa), sind Ihnen nicht unbekannt.

Gastritis

Ärger schlägt Ihnen häufig auf den Magen. Es drohen Magenschleimhautentzündungen (Gastritis).

Leber- und Herz-Kreislauf-Probleme

Ihre anfälligsten inneren Organe sind die Leber (Leberschwäche,

Hepatitis) mit Gallenblase (Gallensteine) und das Herz (Kreislaufstörungen, Herzinfarkt). Schwächen und Funktionsstörungen dieser Organe sollten Sie unbedingt ernst nehmen.

Infektionen und hohes Fieber

Ist Ihr Körper geschwächt, verstärkt Lung die heiße Energie. Dann kommt es zu «heißen» Infektionskrankheiten oder anderen entzündlichen Prozessen, die mit Fieber einhergehen, zum Beispiel Darmgrippe oder eine fiebrige Virusinfektion. Auch Augeninfektionen treten in diesem Zusammenhang auf.

Nervenschwäche und psychosomatische Probleme

Die starke Emotionalität des Lung-Tripa-Typs kann, vor allem in Verbindung mit den lungbedingten schwachen Nerven, zu Verhaltensstörungen oder zu psychosomatischen Krankheiten führen. Klassische Beispiele sind Unruhe, Schlaflosigkeit, Burn-out-Syndrom, Ängste, Phobien, Panikattacken und die ganze Palette der Ess-Störungen. Sehr typisch sind auch wandernde Schmerzen, die überall am Körper auftreten.
In Zeiten großer Ängste, Sorgen und starker psychischer Probleme (Lung) können Sie zusätzlich heftige Tripa-Krankheiten bekommen, wie zum Beispiel eine Infektionskrankheit, Migräneattacken oder stechende Kopfschmerzen.

Wege zur Harmonie

Was hilft und heilt

Ihre Symptome zeigen Ihnen, was Ihr Körper gerade braucht: kühlende oder wärmende Therapien.

Lernen Sie Ihre Symptome einzuordnen

Gehört dieses Symptom in die Kategorie Lung oder Tripa? Eine Frage, die Sie sich ab jetzt immer wieder stellen werden. Nur wenn Sie ganz klar zwischen Lung- und Tripa-Symptomen unterscheiden, können Sie sich nach den Regeln tibetischer Medizin behandeln. Am

Anfang ist dieses Einordnen nicht ganz einfach, denn oft wechseln Lung- und Tripa-Symptome sich im Laufe des Tages ab. Manchmal treten sie sogar gleichzeitig auf. In solchen Fällen gilt übrigens, immer das akutere Symptom zuerst zu behandeln.

Hier einige Beispiele:

→ Sie schwitzen viel. Das bedeutet, Ihre Tripa-Energie ist hoch. Sie brauchen also die kühlenden Heilmaßnahmen der Königin (siehe Seite 81).

→ Sie leiden unter Verstopfung und bekommen vor lauter Nervosität Herzrasen. Nun dominiert Ihre Lung-Energie. Ihnen helfen die wärmenden Therapien der Elfe auf Seite 53.

→ Sie haben Kopfweh. Es gilt herauszufinden, ob es sich um lungbedingte Spannungskopfschmerzen handelt oder um tripabedingtes Kopfweh. Sind es eher dumpfe, «kalte» Schmerzen (Lung), oder haben Sie einen «heißen» Kopf mit brennenden, stechenden, beißenden Schmerzen (Tripa), die einer Migräne ähneln? Der kalte Kopfschmerz wird mit Wärme kuriert, der heiße Schmerz mit kühlenden Maßnahmen.

In diesem Buch finden Sie an verschiedenen Stellen Hinweise, die Ihnen helfen, Ihre Symptome einzuordnen: die Symptomliste (Seite 228/229), die Checkliste (Seite 34ff.) und die Abschnitte «Ihre Schwachstellen» bei den Grundtypen Lung (Seite 51) und Tripa (Seite 79f.).

Tages- und Jahreszeiten

Weitere Kriterien für die Zuordnung Ihrer Beschwerden sind die Tages- und Jahreszeiten.

Lung-Symptome

Lung-Symptome erscheinen vermehrt

→ in der Morgendämmerung (etwa zwischen 3 und 5 Uhr) und/oder in der Abenddämmerung (etwa zwischen 19 und 21 Uhr),

→ im Spätsommer (Altweibersommer).

Tripa-Symptome

Tripa-Symptome verschlimmern sich

→ um die Mittagszeit (etwa zwischen 12 und 14 Uhr) und mitten in der Nacht (etwa zwischen 0 und 2 Uhr),

→ im Herbst.

Achtung: Da sich die jahreszeitliche Steigerung einer Energie niemals genau auf einen Monat festlegen lässt, kann es sein, dass sich zwischen Spätsommer und Herbst Lung- und Tripa-Symptome überlappen beziehungsweise dass beide zugleich auftreten. Achten Sie also in dieser Zeit besonders auf ausgleichende Ernährung und meiden Sie Stress.

Akute Krankheiten nicht selbst behandeln

Vom Typ her müssen Sie immer wieder mit «heißen», also heftigen, akuten Krankheiten rechnen, die mit Fieber einhergehen. Selbstbehandlung ist hier nicht richtig. Gehen Sie bitte zu einem guten, naturheilkundlich versierten Arzt. Selbsthilfemaßnahmen sind nur bei chronischen Beschwerden und zur Gesundheitsvorsorge empfehlenswert. Speziell für Sie eignen sich ganzheitliche asiatische Heilmethoden – zum Beispiel die chinesische Medizin, Ayurveda – und natürlich auch die tibetische Medizin.

Generelles Stress-Verbot

Tibetische Ärzte erteilen Lung-Tripa-Patienten manchmal ein generelles Stress-Verbot. Auch wenn das nicht einzuhalten ist, zeigt es sehr deutlich, dass Stress für Ihren Körper und Ihre Seele das größte Gift überhaupt ist. Es verstärkt sowohl Ihre Lung- als auch die Tripa-Energie, die es im Sinne der Harmonielehre ja zu reduzieren gilt. Wie Sie Ihren Stress typgerecht meistern, lesen Sie unter «Bewegung und Wellness».

Schwachpunkte Leber und Herz

Tipp zum Schutz der Leber: Führen Sie regelmäßig Entgiftungskuren durch. Trinken Sie dazu Tee aus Bitterkräutern.

Tipp zum Schutz vor Herz-Kreislauf-Krankheiten: Gönnen Sie sich regelmäßig Ihre Entspannung und Ruhe nach Stress. Täglich ein Spaziergang oder leichte Bewegung wie z.B. Radfahren fördern die Erholung. Als zusätzliche Unterstützung empfiehlt sich wiederholt eine Kur mit Padma 28, vor allem, wenn Sie viel arbeiten und in einer Art Dauerstress leben. Der Hersteller dieses tibetischen Kräuterheilmittels rät dem Lung-Tripa-Typ, die Dosis mittags und im Herbst höher zu halten, morgens und abends sowie im Sommer niedriger.

Tibetische Ärzte sehen übrigens einen Zusammenhang zwischen Leber- und Herzproblemen. Wenn die Leber angegriffen ist, wirkt sich dies oft aufs Herz aus.

Tibetische Diät gegen Gastritis

Eine klassische Lung-Tripa-Krankheit ist die Magenschleimhautentzündung (Gastritis), die mit Symptomen wie Sodbrennen, saurem Aufstoßen, Schmerzen in Magen und Oberbauch und manchmal Verstopfung einhergeht. Tibetische Ärzte raten zu bestimmter Ernährung und Verhaltensweise:

- Essen Sie viel Reis, Joghurt und gekochtes Gemüse (zu empfehlen sind Karotten).
- Trinken Sie – wenn möglich – frisch gepressten Granatapfelsaft und Sanddornsaft (gibt es als Presssaft in Reformhäusern).
- Verzehren Sie wenig Fleisch.
- Meiden Sie saures und öliges, fettes Essen sowie scharfe Gewürze und Alkohol. Falls Sie es nicht tun, sollten Sie Alkohol und öliges Essen wenigstens nicht zur gleichen Zeit zu sich nehmen.
- Essen Sie früh zu Abend und gehen Sie erst zwei bis drei Stunden nach dem Essen zu Bett.
- Vermeiden oder reduzieren Sie jede Art von Stress.

Viel Flüssigkeit

Es gehört zu Ihrer Wind-Feuer-Konstitution, dass Ihr Körper leicht austrocknet. Deshalb haben Sie so häufig Durst. Der Grund: Durch Ihre Feuerenergie ist alles Flüssige schnell verbrannt, und der Wind trocknet zusätzlich aus. Das bekommen Sie immer wieder zu spüren. Bei schweißtreibenden Tätigkeiten geraten Sie zwar schnell ins Schwitzen, doch Ihr Schweiß trocknet rasch wieder ab. Ähnlich geht es in Ihrem Inneren zu. Übergehen Sie also auf keinen Fall die Durstsignale Ihres Körpers! Die tibetische Heilkunde rät Ihnen, Ihren Flüssigkeitsbedarf hauptsächlich mit (vorher abgekochtem) lauwarmem Wasser zu decken oder mit warm bis lauwarm getrunkenen Kräutertees. Ein spezieller Tipp ist ein aus 25 Kräutern und Gewürzen zusammengestellter tibetischer Tee, der Lung und Tripa harmonisiert. Er heißt «Zu jeder Zeit». Mehr darüber auf Seite 227.

Besser leben

Ihr großes Lernziel ist, Gelassenheit zu erlangen. Gelingt es Ihnen, diese in den Alltag zu integrieren, verbessert sich Ihr gesamtes Lebensgefühl.

Sechs Regeln für ein harmonisches Leben

Ein tibetisches Sprichwort lautet: Warum sich Sorgen machen, wenn Sie die Dinge ändern können. Und wenn Sie die Dinge nicht ändern können: warum sich dann Sorgen machen?

Lernen Sie Stress-Management

Sie tun sich einen großen Gefallen, wenn Sie lernen, mit Stress umzugehen. Ob Sie ein Management-Training besuchen oder sich mit Büchern und Kassetten weiterbilden, ob Sie in einem Kloster Exerzitien machen oder bei einem Zen-Meister in die Lehre gehen – all das bleibt Ihnen überlassen. Wichtig ist nur, dass die Techniken auf den Alltag übertragbar sind.

Teilen Sie sich mit

Einen Großteil Ihrer Ängste, Sorgen und Ärgernisse können Sie lindern, indem Sie mit jemandem darüber reden. Das mag sehr allgemein klingen, weil es eigentlich für jeden Menschen gilt, aber bei Ihnen ist das Sichöffnen und Anvertrauen eine besonders wichtige «Heilmaßnahme». Steigt der innere Druck, brauchen Sie ein Ventil.

Verwechseln Sie Ablenkung nicht mit Entspannung

Viele Menschen machen abends, wenn sie gestresst von der Arbeit heimkommen, den Fernseher an. Aber das ist keine Entspannung! Fernsehen zerstreut die Gedanken und Gefühle in alle Richtungen, statt sie zu sammeln und zu beruhigen. Legen Sie also lieber eine ruhige Musik auf, machen Sie Atem-Meditationen oder entspannen Sie sich ganz gezielt. Anregungen hierzu finden Sie unter «Bewegung und Wellness».

Meiden Sie die Beschäftigung mit Aggression und Gewalt

Gewaltfilme und aggressive Wettkämpfe lassen Ihr Lung- und Tripa-Potenzial ansteigen. Die Auseinandersetzung mit solchen Themen kann Ihnen Kopfschmerzen bereiten und sogar den Schlaf stören. Action und Abenteuer finden in Ihrem Innern (und wahrscheinlich auch in Ihrem Leben) zur Genüge statt. Ihr Gehirn braucht diese Aufregungen nicht noch zusätzlich durch Filme im Kino oder aggressive Freizeitaktivitäten.

Werden Sie gelassener

«You can't stop the waves but you can learn to surf.» (Du kannst die Wellen nicht anhalten, aber du kannst lernen, auf ihnen zu surfen.) Dieser Spruch von Yogi Swami

Satchitananda erklärt das Wesen von Gelassenheit. Was passiert, wenn Sie aus der Haut fahren? Sie vergeuden Lebensenergie, der Blutdruck steigt und Sie schlafen schlecht. Lernen Sie, in nervtötenden Situationen anders zu reagieren als gewohnt. Wie Sie das schaffen, lesen Sie unter «So mäßigen Sie Ihre Emotionen».

Kultivieren Sie die süßen Seiten des Lebens

Diesen ernst gemeinten Rat der tibetischen Gelehrten können Sie auf alle Bereiche des Lebens anwenden. In der Ernährung ist der süße Geschmack für Ihren Typ ein wichtiges Heilmittel, weil er Ihre beiden entgegengesetzten Energien harmonisiert. Naschen Sie also Süßes, lassen Sie Ihren Gelüsten auf eine zuckrige Nachspeise freien Lauf. Im Übrigen dürfen Sie diese Aufforderung durchaus auch im übertragenen Sinne verstehen. Lernen Sie die Kunst des süßen Nichtstuns. Kultivieren Sie das Faulsein und den Müßiggang, lernen Sie das Leben von seinen schönsten Seiten zu genießen. Sie fördern damit Ihre persönliche Entwicklung.

So mäßigen Sie Ihre Emotionen

Vom Typ her sind Sie gut in Kontakt mit Ihren Gefühlen, können sie zugeben und zeigen. Aber Sie reagieren auch sehr impulsiv, und das schadet Ihnen mitunter. Sei es, dass Sie mit Ihrer Überschwänglichkeit anecken, vor Trauer in Abgründe stürzen oder vor Wut Gläser zertrümmern. Buddhistische Lehrer raten zwar allen Menschen, ihre Emotionen zu mäßigen, aber das gilt ganz besonders für die feurigen Konstitutionsmischungen. Hier einige Tipps aus der westlichen Psychologie.

Negative Emotionen kanalisieren

Steigen Gefühle wie Wut, Hass, Ärger, Neid oder Eifersucht in Ihnen auf, wenden Sie diese Drei-Punkte-Regel an:

- → Erkennen und benennen Sie, was in Ihnen vorgeht.
- → Machen Sie sich klar: Sie haben ein Recht darauf, das zu fühlen, was Sie fühlen.
- → Befreien Sie sich von emotionalem Druck. Powern Sie sich entweder sportlich aus oder schlagen Sie zu Hause mit den Fäusten auf eine Matratze ein und schimpfen Sie, was das Zeug hält. Wenn die Arme lahm werden, ist die Wut verraucht.

Die Beobachter-Methode

Überwältigen unangenehme Gefühle Sie zu stark, probieren Sie die Beobachter-Methode aus. Damit gehen Sie innerlich auf Distanz und begeben sich in die Rolle der interessierten Zeugin. Untersuchen Sie, wie stark Ihr Gefühl ist, an welcher Körperstelle Sie es spüren, woran es Sie erinnert und was Sie gerade denken. Damit behalten Sie die Kontrolle, ohne zu kopflastig zu werden.

Selektive Offenheit

Es ist wichtig, anderen die eigenen Gefühle mitzuteilen, damit sie darauf reagieren können. Außerdem kostet es viel Energie, Gefühle zu domestizieren – zum Beispiel, wenn Sie sich zwingen, freundlich zu sein, obwohl Sie sich eigentlich ärgern. Gefühle zeigen heißt aber nicht, sie ungefiltert rauszulassen. Richtig ist es, sie der Situation angemessen zu äußern. Der Begriff dafür heißt «selektive Offenheit». Sie können jederzeit entscheiden, wem Sie wie viel von Ihren Gefühlen preisgeben. Überlegen Sie also jedes Mal neu, in welcher Abstufung Sie Ihr Gefühl zeigen möchten. Im Job können Sie ganz sachlich äußern: «Es stört mich, wenn Sie bei anderen schlecht über mich reden.» Bei einer guten Freundin ist es in Ordnung, wenn Sie sich ausweinen.

Gefühle transformieren

Angenehme Gefühle wie Liebe oder Freude geben uns automatisch Schwung. Doch auch unangenehme Gefühle können Energiespender sein. Verwandeln Sie Ihren Ärger, Zorn oder Neid in fruchtbare Aktivität. Statt Ihre Energie auf blinde Rachefeldzüge zu verschwenden, können Sie sich selbst verwöhnen oder einen Wunsch erfüllen, damit es Ihnen blendend geht. Wenn Sie das immer wieder üben, werden Sie feststellen: Jedes Gefühl ist ein Energiespender.

Dieses Hobby empfehlen Ihnen die Tibeter: Gärtnern Sie

Den Kontakt mit der Erde, der Ihnen so dringend fehlt, sollten Sie nach Ansicht des tibetischen Arztes Dr. Namgyal Qusar ganz praktisch umsetzen, indem Sie gärtnern. Graben Sie Erde um, legen Sie sich einen Gemüsegarten zu, züchten Sie Rosen, pflanzen Sie Bäume. Und spüren Sie, wie zufrieden solche erdverbundenen Arbeiten machen. Wollen Sie Ihre gärtnerische Kreativität Ihrem Typ gemäß etwas experimenteller einsetzen? Dann gestalten Sie einen Garten nach dem chinesischen Feng-Shui-Prinzip.

Die richtige Ernährung

Sie brauchen die kühlende Kost des Tripa-Typs und die nahrhafte des Lung-Typs.

Kalt oder warm? Lung oder Tripa?

Um sich typgemäß zu ernähren, müssen Sie bei der Nahrung grundsätzlich umdenken. Ähnlich wie die Krankheitssymptome teilt die tibetische Heilkunde auch die Lebensmittel in wärmende und kühlende Eigenschaften ein. Je nachdem, ob Ihre Lung- oder Tripa-Energie gerade dominiert, gilt es, Ausgleich zu schaffen – durch entsprechend kühlende oder wärmende Kost.
Wie fühlen Sie sich gerade? Haben Sie bestimmte Beschwerden? Welches Wetter und welche Jahreszeit herrschen vor? Der Tibeter berücksichtigt solche Faktoren sehr gewissenhaft. Einige ganz einfache Beispiele: Sind Sie wütend oder haben Sie sich beim Tennismatch zu stark angestrengt (Tripa), sollten Sie auf jeden Fall Alkohol und scharfe Gewürze vermeiden, die Ihre Hitze noch weiter in die Höhe treiben. Wählen Sie die kühlenden Nahrungsmittel des Grundtyps Tripa (Seite 84ff.). Leiden Sie unter Schlafstörungen oder haben Sie gerade viel psychischen Stress (Lung), bevorzugen Sie die wärmende Kost des Grundtyps Lung (Seite 57ff.), allerdings mit weniger Fleisch und tierischem Eiweiß.
Fühlen Sie sich gerade recht ausgeglichen und gesund, halten Sie sich bitte an die folgenden allgemeinen Ernährungsregeln.
Und: Lassen Sie niemals Hunger aufkommen, sonst fühlen Sie sich schnell unwohl, werden gereizt oder nervös. Nehmen Sie also immer wieder Kleinigkeiten zu sich, wenn Sie das Bedürfnis danach haben. Essen besänftigt Ihre Lung-Tripa-Energien und macht Sie zufrieden.

Ändern Sie Ihre Ernährung mit den Jahreszeiten

Sie tragen dem heißen und dem kühlen Element Ihrer Konstitution Rechnung, wenn Sie Ihre Ernährung den Jahreszeiten anpassen.
Im Winter: mehr wärmende Nahrungsmittel, die dem reinen Lung-Typus entsprechen.
Im Sommer: mehr kühlende Nahrungsmittel, die dem reinen Tripa-Typ entsprechen.
Im Herbst und im Frühjahr: wärmende und kühlende Kost.

So könnte Ihre Herbst-Frühlings-Kost aussehen

Morgens Lung besänftigen

Ein für Sie ideales Frühstück besteht aus: Müsli mit Joghurt und Früchten, dazu eine Tasse Kümmel-Muskat-Milch (Rezept diese Seite).

Mittags Tripa ausgleichen

Wählen Sie zum Mittagessen kühlende Nahrungsmittel aus: grüner Salat mit Gurken und Löwenzahn. Dazu ein Dressing aus Joghurt oder Olivenöl, Muskat und Sesam.
Als Hauptgericht: ein Wildgericht mit Artischocken.

Abends Lung und Tripa beruhigen

Finden Sie einen Kompromiss zwischen kühlenden und wärmenden Zutaten. So könnte Ihr Abendessen aussehen: als Vorspeise eine Suppe aus Rinderknochen nach tibetischem Rezept (siehe unten), anschließend eine Gemüsezubereitung mit Karotten, Fenchel, Auberginen und Süßkartoffeln, gewürzt mit Safran, Sesam und Sonnenblumenkernen.

Tibetische Rindsknochensuppe

Zutaten für zwei Personen:

- vier Stücke Rindermarkknochen,
- zwei Teelöffel Salz,
- ein Liter Wasser,
- drei Knoblauchzehen,
- eine kleine Zwiebel,
- eine Prise Safran,
- eine Prise Kurkuma (Gelbwurz),
- frische Pfefferminzblätter,
- ein halbes Glas Weißwein,
- Bindemittel oder Geliermittel,
- ein halber Teelöffel Muskatnusspulver,
- ein halber Teelöffel gemahlener Kümmel.

Die Zwiebel schälen und zerschneiden und den Knoblauch pressen. Die Pfefferminzblätter waschen und zerkleinern. Lassen Sie die Rindsknochen zusammen mit den Gewürzen im Wasser bei mittlerer Hitze eine halbe Stunde lang kochen. Ist dann keine Flüssigkeit mehr übrig, nochmals etwas Wasser nachschütten und aufkochen lassen. Dann Bindemittel und Wein dazugeben. Nochmals eine Minute aufkochen lassen. Erst ganz zum Schluss die Pfefferminzblätter hinzufügen.

Kümmel-Muskat-Milch

Dies ist ein Getränk aus kühlenden und wärmenden Substanzen. Ideal als Alternative zu Kaffee und Tee

(die Sie meiden sollten) am Morgen: Macht wach, belebt die Sinne, balanciert die Elemente aus.
Zutaten:

- ein halbes Glas Milch (Tripa ausgleichend),
- ein halbes Glas Wasser,
- ein Teelöffel Honig (Lung und Tripa ausbalancierend),
- eine Prise frisch gemahlenes Muskatpulver (Lung ausgleichend),
- eine Prise frisch gemahlener oder mit dem Mörser zerriebener Kümmel (Lung ausgleichend).

Die Milch und das Wasser kurz aufkochen lassen, dann die Gewürze hinzugeben und das Ganze einige Zeit bei kleinerer Hitze köcheln lassen. Den Topf vom Herd nehmen, kurz abkühlen lassen und erst ganz zum Schluss den Honig hineingeben.

Die Geschmacksrichtungen für Ihren Typ

Sehr empfehlenswert: Nahrungsmittel, die süß schmecken
Empfehlenswert: die Geschmacksrichtung zusammenziehend
In Maßen zu genießen: salzig und bitter
Meiden Sie vor allem Geschmäcker der Richtung scharf und sauer.
Mehr über die Heilkraft der sechs Geschmacksrichtungen lesen Sie auf Seite 17ff.

Hiervon sollten Sie viel essen

Hier ein Überblick über Lebensmittel, die Sie ins Gleichgewicht bringen. Sie wirken entweder kühlend oder wärmend, teilweise auch maßvoll kühlend oder maßvoll wärmend, also gewissermaßen lau. Wenn Sie keine besonderen Beschwerden haben, können Sie alle genannten Gemüse, Gewürze etc. abwechselnd in Ihren Speiseplan einbeziehen. Damit ernähren Sie sich im Sinne der tibetischen Konstitutionslehre optimal ausgewogen, eine bessere Gesundheitsvorsorge gibt es nicht.

Getreide und Gemüse

Auberginen
Avocados
Blumenkohl
Bohnen
Broccoli
Gerste
Hirse
Kartoffeln
Kichererbsen
Knoblauch
Lauch
Linsen
Reis
Rettich
Rote Bete
Spargel (in Maßen)
Weizen
Zwiebeln

Kräuter und Gewürze

Basilikum (lau)
Brennnessel
Eukalyptus
Fenchel
Gewürznelke
Honig
Kamille (lau)
Kardamom (lau)
Koriander (lau)
Kurkuma
Muskatnuss
Oliven (nicht in Essig)
Oregano
Petersilie
schwarzer Pfeffer (sehr wärmend, Achtung bei zu viel Tripa)
Pfefferminze (lau)
Safran
Salbei (lau)
Schwarzkümmel
Senf
Sesam
Thymian (lau)
Zimt (lau)
Zucker

Früchte

Äpfel
Aprikosen
Bananen
Birnen
Datteln
Erdbeeren
Feigen
Grapefruit
Nektarinen
Orangen
Rosinen
Wassermelone (nur bei starker Tripa-Dominanz, da sehr kühlend)

Nüsse und Samen

Cashew
Kokosnuss
Mandeln
Sesam
Sonnenblumenkerne
Walnüsse

Fette

Butter
Olivenöl
Senföl (stark wärmend, nur gut bei starker Lung-Dominanz)
Sesamöl

Fleisch

Huhn
Lamm
Rind

Milchprodukte

frische Buttermilch und alle Milcharten
Käse
Sahnequark

Alkohol

süßer Aperitif-Wein wie Malaga oder Sherry, in Maßen, Bier, in Maßen

Das sollten Sie meiden

Stimulanzien wie Kaffee und starken Schwarztee sollten Sie meiden, denn beide erhöhen Lung und Tripa.

Bewegung und Wellness

Sie bewegen sich von Natur aus gut, gerne und schnell. Zum Ausgleich sollten Sie deshalb auch die etwas gemächlichere Gangart üben.

Drosseln Sie Ihre Power

Ihr Körper ist muskulös und leistungsfähig. Er braucht Bewegung, um seine vorwärts drängende Tripa-Energie zu binden. Allerdings müssen Sie wissen, dass Bewegung gleichzeitig die Tripa-Energie anregt. Für Sie geht es also auch beim Sport darum, ein gutes Mittelmaß zu finden. Da Ihr Geist die Herausforderung liebt, liegen Ihnen alle Sportarten, bei denen Sie sich mit anderen messen können, also Tennis, Mannschaftsspiele etc. Ihrer Vorliebe für Ungewöhnliches und Abenteuerliches kommen Klettern, Drachenfliegen, Surfen oder Wildwasserkajak entgegen. Aber wie gesagt: keine Übertreibung.

Sie haben zwar die Power für jede Sportart, doch körperliche Überanstrengung lässt Ihre Tripa-Energie ansteigen und bringt Sie auf Dauer in Disharmonie. Mehr im Sinne der tibetischen Harmonielehre sind beruhigende Sportarten wie Golf oder spielerisch-meditative Formen wie Tai Chi oder Iyengar-Yoga.

Meditation: wie für Sie geschaffen

Laien haben mit Meditation oft Berührungsängste, weil sie damit stundenlanges Stillsitzen verbinden. Doch das ist nur eine Form für Geübte und zudem nichts für Ihren Typ. Sie sollten Meditation in einem sehr weit gefassten Sinn verstehen: als Ritual, das Ihre Energien bündelt, den Geist klärt und wohltuende Distanz zu allen Emotionen schafft.

Entscheiden Sie sich für eine Methode, die nicht zu viel Konzentration erfordert, weil das Ihre Lung-Energie ansteigen lässt. Wenn Sie westliche Entspannungsmethoden bevorzugen, können Sie sich zwischen Autogenem Training und Atemgymnastik entscheiden. Eher spirituell gefärbt sind Yoga und alle fernöstlichen Meditationen. Wählen Sie besonders solche, die den Atem einbeziehen.

Düfte und ätherische Öle, mit denen Sie die Wirkung Ihrer Übungen unterstützen, sind zum Beispiel Lavendel und Sandelholz. *Als*

Räucherwerk kommen die für spirituelle Rituale rezeptierten tibetischen Räucherstäbchen in Frage, die in den Klöstern als Opfergabe für die Götter abgebrannt werden. Bestelladressen finden Sie ab Seite 231.

Mantra-Meditation

Mantras sind heilige Sanskritsilben aus der vedischen Hochkultur, die später von den tibetischen Buddhisten übernommen wurden. Man ruft mit diesen gesungenen, gemurmelten oder nur im Geiste rezitierten Silben Gottheiten an und bittet sie um Schutz, zum Beispiel vor den drei Geistesgiften, oder man bittet um eine innere Haltung von Liebe und Mitgefühl. Mit jeder Wiederholung, sagt die Lehre, wird die Wirkung eines Mantras tiefer.

Mantras muss man aber nicht unbedingt selbst rezitieren. Man kann ihnen auch einfach zuhören. Eine besonders magische Mantra-CD wird von der tibetischen Sängerin Dechen Shak-Dagsay besungen. Die gläubige Buddhistin, Tochter des tibetischen Lamas Dagsay Rinpoche, singt darauf Heilmantras, mit denen man sich sehr auf eine meditative Übung einstimmen kann. Ihr Titel: Dewa Che, «Universal Healing Power of Tibetan Mantras» (Polyglobe Music, A-6082 Patsch).

Als Übung zu ihren Mantrasongs empfiehlt Dechen Shak-Dagsay folgende Achtsamkeits-Meditation: «Setzen Sie sich still an einen Platz und lassen Sie den Atem ruhig fließen, während Sie die Mantras im Hintergrund hören. Wenn Sie sich entspannt fühlen, drehen Sie den Ton etwas lauter. Nun stellen Sie sich vor, dass Sie mit jedem Atemzug die Kraft des Mantras aufnehmen. Lassen Sie die Heilkraft genau dahin fließen, wo Sie sich unwohl fühlen – meistens ist das der Kopf.»

Tibetische Akupressur-Massage

Psychostress und Überarbeitung schlagen sich bei Ihnen leicht aufs Ohr. Diese den alten tibetischen Medizinschriften entnommene Akupressur-Massage mit Langpfeffer wirkt speziell gegen Tinnitus und Schwindelgefühle.

Nehmen Sie am Abend vor der Behandlung einen Esslöffel warmen Ghee (geschmolzene Butter, Rezept siehe Seite 141) zu sich. Früh am nächsten Morgen trinken Sie dann ein Glas warme, abgekochte Milch. Anschließend beginnt die Akupressur. Dazu braucht man:

- ➔ einen Esslöffel Langpfeffer,
- ➔ ein taschentuchgroßes Stück leichter Baumwolle (z.B. Mull),
- ➔ etwas Sesamöl.

Der Langpfeffer wird im Mörser zu Pulver gerieben und dies vorsichtig in die Mitte des ausgebreiteten Baumwolltuchs geschüttet. Nun werden die vier Stoffenden miteinander verdreht, sodass sich der Pfeffer in der Mitte zu einem Ball formt. In der Zwischenzeit wird das Sesamöl erwärmt. Während der Behandlung wird der Pfefferball immer wieder in das Sesamöl eingetaucht. Die tibetische Akupressur ist eine sanfte Druckmassage, bei der mit dem Pfefferball mit sanftem Druck im Uhrzeigersinn kleine Kreise beschrieben werden. Ist der Pfefferball abgekühlt, kommt der nächste Punkt dran. Gehen Sie bitte der Reihe nach vor und beachten Sie die zugehörigen Abbildungen auf Seite 222–224:

- Scheitelpunkt: der höchste Punkt des Kopfes, eine Mulde in der Fontanelle.
- Hintere Fontanelle.
- Der Ohrpunkt etwa vier Fingerbreit unterhalb der Schläfenmulde, genau in der Mitte vor dem Ohr.
- Der Ohrpunkt etwa einen Fingerbreit unterhalb des oben genannten Punktes.
- Drei Ohrpunkte zwischen Ohr und Kopf:
- Den obersten Ohrpunkt findet man, wenn man sich vom oberen Ende des Ohrläppchens aus in Richtung Hinterkopf tastet. Der Punkt liegt genau am Falz zwischen Ohr und Kopf.
- Ebenfalls an diesem Falz, nur etwa zwei Fingerbreit tiefer, liegt der mittlere Ohrpunkt.
- Der untere der drei Ohrpunkte befindet sich auf dem Mastoid – das ist eine kleine Knochenerhebung etwa einen halben Zentimeter unterhalb des unteren Ohransatzes.
- Der Okziput-Punkt liegt direkt am Nackenansatz zwischen dem ersten Halswirbel und dem Schädel.

Anmerkungen: **Alle genannten Punkte sind Lung-Punkte. Die Akupressur wirkt also stark wärmend auf den Organismus. Wenn Sie gerade unter akuten Tripa-Symptomen leiden (z.B. Schwitzen, stechende Kopfschmerzen, Fieber), sollten Sie die Behandlung verschieben.**

So stellen Sie Ghee her: 250 Gramm frische Butter in einer Eisenpfanne bei mittlerer Flamme schmelzen lassen. Den an die Oberfläche steigenden Butterschaum abschöpfen, dabei die Butter bei niedriger Hitze weiterkochen lassen. Steigen keine Schaumbläschen mehr auf, ist die Butter geklärt. Ghee ist der indische Name für geklärte Butter, bei uns auch als Butterschmalz bekannt.

Gyu.Lam.Dol – Übungen für die eigene Mitte

Die folgenden Übungen basieren auf der buddhistischen Geist-Körper-Philosophie. Sie wurden speziell für die impulsive Persönlichkeit entwickelt, da sie einfache Handpositionen für mehr Gelassenheit in jeder Situation darstellen.

Zum Tagesbeginn

Setzen Sie sich nach dem Aufwachen aufrecht auf den Bettrand und atmen Sie zuerst einmal tief durch. Diese Übung verhilft Ihnen zu einem klaren, kühlen Kopf: Legen Sie die rechte Hand auf den linken Schultermuskel. Die Spitzen von Zeige-, Mittel- und Ringfinger bearbeiten sanft zuerst den ganzen Muskel. Dann ertasten die Fingerspitzen von Zeige- und Mittelfinger die empfindlichste Stelle und verbleiben dort ohne Druck. Gleichzeitig machen Sie mit der linken Hand folgendes Mudra: Zeigefinger- und Daumenspitzen berühren sich sanft und bilden so einen Energie-Kreislauf. Halten Sie dabei die Hand so offen wie möglich, ohne sich anzustrengen. Atmen Sie während der Übung ruhig und tief. Stellen Sie sich vor, wie Ihre Gedanken klar und kühl werden. Nach ein paar Minuten wechseln Sie die Seiten. Die linke Hand ist auf dem rechten Schultermuskel. Die rechte Hand macht das Mudra. Wieder atmen Sie tief und ruhig und klären und kühlen Ihre Gedanken.
Wenn Sie diese kleine Morgenübung zu Ihrem Aufwachritual machen, löst sich die Spannung in Ihrer Schultermuskulatur und setzt die in ihr gebundene Energie wieder frei.

Energieschub während des Tages

Ob Sie sich den Kopf heiß geredet haben oder Druck im Bauch spüren, diese Handpositionen holen Sie herunter auf den Boden. Setzen Sie sich auf einen Stuhl und legen Sie Ihre Hände locker jeweils auf die gegenüberliegende Innenseite der Oberschenkel. Die rechte Hand liegt auf dem linken, die linke Hand auf dem rechten Oberschenkel.
Nun ertasten Sie mit Mittel- und Ringfinger einen bestimmten Punkt. Er liegt eine Handbreit über der Kniekehle, auf der Innenseite des Schenkels (also nicht an der Hinterseite). Der Punkt liegt zwischen zwei Muskelsträngen. Er kann auf Berührung sehr empfindlich reagieren, also seien Sie bitte vorsichtig und sanft. Haben Sie die

empfindliche Stelle mit den Fingerspitzen aufgespürt, verweilen Sie dort eine Zeit lang ohne Druck, zwischen zehn und zwanzig Minuten. Die Hände bleiben locker gekreuzt.
Diese Übung lockert das Becken, unterstützt die Verdauung und kann sogar die Geburtseinleitung beeinflussen.

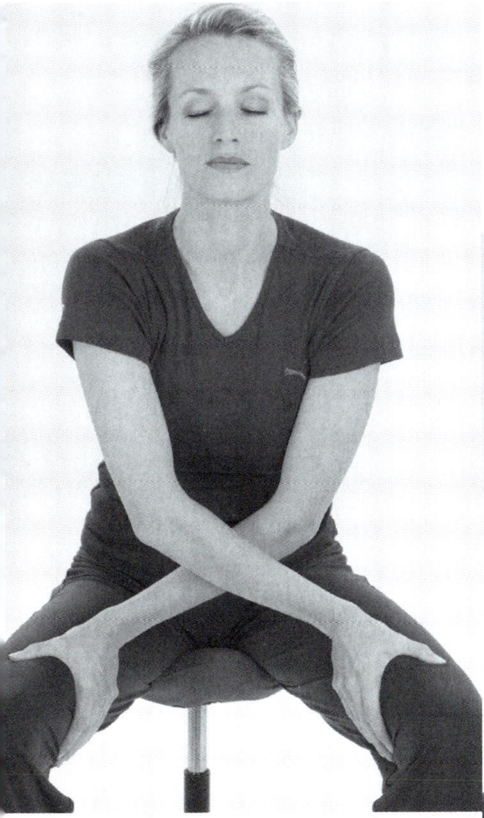

Am Abend zur Ruhe kommen

Schwirren die Gedanken noch und wandert der Geist unruhig hin und her? Diese Abendübung zieht die Windenergie aus dem Kopf und verteilt sie im unteren Körperbereich. Sie eignet sich auch gegen Energiestaus und Schmerzen im Kopf.
Setzen Sie sich im Schneidersitz auf den Boden und machen Sie es sich mit Kissen gemütlich, sodass Sie bequem angelehnt sitzen. Nun umfassen Sie mit der rechten Hand den linken großen Zeh und mit der linken Hand den rechten Großzeh. Verweilen Sie zehn bis zwanzig Minuten in dieser Haltung und atmen Sie dabei ruhig. Spüren Sie dem angenehmen Gefühl nach, wie

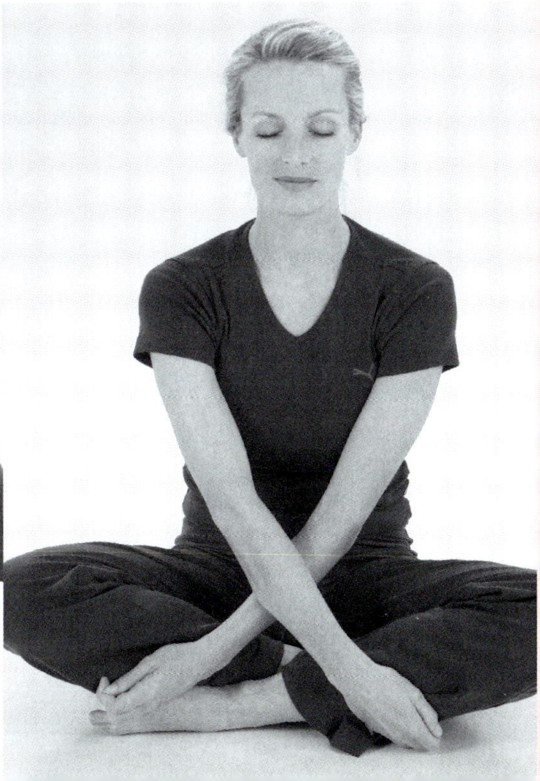

der Kopf immer leerer wird und der Gedankenapparat sich beruhigt. Wollen Sie mehr über die Gyu.Lam.Dol-Methode erfahren? Dann lesen Sie weiter in Kapitel zehn (Seite 225).

Musik für Ihren Typ

Mögen Sie Musik ganz allgemein zum Ausgleich Ihrer Energien einsetzen, dann wählen Sie melodiöse, ausgleichende Stücke, durchaus auch religiöse Gesänge. Die folgenden CD-Empfehlungen wurden von dem Musikwissenschaftler Christian Salvesen speziell für die Lung-Tripa-Konstitution ausgesucht. Sie können diese ebenso inspirierende wie beruhigende Musik auch beim Arbeiten hören.

Tibetisch

Choying Drolma & Steve Tibbetts: Chö. Ryko/Indigo. Gesänge tibetischer Nonnen, untermalt von westlichem Jazz.
Deva Premal. Love is Space. Prabhu Records/Silenzio, CD 04374, EAN: 7–171470 0422–7. Mantras zum Mitsingen, mit professionellen Arrangements.

Gregorianik

Sequentia: Hildegard von Bingen. Symphoniae/Geistliche Gesänge. Harmonia/BMG UPC 0356 2770 2020. Frauengesänge, begleitet von Originalinstrumenten.

Mehr über den Einfluss von Musik auf Stimmungen lesen Sie auf Seite 226.

Ein erholsamer Urlaub

In den Ferien brauchen Sie beides: Ruhe und Aktivität.

Ferienmotto: Kreativität und Spaß

Wie in allen bereits genannten Bereichen geht es auch im Urlaub bei Ihnen darum, zwei Bedürfnisse unter einen Hut zu bringen – das nach Abwechslung und das nach Entspannung. Ein Vorschlag: Suchen Sie sich einen Platz abseits vom Touristenrummel, wo Sie in Ruhe Ihren Bedürfnissen und Interessen nachgehen können: malen, schreiben, dichten, musizieren, meditieren und leichte, entspannende Bewegung wie gärtnern, spazieren gehen oder schwimmen. Doch es wird der Zeitpunkt kommen, wo Sie von der Beschaulichkeit genug haben und nach Abwechslung verlangen. Gut, wenn dann eine kleine Stadt in der Nähe ist mit Theater, Museum oder anderen Attraktionen.
Am wohlsten fühlen Sie sich in einem Klima, das nicht zu kalt und nicht zu heiß ist. Ratsam sind Urlaubsländer in Mitteleuropa oder

im Norden der USA. Wollen Sie lieber in den Süden, fahren Sie besser im Frühling oder im Herbst.

So wohnen Sie optimal

Sie sollten auf jeden Fall im Grünen leben.

Ideal: Wohnung mit Garten

Nähern Sie sich dem Erdelement! Zum Beispiel, indem Sie sich eine Wohnung im Erdgeschoss suchen, mit Terrasse oder Garten. Oder durch die Wahl der Materialien. Mauern aus Lehm oder Ziegelstein wären hier zu nennen. Auch ein Holzfußboden wirkt wärmend und erdend. Die Fenster können ruhig kleiner ausfallen. Sie brauchen kein grelles, sondern eher gebrochenes, sanftes Tageslicht und entsprechend gedämpfte Beleuchtung.
Was Sie auf jeden Fall beachten sollten: Vermeiden Sie alle scharfen, ätzenden, beißenden und stechenden Gerüche in Ihrer Wohnung. Solche Gerüche, die zum Beispiel von Lösungsmitteln ausgehen, sind aus Sicht tibetischer Ärzte für Ihren Typ ausgesprochen schädlich, weil sie die Lung- und die Tripa-Energie in hohem Maße irritieren. Wenn möglich, benutzen Sie also biologische Wandfarben und lösungsmittelfreie Lacke.
Mit Sicherheit schaden Ihnen auch Straßenlärm und auspuffgeschwängerte Luft. Da andererseits eine Wohnung in einsamer Natur Ihre dynamische Seite langweilen würde, kommt nur ein Kompromiss in Frage: eine Wohnung am grünen Stadtrand zum Beispiel – idealerweise mit einem kleinen Wasserspiel, das Ihre heiße Energie kühlt.
Bei der Einrichtung beherrschen Sie wahrscheinlich die Kunst, Materialien in die richtige Spannung zueinander zu setzen, aufs perfekteste. Holz kombinieren Sie mit Glas oder Metall, Stein mit Wolle oder Ähnlichem. Ästhetik pur. Aber vergessen Sie vor lauter Enthusiasmus nicht die ganz praktischen Dinge – wie zum Beispiel eine Waschmaschine ...

Kleider zum Wohlfühlen

Zwei Farben sollten Sie meiden: Rot und Gelb

Eine gute Idee: Biostoffe

Da Sie empfindlich auf Textilgifte reagieren, wäre es ratsam, Sie würden schadstoffarme Kleidung bevorzugen oder ganz auf natürliche Materialien umsteigen. Ihre entgegengesetzten Energien gleichen Sie am besten aus, indem Sie im Winter wärmende Stoffe, zum Beispiel aus Wolle, bevorzugen und im Sommer leichte, kühlende Stoffe wie Seide, Baumwolle oder Leinen. Wegen Ihrer Neigung zum Schwitzen empfehlen Ihnen tibetische Ärzte, auf synthetische Stoffe zu verzichten und weite Kleidung zu wählen.

Bei den Farben können Sie nicht viel falsch machen, solange Sie auf Rot und Gelb verzichten. Haben Sie die Wahl zwischen einem helleren und einem dunkleren Ton, wählen Sie im Zweifelsfall lieber den dunklen.

Beruf als Berufung

Vorsicht: Ehrgeiz! Sie sind der klassische Typ des Workaholics.

Karriereverdächtige Mischung: Power und Phantasie

Die Tänzerin, die ihre eigene Ballettschule aufmacht, die Fotografin, die für ihren Bildband die ganze Welt bereist und unter abenteuerlichsten Umständen Fotos schießt, die Redakteurin, die ihre feste Anstellung aufgibt, um Philosophie zu studieren – alles typische Lung-Tripa-Schicksale. Auch Madonna repräsentiert Ihre ehrgeizige Typenmischung.

Keine Frage, mit Ihrer künstlerisch-dynamischen Kombination stehen Ihnen viele berufliche Möglichkeiten offen. Sie haben genügend Selbstbewusstsein, um an sich und Ihre Ideen zu glauben. Und Sie finden Ihren Weg in sehr vielen Sparten – als Künstlerin, als Sportlerin, als Geschäftsfrau, als Wissenschaftlerin, Architektin, Ingenieurin, als Lehrerin oder Ärztin, Rechtsanwältin oder Richterin. Ihr Auftreten wirkt überzeugend, und Ihre großen Pluspunkte sind Ihre guten Ideen, Ihre eiserne Disziplin, Ihre Intelligenz und Ihr Engagement.

Ein fast fanatischer Perfektionismus

Der Feuereifer, mit dem Sie an Ihre Aufgaben herangehen, verbunden mit Ihrem Perfektionismus und Ehrgeiz, macht Sie zum potenziellen Workaholic. Aus diesem Grund der dringende Rat von tibetischer Seite: Mäßigen Sie Ihr inneres Getriebensein, werden Sie gelassener und entspannen Sie Ihren Geist. Sie müssen nicht immer die Beste oder die Schnellste sein!

Da Sie vom Typ her sehr flexibel sind, können Sie sich unterschiedlichen Arbeits- und Hierarchiestrukturen anpassen. Teamarbeit liegt Ihnen ebenso wie die Leitung einer Arbeitsgruppe.

Ihre Schwächen: Sie sind nicht immer fair und können manchmal beleidigend und leider auch sehr ungeduldig sein. Harmonisierend auf Ihre Energien wirken ein stabiler Arbeitsplatz und ein Job, bei dem Sie weder kaltem Wind noch starker Hitze ausgesetzt sind.

Liebe, die Sie trägt

Am besten verstehen Sie sich mit einem Mischtyp, der eine Ihrer beiden Energien mit Ihnen gemeinsam hat.

Ähnlich, also nicht unbedingt gleich

Aus Sicht der tibetischen Lehre passen zu Ihnen: Partner der gleichen Lung-Tripa-Mischung wie Sie selbst und Partner vom Typ Tripa-Bäken. Männer Ihres Energie-Typs teilen auch Ihre Interessen, Ihre Ansichten, Ziele und Leidenschaften. Daraus ergeben sich viele gemeinsame Themen. Aber sie besitzen leider auch die gleichen negativen Eigenschaften. Sie werden schnell ungeduldig, regen sich auf und geraten leicht außer Kontrolle. Sind Sie beide nicht geübt, sich zu beherrschen, kann das häufig zu dramatischen Auseinandersetzungen führen.

Etwas gemütlicher mit Bäken-Anteil

Männer mit Tripa-Bäken-Konstitution mögen nicht unbedingt all Ihre Interessen und Neigungen teilen, sind dafür aber wesentlich ausgeglichener und können mit Ihren ungezügelten Emotionen besser umgehen. Ihre Aufgabe in dieser Partnerschaft wird es sein, Ihrem Partner gegenüber Respekt und Toleranz zu üben, da diesem Mann das kreative, bewegliche Element fehlt. Sein Bäken-Anteil macht ihn gemütlicher (in Ihren Augen manchmal etwas langweilig), dafür aber gründlich, wohlwollend und gutmütig, und das tut Ihnen gut. Wenn Sie akzeptieren und anerkennen, dass der «langsame» Erd-Anteil zur Konstitution Ihres Partners gehört und eine ganz eigene Qualität hat, können Sie davon profitieren. Es ist schließlich der Teil, der Sie ausgleicht und Ihnen Sicherheit gibt. Fazit: Mit diesem Mann an Ihrer Seite können Sie Ihr Imperium stabilisieren.

Sie als Macherin

Partner der Mischung Lung-Bäken erden Sie ebenfalls und gleichen Sie aus. Aber in dieser Beziehung werden Sie sich daran gewöhnen müssen, dass Sie diejenige sind, die nach außen geht, die agiert, macht, durchsetzt und umsetzt. Lung-

Bäken-Männer sind nicht unbedingt die tatkräftigsten Menschen. Sie kommen nur langsam in Bewegung, sind unsicher und brauchen Impulse von außen. Können Sie Ihre Rolle als die Macherin akzeptieren, haben Sie einen äußerst verständnisvollen, einfühlsamen und toleranten Lebensgefährten neben sich.

Bitte kein Grundtyp!

Männer, die einem der drei Grundtypen entsprechen, passen weniger gut zu Ihnen. Am ehesten wohl fühlen Sie sich noch in Gesellschaft des Lung-Typs, der ebenso verrückt wie Sie ist, Ihnen aber Respekt entgegenbringt. Der reine Bäken-Typ wird Sie schnell langweilen, und mit Tripa gibt es zu viele Dramen und Machtkämpfe.

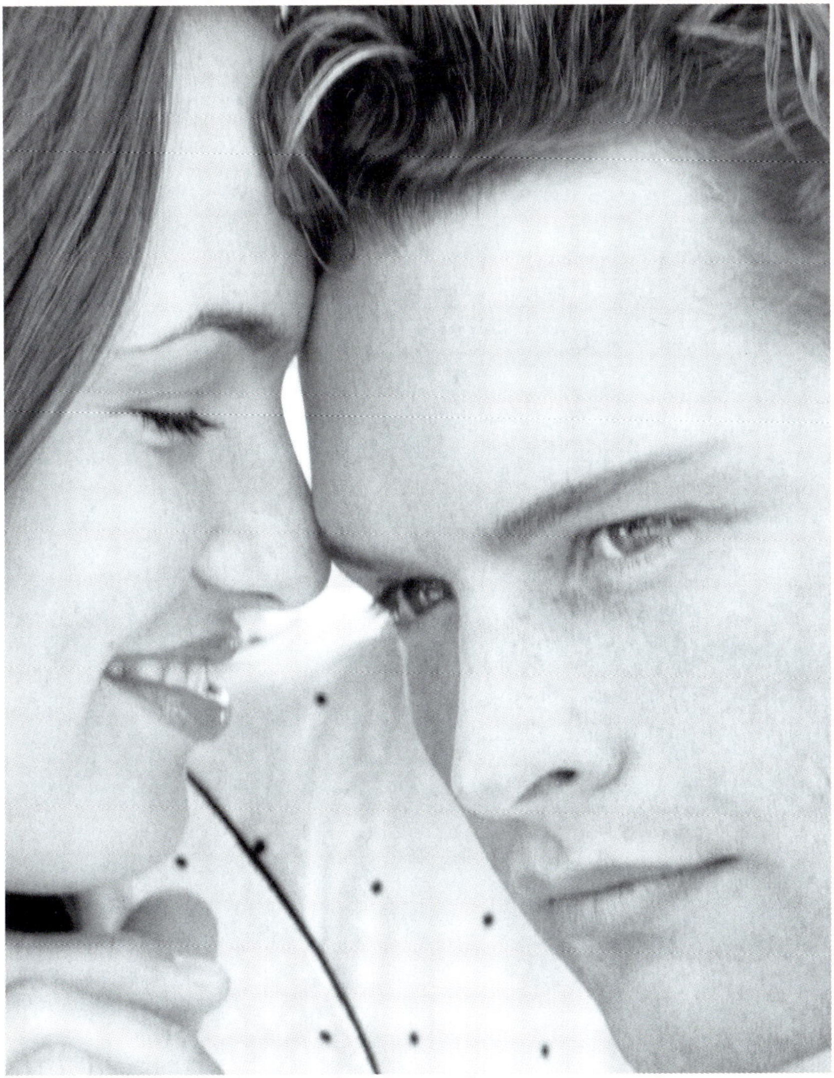

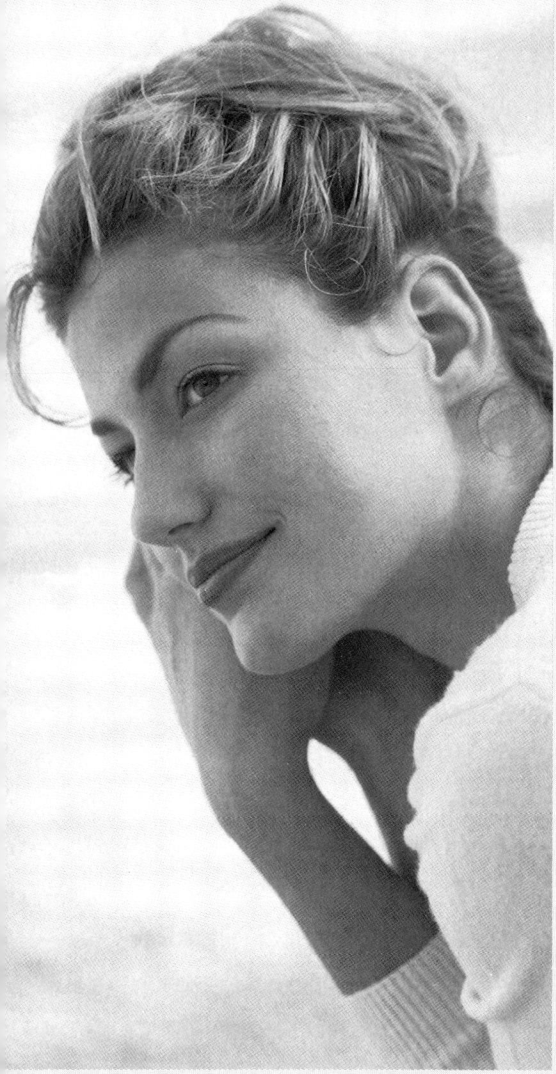

Die Nachdenkliche

Mischtyp: Lung-Bäken

Elemente: Luft und Raum, Wasser und Erde

Luft und Raum sind kühl und durchdringend, Wasser und Erde feucht und kalt. Ihre Kombination aus Lung und Bäken macht Sie zu einem stillen, tiefen Wasser, ruhig, tiefgründig und manchmal etwas unterkühlt. Sie geben nicht viel von Ihrem Inneren preis. Um mehr Dynamik in Ihre nachdenkliche Natur zu bringen, brauchen Sie das heiße Element. Sie müssen lernen, mehr Mut und größere Effizienz zu gewinnen. Lassen Sie Ihren Ideen Taten folgen. Setzen Sie sich in Bewegung.

So sind Sie

Körperbau und Aussehen

Sportlich sind Sie nicht. Aber Sie können sich sehr geschmeidig und anmutig bewegen.

Rundliche, sanfte Formen

Da die Grundtypen Lung und Bäken äußerlich exakte Gegensätze sind, gibt es bei Ihrer Mischkonstellation eine große Bandbreite – von klein, fein und schmal bis groß, schwer und üppig. Eines ist jedoch mit Gewissheit zu sagen: Besonders sportlich sind Sie nicht, dazu fehlen Ihnen die Muskulatur und Dynamik des Feuertyps. Wie rund und üppig Ihre Formen sind, hängt von Ihren Bäken-Anteilen ab. Viele Frauen Ihrer Konstitution haben Normalgewicht, das häufigen Schwankungen von plus/minus fünf Kilogramm unterliegt. Grundsätzlich unterscheiden sich zwei Energietypen:
Typ 1: Die abgemilderte Version des Grundtyps Lung ist schmal und schlank, aber nicht ganz so knochig und mit weniger hervorstehenden Gelenken, und hat ins Dunkle tendierende, trockene Haut. In diesem grazilen Körper steckt oft eine Bäken-Persönlichkeit, «angereichert» mit Lung-Charakterzügen: ruhig, sanft, gelassen (Bäken), manchmal etwas undurchsichtig und rätselhaft (Lung).
Typ 2 ist eine leichtere Variante des Bäken-Grundtyps. Der Körper ist zwar «stark» und teils üppig, aber nicht so schwerfällig. Die Schultern sind zum Beispiel klar ausgebildet und dennoch rund, die Bewegungen weich und harmonisch. Diese

Lung-Bäken-Frauen besitzen oft die weißlich-blasse, weiche «kühle» Haut und den fahlen, aschblonden Haarton des Bäken-Grundtyps. Die Gelenke sind bei dieser Variante kaum sichtbar (Bäken), können aber knacken (Lung). Die Gesichtshaut hat trockene (Lung) und ölige (Bäken) Partien, das Haar fällt weich (Bäken), aber nicht unbedingt üppig (Lung). Auch wenn das Gesicht rundlich und voll ist, wirkt es nicht grob. Mund, Nase und Kinn sind fein gezeichnet, die wachen Augen verraten die Sensibilität des oft lungbetonten Charakters.

Die Persönlichkeit der Nachdenklichen

Auf den ersten Blick eine ziemlich coole Person. Auf den zweiten ein nachdenkliches Wesen.

Außen zart, innen erstaunlich standfest

Verkörpern Sie äußerlich den grazilen Typ 1, sind Sie vom Wesen her wahrscheinlich recht gelassen. Sie haben eine freundliche, wohlwollende Art und denken sehr gründlich über die Dinge des Lebens nach. Haben Sie sich nach intensivem Abwägen eine Meinung gebildet, bleiben Sie dabei. Andere wundern sich dann vielleicht über Ihr Stehvermögen, aber das ist eben Ihr solides «Bäken-Standbein». Sie wissen recht genau, was Sie wollen. Zu den konventionellen und bürokratischen Zügen des Bäken-Grundtyps gesellt sich bei Ihnen ein Hang zum Schlichten und Klassischen. Vielleicht repräsentieren Sie die klassisch-elegante Schönheit ohne Modeallüren. Vielleicht sind Sie als Person völlig unprätentiös und/oder lieben klassische Musik oder haben einen Sinn für klare Linien (z.B. als Architektin), hassen Schnörkel und Kitsch.
Auch im Privatleben legen Sie Wert auf klare Verhältnisse. Auf eine solide, liebevolle Beziehung zum Beispiel oder auf ein gut funktionierendes Familienleben, für das Sie auch Ihre Karriere hintanstellen.

Außen stark, innen verletzlich

Sind Sie der Typ mit dem stattlichen Körper, wundern sich Außenstehende manchmal über Ihre zarte, verletzbare Seele. Die tibetische Harmonielehre erklärt das so: In Ihrem Charakter verstärken sich zwei sensible Grundtypen gegenseitig. Das macht Sie innerlich doppelt verletzbar. Vereint sich die gefühlvolle Bäken-Frau mit der sentimentalen Lung-Dame, graben emotionale Hiebe tiefe Kerben, die für immer bleiben.

Ein gutes Buch und philosophische Gespräche

Trotz der großen Bandbreite Ihrer kühl-kalten Natur gibt es einige Merkmale, an denen man Sie erkennt. Zum Beispiel Ihre reservierte und zurückhaltende Art, vor allem wenn Sie Menschen neu kennen lernen. Manchmal sind Sie geradezu menschenscheu, wären am liebsten unsichtbar. Haben Sie aber einmal Vertrauen gefasst, pflegen Sie gern herzliche Verbindungen. Männern gegenüber wirken Sie recht unnahbar. Einige Vertreterinnen Ihres Typs kultivieren diesen kühlen Eros. Er hat Frauen wie Marlene Dietrich berühmt gemacht. Fast alle Lung-Bäken-Menschen lieben es, sich mit einem guten Buch zurückzuziehen. Auch tiefe philosophische Gespräche am Kaminfeuer gehören zu Ihren Lieblingsvorstellungen.
Geht es Ihnen gut und fließen Ihre beiden Energien harmonisch, wirken Sie sehr zufrieden.

Im Problemfall launisch und passiv

Ganz anders, wenn Sie schlecht drauf sind. In Krisen zeigen sich bei allen Lung-Bäken-Typen die problematischen Seiten der Lung-Natur. Sie wirken emotional sehr unausgeglichen, unterliegen Stimmungsschwankungen, werden nervös, gereizt und launisch. Mitunter versinken Sie in trübsinnige Grübeleien und in Selbstmitleid. Da Lung die negativen Bäken-Tendenzen verstärkt, werden Sie noch introvertierter als sonst, Ihre passive Haltung macht Sie matt und müde, ohne dass Sie wirklich schlafen könnten. Sie haben noch weniger Appetit als sonst und können kein Essen mehr genießen. Unter allen Tibeterinnen neigen Sie am ehesten zu Depressionen.

Große Frage: Wo bleibt Ihr Feuer?

In Ihrem Leben wird es immer ein Thema geben, das mit Ihrer kühl-kalt-feuchten Elemente-Natur zu tun hat: Ihr Mangel an Vitalität. Kein Wunder, denn Ihnen fehlen die heißblütigen Qualitäten des Feuer-Typs (die Königin). Vielleicht haben Sie sich schon oft gefragt, warum Sie nicht den Mut hatten, eine wirklich gute Idee in die Tat umzusetzen. Möglicherweise haben Sie andere Menschen oder äußere Umstände dafür verantwortlich gemacht. Aber das war nicht der Grund. In Wahrheit fehlte Ihnen einfach die Feuer-Dynamik! Sie können also gar nichts dafür, wenn sich in Ihrem Leben viele verpasste Gelegenheiten aneinander reihen.
Sollten Sie etwas an diesem

«Schicksal» ändern wollen, rät Ihnen die tibetische Harmonielehre, sich die Feuer-Elemente von außen zuzuführen, durch Ernährung, Verhalten und Lebensstil. Je mehr Wärme-Energie Sie sich einverleiben, desto lebendiger und reicher wird Ihr Leben.

Körper und Gesundheit

Sobald Sie in Bewegung kommen, lösen sich viele Ihrer gesundheitlichen Probleme von allein.

Ihre Schwachstellen

Sie neigen vorwiegend zu «kalten», chronischen Krankheiten.

Träger Stoffwechsel

Lung-Bäken-Frauen tendieren zu Stoffwechselkrankheiten wie z.B. Diabetes, Übergewicht, Wasseransammlungen in den Beinen oder im Gesicht. Lassen Sie sich bitte vom Arzt regelmäßig Ihren Blutzucker kontrollieren!

Verdauungsschwäche

Die Tibeter würden Ihr Problem als schwaches «Verdauungsfeuer» bezeichnen, und dieses Bild stimmt sehr genau. Ihr Körper bildet nicht genügend Hitze, um die Verdauungsvorgänge anzukurbeln. Dadurch haben Sie ständig mit Verdauungsstörungen zu kämpfen. Sie bekommen leicht Durchfall und/oder Verstopfung, müssen sich manchmal erbrechen, wenn Ihnen etwas nicht bekommt, oder fühlen sich vom Magen her unwohl. Ihre schwache Verdauungshitze ist aus Sicht der tibetischen Medizin schuld daran, dass Sie vieles schlecht vertragen, vor allem Rohkost und kalte Speisen.

Kalte Hände, kalte Füße

Eigentlich leiden Sie fast immer unter kalten Händen und Füßen, doch speziell im Winter kann das ein echtes Problem werden. Ständige Erkältungen drohen, mit Husten, Schnupfen und eventuell sogar Nierenbeckenentzündungen. Noch schlimmer wird alles, wenn Sie sich wenig bewegen. Das verstärkt Ihre Durchblutungsstörungen, die wiederum Ursache Ihrer kalten Hände und Füße sind.

Verschleimte Atemwege

Asthma, Bronchitis, Schnupfen, chronische Nasennebenhöhlenentzündungen – die Palette der möglichen Atemwegserkrankungen ist groß. Das Hauptsymptom ist eine Verschleimung der Atemwege. Schlimmer werden diese von der tibetischen Heilkunde als kalt eingestuften Krankheiten im Winter und hier speziell an kalten, neblig-feuchten Tagen. Behandeln Sie unbedingt Ihre Beschwerden mit Nasenspülungen, Inhalationen, Kräutersauna etc. Sonst werden Ihre Atemwegsprobleme chronisch.

Probleme mit Nieren, Magen, Pankreas

Nieren, Magen und Pankreas sind Ihre anfälligsten Organe. Zu den Nierenkrankheiten gehören neben allgemeinen Funktionsstörungen auch Nierensteine, Nierenbeckenentzündungen und aufsteigende Harnwegsinfektionen. Magenverstimmungen haben mit der schwachen Verdauungshitze (siehe Seite 208) zu tun, eine schlecht funktionierende Bauchspeicheldrüse (Pankreas) kann auf Diabetes hinweisen.

Depressionen

Geraten Ihre Energien in Disharmonie, kann sich bei Ihnen schnell eine depressive Verstimmung entwickeln. Sie sollten in solchen Fällen unbedingt erwägen, sich therapeutisch behandeln zu lassen.

Wege zur Harmonie

Was hilft und heilt

Wärme ist Ihr wichtigstes Heilmittel.

Lernen Sie Ihre Symptome einzuordnen

Wie alle Mischtypen müssen auch Sie lernen, Ihre Symptome einzuschätzen: Handelt es sich um ein Lung- oder ein Bäken-Problem? Die genaue Unterscheidung ist sehr wichtig, weil sich Ihre Heilmittel danach richten. Um Ihre Beschwerden beurteilen zu können, lesen Sie bitte die Symptomliste (Seite 228/229) und ziehen Sie eventuell die Checkliste (Seite 34ff.) hinzu. Weitere Hinweise geben Ihnen die Abschnitte «Ihre Schwachstellen» bei den Grundtypen Lung (Seite 51) und Bäken (Seite 102).

***Übrigens*: Es kommt immer wieder vor, dass man gleichzeitig unter einem Lung- und einem Bäken-Symptom leidet. Hier gilt es, zuerst das stärkere beziehungsweise das gerade akute Problem zu behandeln.**

Hier zwei Beispiele:

- Sie hatten tagsüber viel Arbeit und Stress und haben kaum etwas gegessen. Am Abend können Sie nicht einschlafen. Sie haben eiskalte, feuchte Hände und Füße. Die durch Stress angestiegene Lung-Energie hat Ihre Bäken-Symptome verschlimmert. Sie brauchen Wärme von außen, z.B. einen warmen Stein unter den Füßen und zusätzlich einen wärmenden Schlafdrink (z.B. eine Knochensuppe).
- Sie kommen morgens nur schwer aus dem Bett, wachen mit geschwollenen Lidern auf und brauchen lange, um wach zu werden. Alles Bäken-Symptome, denen Sie mit wärmenden und durchblutungsanregenden Maßnahmen begegnen sollten. Trinken Sie zum Frühstück eine Tasse heißes Wasser und essen Sie etwas Säuerliches oder leicht Pikantes. Danach empfiehlt sich evtl. eine sanfte Gesichtsmassage und Gymnastik.

Tages- und Jahreszeiten

Zwei weitere Kriterien, Ihre Symptome voneinander zu unterscheiden, sind die Tages- und Jahreszeiten.

Lung-Symptome

Lung-Symptome werden besonders stark

- in der Morgendämmerung (etwa zwischen 3 und 5 Uhr) und/oder in der Abenddämmerung (etwa zwischen 19 und 21 Uhr),
- im Spätsommer (Altweibersommer).

Bäken-Symptome

Bäken-Symptome verstärken sich

- morgens (etwa zwischen 9 und 11 Uhr) und/oder abends (etwa zwischen 21 und 23 Uhr),
- im Frühjahr.

Wärmende Steine und Felle

Eine Anschaffung, die sich für Sie in jedem Fall bezahlt macht, ist ein weißer Kalzit-Stein (Kalkspat). Er sollte möglichst flach sein, mit glatt geschliffener Oberfläche. In der tibetischen Medizin wird dieser Heilstein sehr häufig benutzt. Man sagt ihm eine vitalisierende, belebende Wirkung nach.
Kalzit-Steine können Sie leicht auf der Heizung oder im Ofen aufwärmen und dann überall da auflegen, wo Ihnen kalt ist oder Sie sich unwohl fühlen: auf den übersäuerten Magen, auf den Oberbauch, wenn Sie Krämpfe haben, auf die Lenden, um das Lymphsystem anzuregen, und selbstverständlich auch unter die ewig kalten Füße.

Gegen Durchblutungsstörungen gibt es zwei weitere Tipps der Tibeter:

- Suchen Sie sich Steine aus, die Sie in einem See, in einem Fluss oder im Meer finden, also Kieselsteine, und verwenden Sie diese wie Kalzit-Steine.
- Tragen Sie Angorawolle, Pelze, Felle oder andere tierische Häute, vor allem um die Nierengegend.

Kompressen aus Salz oder Stoff

- Salzkompresse: Salzkompressen sind eine tibetische Art, dem Körper punktuell Wärme zuzuführen. Wickeln Sie ein halbes Kilo Mineralsalz (zum Beispiel aus dem Toten Meer) in ein warmes Baumwolltuch ein und legen Sie das «Paket» auf die schmerzenden oder kalten Stellen.
- Stoffkompresse: Bei Verspannungsschmerzen in Nacken oder Schultern benutzen die Tibeter gewalkten Stoff, den sie in warmes Öl tauchen und auflegen.

Tipp gegen Hämorrhoiden

Lung-Bäken-Typen neigen zu Hämorrhoiden. Hier einige Ratschläge aus dem Himalaja:

- Tragen Sie erwärmtes Sesamöl auf die Knoten auf.
- Vermeiden Sie bei der Ernährung scharfe Gewürze und Saures.
- Trinken Sie so viel Buttermilch wie möglich. Die Tibeter behaupten, dass einfache, nicht blutende Knötchen sich davon zurückbilden.
- Ein weiteres Rezept vom Dach der Welt ist die Sesamtherapie: Kochen Sie eine halbe Tasse Reis in einem Topf mit zwei Tassen Wasser, bis das Wasser sich weiß färbt. Das Reiswasser absieben und zusammen mit einem Teelöffel Zucker, fünf Teelöffeln Sesamsamen und einem Glas Milch eine Weile lang nochmals köcheln lassen. Trinken Sie hiervon täglich eine große Tasse.

Verbessern Sie Ihre Durchblutung

Alle Maßnahmen, die Ihre Blutzirkulation ankurbeln, steigern Ihr Wohlbefinden. Also:

- Machen Sie täglich Trockenbürstenmassagen.
- Treiben Sie Sport.
- Lassen Sie sich massieren.
- Gehen Sie in die Sauna.
- Essen Sie scharfe Gewürze (Vorsicht: nicht bei Hämorrhoiden).
- Bewegen Sie sich, soviel Sie können.

→ Gönnen Sie sich eine wärmende Ölmassage mit Mehlabreibung.

Zutaten für eine wärmende Ölmassage mit Mehlabreibung

Um die durchwärmende Wirkung einer Massage zu steigern, schwören die Tibeter auf ihre gewürzten, angewärmten Körperöle. Hier ein Rezept:
Drei bis vier Esslöffel warmes Sesamöl, angereichert mit vier Tropfen Zimtölessenz, einer Prise Muskat und einer Prise Kümmelpulver. Lassen Sie sich mit dieser Mischung eine Ganzkörpermassage geben, und Sie werden merken, wie schnell Ihr Körper durchblutet.
Nach der Behandlung reiben Sie den ganzen Körper mit Linsenpulver ab. Diese Mehlabreibung hat mehrere Effekte. Sie intensiviert nochmals die Durchblutung und sorgt dafür, dass das Sesamöl von der Haut aufgenommen und der Rest vom Mehl absorbiert wird. Nach dem Aufstehen das Linsenmehl sanft abstreifen. Ihre Haut ist jetzt gereinigt und genährt, Sie brauchen nicht mehr zu duschen.

Fasten – nur bedingt

Wenn Sie zu den schlanken Lung-Bäken-Mischungen zählen, ist Fasten nicht das Richtige für Sie. Sind Sie jedoch kräftig gebaut, helfen Fastenkuren Ihnen, sich zu entgiften, und sie bringen Sie auch seelisch wieder ins Lot. Wichtig: Bewegen Sie sich an Ihren Entschlackungstagen viel und trinken Sie viel warme Flüssigkeit – am besten warmes, abgekochtes Wasser oder die auch als Fastentee erprobte tibetische Kräutermischung von Dr. Kalsang Shak «Zu jeder Zeit» (mehr darüber auf Seite 227).
Weitere Fastentipps entnehmen Sie bitte dem Grundtyp Bäken auf Seite 110.

Ihre besten Heiltees

Gegen viele Ihrer Beschwerden ist ein Kraut gewachsen. Diese Teemischungen verordnen tibetische Ärzte. Die Zutaten bekommen Sie zum großen Teil in Apotheken und im Kräuterfachhandel.
Kuriert verschleimte Atemwege: Süßholzwurzel, Rosinen und weißer Kümmelsamen.
Bei Magenverstimmung: Alant, Koriander.
Stoppt Durchfall: Kalmuswurzel, Clematiswurzel, Breitwegerich.
Stärkt die Nieren: Mangokernmark, Jambolana-Frucht.
Für mehr Wärme: schwarzer Pfeffer, Sezuanpfeffer, Koriander, Kardamom, Muskat, Stinkasant, Sanddorn.

Erste Hilfe gegen den Blues

Drückt Ihnen etwas auf die Stimmung, fühlen Sie sich niedergeschlagen? Dr. Namgyal Qusar rät Ihnen, rechtzeitig etwas zu tun, um nicht tiefer in eine depressive Verstimmung hineinzurutschen.

- Finden Sie heraus, was der hauptsächliche Grund für Ihre Frustration ist.
- Wenn Sie es wissen, versuchen Sie, eine einfache Lösung zu finden, und setzen Sie diese um.
- Gibt es keine Lösung für Ihr Problem, ist dies die Lösung! Sie müssen das, was Ihr Stimmungstief auslöst, wohl oder übel akzeptieren.
- Teilen Sie Ihre Gefühle anderen, Ihnen nahe stehenden Menschen mit.
- Bitten Sie diese Vertrauensperson(en) um einen Rat und wenden Sie diesen an.
- Zwingen Sie sich dazu, sich zu bewegen, auch wenn es Sie Überwindung kostet.
- Gehen Sie aus! Ins Kino, ins Theater, zu Vergnügungsveranstaltungen.
- Trinken Sie Yogi-Tee, den Sie zur Hälfte mit Tee aus Johanniskraut auffüllen.
- Essen Sie viel scharfe Gewürze wie Chili, scharfe Paprikaschoten und Pfeffer.

Tipps für Ihren Schlaf

Ihr Schlaf ist oft eine Mischung aus dem leicht störbaren Schlaf der Elfe mit dem tiefen, festen Schlaf der Friedlichen. Wahrscheinlich haben Sie zunächst mit Einschlafschwierigkeiten zu kämpfen, doch einmal eingeschlafen, bleibt Ihr Schlaf tief und fest. Tipp: Bei Schlafstörungen lassen Sie sich vor dem Zubettgehen massieren. Ist Ihr Schlafbedürfnis sehr groß, essen Sie weniger und sorgen Sie für mehr Bewegung. Tibetische Ärzte raten Ihnen übrigens grundsätzlich, morgens früh aus den Federn zu kommen.

Besser leben

Auch Ihre Seele braucht Wärme. In einer Atmosphäre von Geborgenheit tauen Sie auf.

Regeln für Ihren Lebensstil

Gehen Sie aus sich heraus

Zurückhaltende, scheue Menschen leiden oft unter ihrer selbst gewählten Isolation. Genau hier liegt auch für Sie die Herausforderung. Versuchen Sie, aus Ihrer Unnahbarkeit herauszukommen. Die Mauern, die Sie um sich herum aufbauen, schützen Sie zwar vor Verletzungen, machen Sie aber auch einsam.

Zeigen Sie, was in Ihnen vorgeht

Öffnen Sie Ihr Herz! Lassen Sie die Menschen in Ihrer Umgebung wissen, was Sie denken und fühlen, wovon Sie träumen und woran Sie glauben. Ein offenes Miteinander und ein echter Austausch bereichern Ihr Innenleben.

Pflegen Sie Kontakte

Bei starker Bäken-Dominanz haben Lung-Bäken-Frauen den Wunsch, nur für ihre Familie da zu sein. Darüber vernachlässigen sie soziale Kontakte. Doch Ihre Seele braucht Anregungen und Begegnungen mit vielen verschiedenen Menschen. Das macht Sie selbstbewusster.

Leben Sie mit anderen Menschen zusammen

Allein zu leben ist kein Idealzustand für Sie. Es fördert Ihre Neigung zu Depressionen und Ihren Hang zur Unbeweglichkeit. Auch als Single müssen Sie nicht solo leben, es gibt viele Wohnformen, in denen Menschen ihr Leben miteinander teilen.

Suchen Sie nach Ausdrucksmöglichkeiten für Ihre Gefühle

Ihre starken Gefühle wollen ausgelebt sein. Experimentieren Sie mit Kunst, Schreiben, Musik, Singen oder Ausdruckstanz.

Zeigen Sie ruhig, dass Sie sauer sind

Ihre «heilende» Geschmacksrichtung ist sauer. Aber Sie dürfen dies ruhig auch im übertragenen Sinn verstehen. Als Aufruf, Ihren Zorn oder Ihre Wut auszudrücken. Sie haben das Recht, sauer zu sein. Wie Sie richtig mit negativen Emotionen umgehen, entnehmen Sie bitte dem Abschnitt «So mäßigen Sie Ihre Emotionen» (Seite 133) beim Mischtyp Lung-Tripa.

Wie viel Ruhe brauchen Sie wirklich?

Wenn Sie schlecht drauf sind, verbringen Sie mehr Zeit im Bett, als Ihnen gut tut. Deshalb lernen Sie zu unterscheiden: zwischen dem normalen Bedürfnis nach Ruhe und Erholung – zum Beispiel nach anstrengender Arbeit – und der Müdigkeit als Folge von zu viel Bäken-Energie. Im zweiten Fall hilft Ihnen eine Fastenkur. Beachten Sie hierzu bitte auch den Abschnitt «Fasten – nur bedingt» (siehe Seite 159).

Die richtige Ernährung

Ihr Essen soll wärmend wie die Bäken-Kost und nahrhaft wie die Lung-Nahrung sein.

Was Ihnen gut tut

Essen ist kein ganz einfaches Thema in Ihrem Leben. Wegen Ihres geringen «Verdauungsfeuers» haben Sie eher wenig Appetit und essen insgesamt nicht viel – unter anderem, weil Sie vieles nicht vertragen. Die tibetische Ernährungslehre kann Ihnen vielleicht helfen, ein neues Verhältnis zum Essen aufzubauen, da es Ihnen damit einfach besser geht.

Ihre wichtigsten Essregeln

- Essen Sie wenig Fett, vor allem keine Speisen, die mit alten, erhitzten Fetten hergestellt werden, wie zum Beispiel Frittiertes.
- Nehmen Sie viel pflanzliches Eiweiß zu sich.
- Meiden Sie nach Möglichkeit Süßes.
- Suppen sind bekömmlich für Sie, sie dürfen jedoch nicht so fett sein.
- Verzehren Sie wenig stärkehaltige Nahrungsmittel – zu ihnen zählen übrigens auch Kartoffeln.
- Trinken Sie viel Tee und gekochtes, warmes Wasser.
- Verzichten Sie auf schwere Mahlzeiten zugunsten häufiger, kleinerer Mahlzeiten. Sie können gut und gern vier bis fünf kleine Snacks zu sich nehmen. Gute Zeiten dafür sind morgens, mittags, drei Stunden nach dem Mittagessen und zwei Stunden vor dem Zubettgehen (dann am besten Suppen).
- Berücksichtigen Sie die Jahreszeiten in Ihrem Ernährungsplan. Im Sommer und Herbst empfehlen die Tibeter vorwiegend Lung-Nahrung, im Winter und Frühling überwiegend Bäken-Kost. Besonders wichtig für Sie ist, im Sommer nur wenig Rohkost, wenig kalte Speisen und Getränke und nur hin und wieder die Früchte der Saison zu sich zu nehmen. Im Winter sollten Sie Rohkost, kalte Speisen und Getränke am besten ganz meiden und nur sehr wenig Obst essen.

Die Geschmacksrichtungen für Ihren Typ

Sehr empfehlenswert: alles, was sauer schmeckt
Empfehlenswert: Nahrungsmittel mit der Geschmacksrichtung salzig
In Maßen zu empfehlen: scharf gewürzte Speisen
Besser meiden: Lebensmittel mit den Geschmacksrichtungen süß, bitter, zusammenziehend (herb)

Wie die Geschmäcker Ihre Energien beeinflussen und welche Nahrungsmittel Ihnen entsprechen, lesen Sie bitte auf Seite 17ff.

So könnte Ihr Essen für einen Tag aussehen

Das Frühstück

Trinken Sie auf nüchternen Magen ein Glas gut warmes, abgekochtes Wasser. Genießen Sie danach ein warmes, leicht saures und/oder leicht pikantes Frühstück, zum Beispiel:

- ein oder zwei Scheiben getoastetes, dunkles Brot mit Butter, Schinken und Gurke, evtl. einige Granatapfelkerne; als Getränk Ingwertee mit Honig,
- Reisporridge, gewürzt mit Zimt, Muskat und Honig oder
- eine Tasse dicke Reissuppe mit etwas schwarzem Pfeffer.

Das Mittagessen

Mittags sollten Sie Ihr Hauptgericht zu sich nehmen. Zum Beispiel Lamm oder Fisch, fettarm gedünstet oder mit Kräutern gekocht (siehe Gewürzeliste). Dazu Gemüsereis.

Zur Kaffeepause

Ingwertee mit Zitrone und Honig, dazu ein paar Trockenfrüchte und Nüsse stellen für Sie den idealen Nachmittagssnack dar.

Das Abendessen

Essen Sie abends eine Fleischbrühe mit Gemüse und Reis oder Nudeln (siehe nachfolgendes Rezept).

Dieses Abendessen ist übrigens auch ein sehr gutes Frühstück!

Die Fleischbrühe für Ihren Typ

Zutaten für eine Person:

- Ingwer,
- Kardamom,
- Knoblauch,
- 200 Gramm Lammfleisch ohne Fett oder Hühnerfleisch ohne Haut (wegen des Fettes),
- Langpfeffer,
- Reis oder Nudeln.
- Rettich,
- Salz,
- Zimt,
- Zwiebel.

Schneiden Sie die Kräuter und Gewürze klein und den Rettich in zehn Zentimeter große Scheiben. Legen Sie das Fleisch in einen Topf und bedecken Sie es mit Wasser. Nun geben Sie die Gewürze und den Rettich hinzu und lassen das Ganze erst aufkochen, dann weiterköcheln. Eventuell müssen Sie noch etwas Wasser nachgießen. Wenn das Fleisch gar ist, ist Ihre Suppe fertig. Als Beilage empfehlen sich Reis oder Nudeln. Wenn Sie es den Tibetern gleichtun wollen, reichern Sie Ihre Suppe mit etwas Tsampa (siehe folgendes Rezept) an, das macht sie sämig.

Tsampa

Tsampa, das Mehl aus gerösteter Gerste, gehört zu den traditionellen Grundnahrungsmitteln der Tibeter. Es wird als Grundlage für die verschiedensten Gerichte verwendet – unter anderem rührt man es in tibetisches Bier, in Wein oder Buttertee ein oder reichert Suppen damit an. Tsampa ist ein tibetisches Nahrungsheilmittel gegen kalte Krankheiten. Es hilft gegen Störungen der Lung- und der Bäken-Energie.

Zutaten:

→ Gerstenkörner,

→ Wasser.

Gerstenkörner waschen und über Nacht in Wasser einweichen. Morgens das Wasser abgießen und die Körner auf einem sauberen Tuch zum Trocknen ausbreiten. Wenn die Gerste trocken ist, in einer großen Eisenpfanne ohne Fett rösten. Danach zu Mehl mahlen.

Zwei Tsampa-Rezepte:

Eine der beliebtesten Speisen aus tibetischen Dörfern heißt «Semgong». Sie ist einfach und nahrhaft: Etwas Wasser in einem Topf kochen, einen Teelöffel Salz und drei Teelöffel Butter hinzugeben. Dann 500 Gramm Tsampa einrühren, bis ein fester Brei entsteht – fertig. Wollen Sie den dickflüssigen Tsampa-Tee «Ja-dhur» ausprobieren, rühren Sie nach und nach eine Hand voll Tsampa und einen Teelöffel Butter in eine Tasse gesalzenen Schwarztee. Während des Einrührens fangen Sie schon mit dem Essen an.

Hiervon sollten Sie viel essen

Wollen Sie sich typgemäß ernähren? Dann beziehen Sie diese Liste in Ihren Speiseplan mit ein. Es handelt sich überwiegend um wärmende Nahrung, die Ihre kalten Energien harmonisiert.

Getreide und Gemüse

Fenchel
Frühjahrszwiebeln (gut)
abgelagertes Getreide (mindestens ein Jahr alt), vor Gebrauch Getreide rösten
Hafer
Lauch
Reis
Zwiebeln (sehr gut)

Kräuter und Gewürze

Chili (wenig)
Gewürznelken
Ingwer (sehr gut)
Kardamom (großer und kleiner)
Knoblauch (in Maßen)
Koriander (sehr gut)
Kümmel (weiß), auch Kreuzkümmel
Langpfeffer (sehr gut, auch bei Magenproblemen)

Muskat (Vorsicht bei Nierenschwäche)
Peperoni (mäßig)
schwarzer Pfeffer
Rosinen (mäßig)
Salz
Sanddorn (als Saft)
Sezuanpfeffer
Stinkasant
Süßholz
Zimt

Früchte

Aprikosen (mäßig)
Granatapfel (sehr gut bei Verdauungsstörungen)
Rhabarber
Sanddorn

Nüsse und Samen

Leinsamen (mäßig)
Sesam (sehr gut)

Fleisch

Hühnerfleisch, ohne Haut
Lammfleisch, ohne Fett
Schaf

Fette und Öle

Butter (in Maßen)
Ghee (geklärte Butter)
Sesamöl (sehr gut)

Milchprodukte

Buttermilch
Molke
Hartkäse (z.B. alter Bergkäse, aber nur mäßig)

Alkohol

Wein, in Maßen

Darauf sollten Sie verzichten

Diese Nahrungsmittel wirken kühlend und erhöhen damit Ihre kalte Energie. Vor allem, wenn es Ihnen nicht gut geht, sollten Sie auf diese verzichten.
Backwaren, speziell süße
kalte Getränke
Rohkost
kalte Speisen
Zucker, vor allem weißer

Bewegung und Wellness

Finden Sie einen Kompromiss zwischen Ihrem Ruhebedürfnis und der Aufgabe, sich zu bewegen.

Sport: Ja, aber nicht zu viel

Bewegung bringt Sie auf allen Ebenen weiter, aber nur, wenn Sie es richtig machen. Halten Sie sich an die bewährte Devise «mäßig, aber regelmäßig». Tibetische Ärzte empfehlen: Anstrengungen immer nur für kurze Phasen, dann eine Pause. Und im Winter immer nur indoor sporteln, hier eignen sich geselliges Bowling, Billard oder Tischtennis.

Oder wie wär's mit Bauchtanz oder indischem Tempeltanz? Von Ihrem Naturell her haben Sie ein gutes Gefühl für Musik und weiche, weibliche Bewegungen.

Wellness für den Winter

Ist es draußen kalt, schrumpft Ihre Lebensenergie zusammen. Deshalb hier einige Verhaltenstipps:

- → Bleiben Sie ohne schlechtes Gewissen im Warmen, wenn Ihnen das Wetter draußen zu unwirtlich ist. Kalter Wind schadet Ihnen wirklich.
- → Winterspaziergänge bei klarem Wetter sind in Ordnung, weil Sie dabei Sonnenlicht tanken (und Winterdepressionen vorbeugen). Aber bitte unbedingt warm einpacken, vor allem Kopf, Ohren und Hals!
- → Heizen Sie Ihre Räume gut, damit Sie sich wohl fühlen.
- → Tragen Sie Unterwäsche aus Wolle oder Angora.
- → Gehen Sie viel in die Sauna und machen Sie Aufgüsse mit ätherischen Ölen. Gut für die Atemwege sind Latschenkiefer, Lavendel, Kanuka.

Tibetische Akupressur-Massage

Die folgende Akupressur-Behandlung mit warmem Öl wirkt speziell gegen ein typisches Lung-Bäken-Problem: schlechte Durchblutung. Man braucht:

- → ein etwa taschentuchgroßes Stück Baumwolle,
- → zwei bis drei Esslöffel Sesamöl.

Das Sesamöl wird erwärmt. Aus der Baumwolle wird ein langer Stab geformt. Bei der Behandlung wird dieser Stab immer wieder in das Sesamöl eingetaucht. Anschließend werden damit in kleinen, kreisförmigen Bewegungen die folgend genannten Punkte massiert. An einem Punkt wird so lange verweilt, bis das Öl erkaltet ist. Dann erst geht es zum nächsten Punkt. Betrachten Sie hierzu auch die Abbildungen auf den Seiten 222–224.

- → Scheitelpunkt: der höchste Punkt des Kopfes, eine kleine Mulde in der Fontanelle.
- → Der Punkt in der Mitte des Brustbeins, der auf Herzhöhe liegt. Man erkennt ihn daran, dass er ein wenig wehtut, wenn man ihn drückt.
- → Der Punkt zwischen dem 7. Halswirbel und dem 1. Brustwirbel. Den 7. Halswirbel erkennt man sofort, wenn man den Kopf vorbeugt. Er ist derjenige, der stark hervorsteht.
- → Der Punkt zwischen dem 4. und 5. Brustwirbel.
- → Der Punkt zwischen dem 5. und 6. Brustwirbel.

- Der Punkt zwischen dem 11. und 12. Brustwirbel.
- Der Punkt zwischen dem 1. und 2. Lendenwirbel.
- Der Punkt in der Mitte des Handtellers.
- Der Punkt in der Mitte der Fußsohle.

Gyu.Lam.Dol-Übungen, die Körper und Seele wärmen

Die folgenden Handpositionen energetisieren die Lung-Bäken-Konstitution. Sie stammen zwar nicht aus der tibetischen Tradition, wurden aber nach ihren Prinzipien entwickelt.

Zum Tagesbeginn

Lassen Sie morgens gleich nach dem Aufwachen wärmende und ausgleichende Energie durch Ihren Körper strömen: Legen Sie das rechte Handchakra direkt auf das Scheitelchakra. Die Mitte Ihres Handtellers liegt also auf dem Scheitelpunkt Ihres Kopfes. Das linke Handchakra ruht auf dem Sonnengeflecht. Dies ist der Punkt etwa in der Mitte zwischen Brustbein und Nabel. Atmen Sie während dieser energetischen Verbindung ganz ruhig und stellen Sie sich vor, dass ein Strom aus Regenbogenfarben zwischen dem Scheitelchakra und dem Sonnengeflecht fließt. Spüren Sie, wie die Farben aus diesem Strom alle Ihre inneren Organe beleben und durchwärmen. Nach einigen Minuten fühlen Sie sich frisch und lebendig.

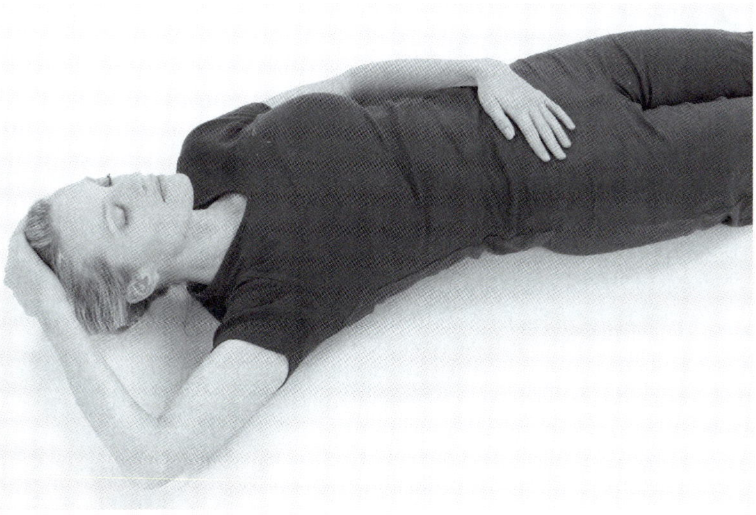

Tagsüber

Sind Sie tagsüber nervös oder verwirrt und möchten Ihre Gedanken ordnen, dann hilft Ihnen diese Übung: Legen Sie beide Mittelfingerspitzen links und rechts des ersten Halswirbels an die Schädelbasis, und zwar über Kreuz. Dabei geben Sie das Gewicht Ihres Kopfes in Ihre gekreuzten Finger und Hände.

Sie können diese Übung im Sitzen oder im Liegen machen. Schließen Sie dabei die Augen und schicken Sie gedanklich von den Augen aus Licht zu Ihren Fingerspitzen an der Schädelbasis. Lassen Sie dieses Licht in Ihrer Vorstellung überall im Kopf zirkulieren und senden Sie es dann hinunter zum Herzchakra. Nach ein paar Minuten stellt sich vielleicht ein wohliges Prickelgefühl in den energetisierten Zonen ein. Genießen Sie es, wie Ihr Geist sich beruhigt und Ihr Herz wohlig warm wird.

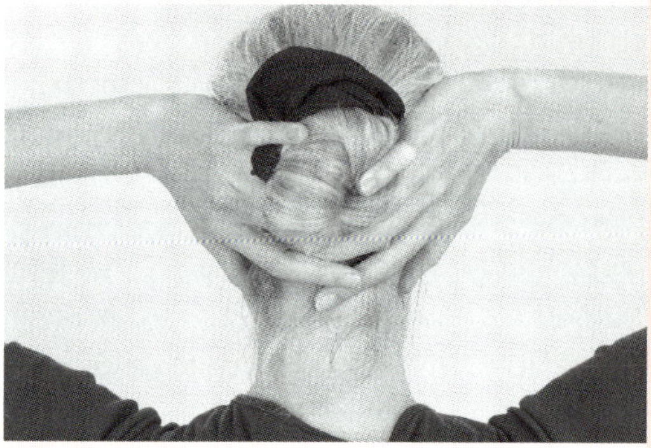

Abendübung

Zum harmonischen Abschluss Ihres Tages: Legen Sie Ihr rechtes Handchakra auf das Herzchakra, das linke Handchakra ruht auf dem Nabelchakra. Atmen Sie tief und ruhig und spüren Sie mit den Händen, wie sich Ihr Körper beim Einatmen ausdehnt. Stellen Sie sich nun vor, dass sich auch Ihr Geist mit jedem Einatmen erweitert.

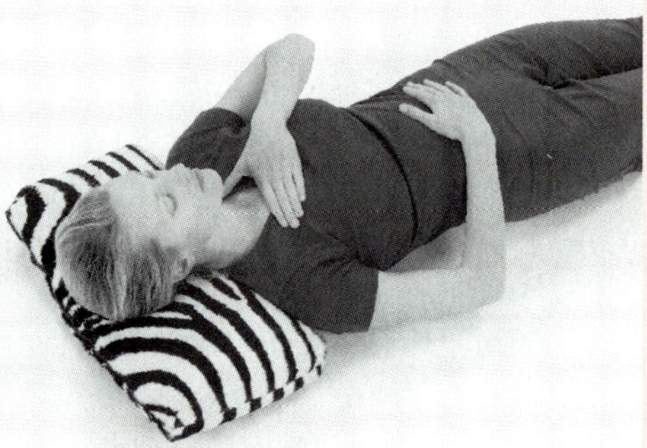

Beim Ausatmen bringen Sie dann in Gedanken Herz und Bauch zusammen. Die buddhistische Lehre besagt, dass Sie damit in Ihre innere Heimat kommen.
Wollen Sie mehr über die Gyu.Lam.Dol-Methode erfahren? Dann lesen Sie weiter in Kapitel zehn (Seite 225).

Kum Nye – tibetischer Heilyoga

In den Klöstern des alten Tibet gehörte Kum Nye (gesprochen kumjee) zu den bewusstseinsfördernden Körperübungen. Auch die Medizin-Lamas trainierten damit ihre Achtsamkeit. Für westliche Menschen war diese Form jedoch zu schwer. Deshalb entwickelte der in Kalifornien lebende tibetische Lama Thartang Tulku Rinpoche ein neues Kum-Nye-Konzept, nach dem man heute in den USA und in Europa lehrt.
Die Übungen sind betont einfach und bringen eigentlich alle drei Energien in Einklang. Weil sie den Organismus aber sehr stark beleben und durchbluten (gut für Bäken) und gleichzeitig Stress auflösen (gut für Lung), werden sie hier dem Lung-Bäken-Typ zugeordnet. Zum Kennenlernen zwei Grundübungen:

Sitzen in den sieben Gesten

Kum Nye beginnt immer mit der Meditationshaltung des Buddha Vairocana. Sie besteht aus sieben Gesten:

1. Sitzen Sie aufrecht und entspannt mit verschränkten Beinen. Es muss nicht die Lotushaltung der Buddhas sein. Notfalls können Sie sogar auf einem Stuhl sitzen.
2. Legen Sie die Hände mit den Handflächen nach unten ganz locker auf die Knie. Auch Schultern und Arme sollen sich dabei entspannen.
3. Die Wirbelsäule ist aufrecht, aber nicht starr. Wenn Sie auf einem Stuhl sitzen, bitte nicht anlehnen.
4. Ziehen Sie nun das Kinn ein wenig nach hinten. Die Stirn geht dabei automatisch etwas nach vorn.
5. Die Augen sind halb geöffnet und ruhen entspannt auf einem Punkt am Boden, etwa in Verlängerung des Nasenrückens nach unten.
6. Der Mund ist leicht geöffnet, als hielten Sie ein Reiskorn zwischen den Lippen.
7. Die Zungenspitze berührt den Gaumen hinter den Schneidezähnen.

Freudiges Atmen

In der Haltung der sieben Gesten entspannen Sie nun ganz bewusst Kehle und Bauch. Atmen Sie weich durch Mund und Nase gleichzeitig. Spüren Sie alle Verspannungen in Ihrem Körper auf und atmen Sie in diese Stellen hinein. Nehmen Sie sich Zeit dafür – lassen Sie den Atem immer weicher werden. Manchmal taucht ein Gedanke oder eine Körperempfindung, vielleicht sogar ein schmerzhaftes Gefühl auf. Lassen Sie alles bestehen oder kommen und gehen – ganz ohne Wertung. Die heilende Energie des bewusst erlebten Atmens soll Sie Atemzug um Atemzug erfüllen. Spüren Sie den Atem als Ihre Lebensenergie und bleiben Sie in diesem Zustand, solange es Ihnen ohne Zwang möglich ist.

Musik für Ihren Typ

Musik drückt tiefste Gefühle und Gedanken aus – ganz ohne Worte. Warum folgen Sie nicht dem Rat des Philosophen Arthur Schopenhauer: Strömen Sie mit dem Fluss der Rhythmen und Melodien mit, ohne zu denken. Tanzen Sie – auch (und gerade), wenn Ihre Stimmung auf dem Nullpunkt ist.
Die folgenden Musikempfehlungen gelten speziell für Ihren Typ.

Tibetisch

Yungchen Llahmo: Coming Home. Real World/Virgin, UPC 7243 8457 8527. Eigene Lieder einer tibetischen Sängerin, untermalt von professionellen Weltmusikern.

Indisch

Ravi Shankar/George Harrison: Chants of India. Polygram Angel/Universal EAN 7243 8559 4823. Vedische Mantren, begleitet von westlichen und östlichen Instrumenten.

New Age

Oliver Shanti & Friends: Tibetiya. WEA. Tibetische Kultur in westlichem Gewand.
Mehr über den Einfluss von Musik auf Stimmungen lesen Sie auf Seite 226.

Ein erholsamer Urlaub

Im Winter ab in die Sonne, das ist für Sie ideal.

Hitze – kein Problem

Es gibt nicht das ideale Urlaubsland für Sie, aber das ideale Klima: warm und trocken. Als extrem wärmebedürftiger Mensch sollten Sie sich überlegen, ob Sie Ihren Haupturlaub nicht generell in den Winter verlegen und in ein warmes Land fliegen. So genießen Sie den Sommer in Deutschland und können im Winter in der Ferne Wärme tanken. Empfehlenswert sind zum

Beispiel die Mittelmeerländer (im Sommer), die Kanarischen Inseln, Marokko, Südafrika, Indien (im Winter).
Da Sie einiges an Wärme ertragen können, ist selbst stärkere Hitze für Sie noch tolerabel. Nur eines sollten Sie sich nicht zumuten – kaltes oder kühles, feuchtes Klima. Ferien in Skandinavien oder an der Nordsee sind klare Gegenanzeigen.

Keine Massenziele

Wo immer Sie hinfliegen, beachten Sie, dass Sie sich in touristischen Massenhotels nicht so verhalten können, wie Sie es brauchen. Die Unruhe an überfüllten Plätzen macht Sie nervös, und unter allen «Aktivitäten» ist das Herumliegen am Strand sicher wenig sinnvoll. Am besten, Sie finden eine Mischung aus Muße, Kultur und Bewegung. Auch gegen Abenteuerreisen ist nichts einzuwenden, solange Sie nicht durch Schnee und Eis wandern müssen. Trekkingtouren durch Peru o.Ä. hingegen bringen Ihnen viel: Sie erleben außergewöhnliche Begegnungen, sind in Bewegung, in einer Gruppe unterwegs und genießen Natur.

So wohnen Sie optimal

Natur und Kultur – Sie brauchen beides.

Eine Wohnung im Grünen

Sie fühlen sich im Grünen wohl. In einem Ort außerhalb der Stadt, wo Ihrem Bedürfnis nach Ruhe und Beschaulichkeit stattgegeben wird. Von Natur umgeben zu sein ist Balsam für Ihre Nerven. Zudem brauchen Sie die Möglichkeit, zu Spaziergängen und Jogging-Runden aufbrechen zu können. Gut für Sie ist es aber auch, Kino, Theater und andere Unterhaltungsmöglichkeiten in der Nähe zu haben, damit Sie immer wieder aus dem Alltagstrott herauskönnen.
Aus Sicht der tibetischen Harmonielehre sollten Sie weder im Erdgeschoss (zu kalt) noch in einem hohen Stockwerk (zu luftig) leben, vielleicht eher im zweiten oder dritten Stock. Auch hohe Räume werden Ihnen angeraten, denn Ihr Bäken-Anteil erstickt sonst in der Enge.
Zum Thema Licht gilt: weder grelle Helligkeit noch allzu düstere Räume. Ganz oben auf der Prioritätenliste steht eine gut funktionierende Heizung, am besten ein wärmender Kachelofen, und trockene Wände, möglichst aus Ziegel. Beton ist ein zu kaltes Baumaterial.

Last not least sollten Sie großen Wert auf einen guten Schlafplatz legen, der Ihnen das Gefühl von Wärme und Geborgenheit vermittelt.
Bei den Farben wählen Sie am besten bräunliche, rötliche, rotbraune, auch gelbliche Schattierungen für Möbel, Wände und Dekoration.

Kleider zum Wohlfühlen

Warm anziehen! Ansonsten können Sie nicht viel falsch machen.

Ziehen Sie sich warm an

Ihnen sollen Kleider in erster Linie Wärme geben. Wählen Sie auch im Sommer keine stark kühlenden Materialien wie Seide oder synthetische Gewebe. Besser ist leichte Schurwolle. Im Winter ist warme Unterwäsche angesagt. Also bitte keine nabelfreie Mode, Ihre Nieren sind einfach zu empfindlich. Sind Sie zu kühl bekleidet, kann es passieren, dass Sie den ganzen Tag über frösteln und sich unwohl fühlen.
Farben: Sie können alle Farben tragen, aber wählen Sie im Zweifelsfall eher den dunkleren Ton als den hellen.

Beruf als Berufung

Jobs, die Dynamik und Beweglichkeit erfordern, gleichen Sie am besten aus.

Für alle Sparten geeignet

Sie sind zuverlässig, gründlich, gewissenhaft und haben eine sehr sanfte, verbindliche Art. Mit diesen Eigenschaften kommen sehr viele Jobs für Sie in Frage. Als Sekretärin oder Kindergärtnerin können Sie ebenso Lorbeeren ernten wie in technischen Berufen, als Architektin, Juristin oder als Wissenschaftlerin. Allein diese Aufzählungen zeigen, dass die Sparte bei Ihnen nicht wichtig ist. Ihnen geht es darum, sich einbringen zu können, und zwar gründlich und genau. Um Ihre Energien auch im Berufsleben zu harmonisieren, sollten Sie sich hin und wieder um «feurige» Angelegenheiten kümmern. Nehmen Sie ruhig mal einen riskanten Auftrag an, bei dem Sie Ihre Fähigkeiten unter Beweis stellen müssen. Trauen Sie sich etwas zu. Einen kühlen Kopf bewahren Sie allemal, wenn es knifflig wird. Jobs mit «Feuerqualität», die Dynamik und Power erfordern, gibt es in der Unterhaltungsbranche. Als Moderatorin, Entertainerin oder Schauspielerin kommt Ihre coole und trotzdem sympathische Art zum Einsatz, gleichzeitig bringen die vielen Kontakte Sie auf Trab.

Nicht draußen und nicht nachts arbeiten

Einen Ratschlag gilt es bei allen Berufen zu beherzigen: Treten Sie nach Möglichkeit keine Jobs an, bei denen Sie Wind und Wetter ausgesetzt sind. Försterin, Landwirtin, Gärtnerin oder Fischerin sind keine Idealberufe. Vorsicht auch bei Schichtarbeit. Ihr Zeitsystem ist besonders sensibel.

Liebe, die Sie trägt

Glücklich werden Sie mit Männern, mit denen Sie mindestens eine Ihrer Energien teilen.

Gleiche Mischung – gute Mischung

Gleich und Gleich gesellt sich gern – dieses Motto scheint es auch im fernen Tibet zu geben. Jedenfalls empfiehlt Ihnen die Lehre von dort, einen Partner der gleichen Typ-Mischung zu wählen. Lung-Bäken-Männer teilen Ihre Neigungen, verstehen Ihre Gedanken, erraten Ihre Gefühle und Bedürfnisse. Und sie haben den gleichen Hang zum Familienleben. Sehr harmonisch kann diese Verbindung werden, wenn Sie sich in der Weiterentwicklung unterstützen. Machen Sie zusammen Abenteuerurlaube, gestalten Sie Ihr Leben lebendig und abwechslungsreich, treiben Sie gemeinsam Sport. Bleibt einer von Ihnen beiden aber hinter dem anderen zurück, kann auch diese Verbindung problematisch werden, weil Sie sich gegenseitig lähmen.

Auch nicht schlecht: etwas mehr Temperament

Etwas aufregender geht es in einer Beziehung mit einem Partner zu, der einen feurigen Anteil in sich trägt, also einem Mischtyp Tripa-Bäken oder Lung-Tripa. Beide Männer besitzen die Fähigkeit, Sie hinterm Ofen hervorzulocken – und das tut Ihnen außerordentlich gut. Während Lung-Tripa Ihnen das Leben eher von der kreativen, unkonventionellen Seite her schmackhaft macht, kommen Sie mit der Tripa-Bäken-Mischung in den Genuss des souveränen Hausherrn. Dieser Mann zeigt Ihnen mit Bestimmtheit, wo ihr beider Weg entlanggeht. Seiner Richtung zu folgen ist keine schlechte Idee, denn sie führt in eine gesicherte Existenz. Männer dieses Schlags brauchen eine Frau wie Sie, die ihm den Rücken stärkt. Lassen Sie sich aber nicht von seinem «Charisma» überrollen.

Zu stark von einer Energie dominiert? Vorsicht!

Vorsicht vor Männern mit starker Tripa-Dominanz. Ihre Liebe ist zwar voller Leidenschaft, aber ohne Rücksicht und Feingefühl. Stark lungbetonte Partner wiederum sind sehr kompliziert und verwirrend. Der Bäken-Mann schließlich hat das Feuer, das Sie brauchen, selbst nicht.

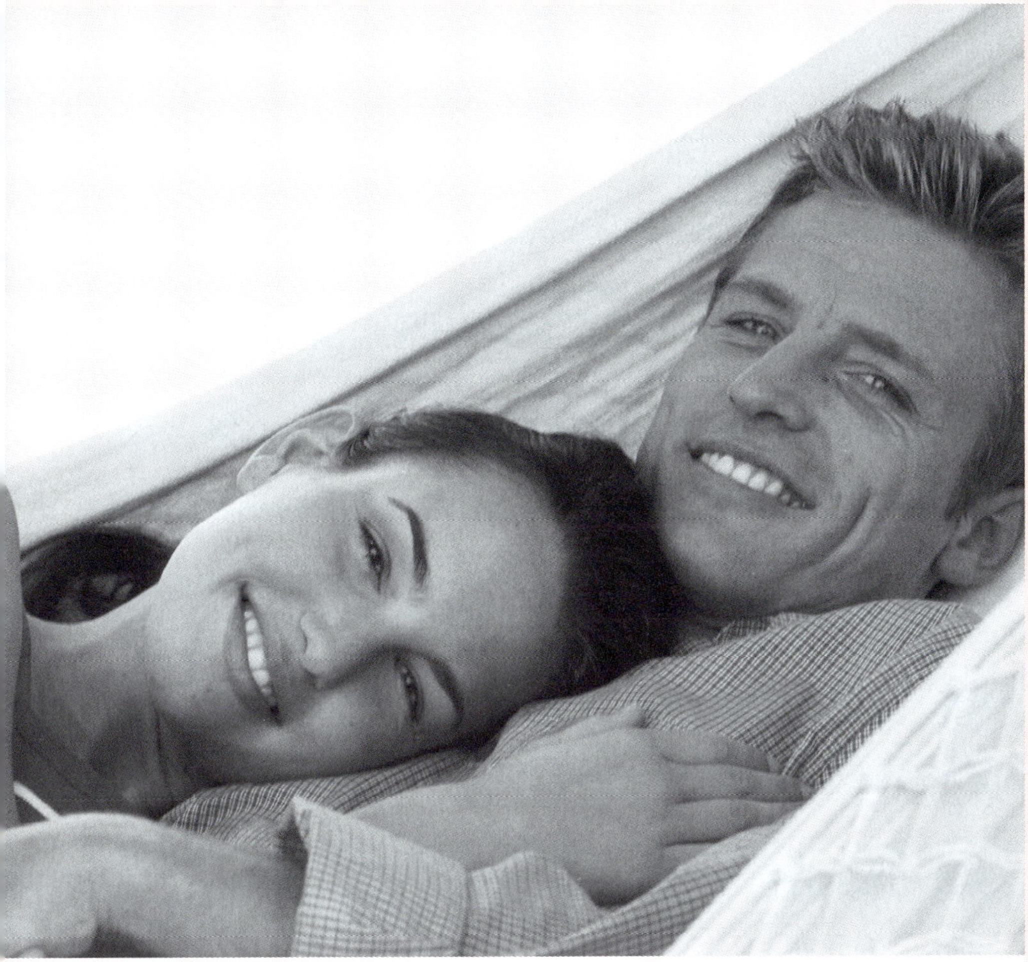

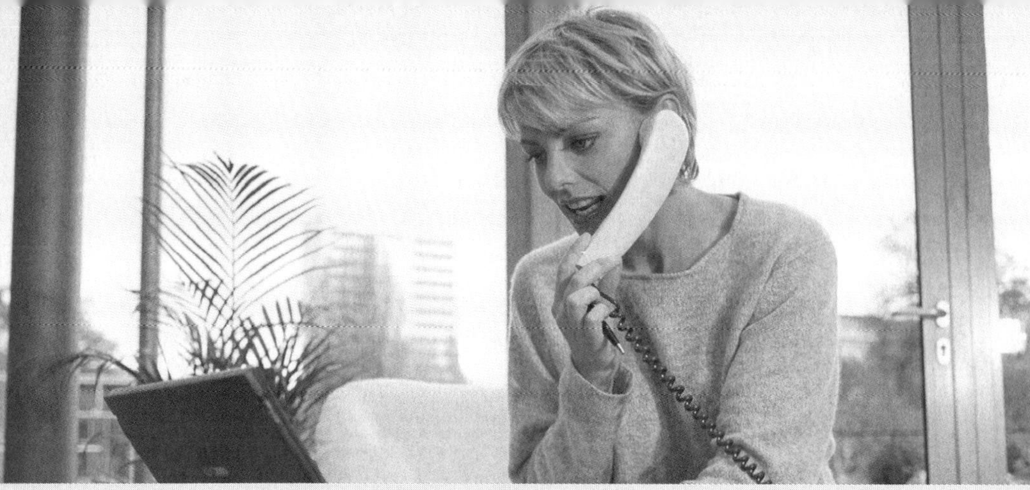

Die Souveräne

Mischtyp: Tripa-Bäken
Elemente: Feuer, Wasser und Erde

Ihre heiß-kalte Elemente-Mischung macht Sie zur Powerfigur. Robust, stabil, vital und anpassungsfähig – Sie sind die Mixtur der geborenen Siegerin, ausgestattet mit natürlicher Autorität und souveräner Ausstrahlung. Doch auch Ihnen fehlt ein Element zur perfekten Harmonie: die Qualität der Luft mit ihren intuitiven Eigenschaften. Ihre Aufgaben bestehen darin, Rücksicht und Respekt gegenüber Schwächeren zu lernen und Ihre Sensibilität für feinere Schwingungen zu trainieren.

So sind Sie

Körperbau und Aussehen

Ihr kraftvoller Körper und Ihr selbstsicheres Auftreten verbreiten Respekt.

Eine starke körperliche Präsenz

Kompliment, Sie machen Eindruck. Bereits durch Ihre imposante Gestalt, Ihre stolze, aufrechte Haltung und Ihren energischen Gang vermitteln Sie das Gefühl von Überlegenheit. Meistens sind Sie mittelgroß bis groß, mit einer festen, starken Figur, die durchaus üppig sein kann. Egal, ob Sie mehr zum muskulösen Tripa-Grundtyp neigen, zum weicheren, korpulenten Bäken-Typ oder zu einer Mischung aus beiden, immer haben Sie eine starke körperliche Präsenz.

Prägnant und ausdrucksstark wie Ihre ganze Person ist auch Ihr meist quadratisch geformtes Gesicht. Mit seinen strahlenden Augen wirkt es dynamisch, offen und sympathisch. Ihre Haut ist häufig hell oder tendiert ins Rötliche und besitzt einen öligen Schimmer. Das Haar fettet eher leicht, ist voll, kräftig und gesund. Durch Ihr kompaktes Gewebe und Ihre kraftvolle Lebensenergie gehören Sie zu den Menschen, die sehr lange ihre dynamische Ausstrahlung behalten.

Die Persönlichkeit der Souveränen

Unter den Menschen, die privat und beruflich sehr erfolgreich sind, besitzen viele Ihre Konstitution.

Günstig kombiniert: die heiß-kalte Persönlichkeit

Von allen sieben Tibeterinnen haben Sie den meisten Erfolg. Sie nehmen die Hürden des Lebens im Laufschritt. Dank Ihrer Hartnäckigkeit und Ihres energischen Einsatzes öffnen sich Ihnen viele Türen. Manche gehen wie von selbst auf, andere rennen Sie schon mal ein (glauben aber hinterher, sie wären schon offen gewesen). Das Geheimnis Ihrer Power: In Ihnen sind die Gegenpole kalt und heiß vereint. Der Bäken-Anteil stabilisiert die Dynamik des Tripa-Typs. Eine sehr günstige Kombination. Sie hilft Ihnen, sich einen guten Platz in dieser Welt zu schaffen und sich an die Schnelllebigkeit und die Widersprüche unserer Zeit anzupassen. Wie bei allen Mischtypen können sich Ihre beiden Energien sehr unterschiedlich auswirken. Vielleicht besitzen Sie die freundliche, bedächtige und vertrauenswürdige Art des Bäken-Typs, sind jedoch körperlich sehr aktiv und vital (Tripa). Oder Sie haben ein feuriges Temperament, wirken dynamisch und manchmal aggressiv (Tripa), neigen aber zur Korpulenz (Bäken). Besitzen Sie die charakterlichen Vorteile beider Grundtypen, zähmt und zügelt die Vorsichtigkeit des Bäkentyps Ihr Feuer. Das macht Sie mental sehr ausgeglichen. Insgesamt sind Sie nicht so leicht aus dem Gleichgewicht zu bringen. Sie sind eine gesunde, selbstbewusste Persönlichkeit, körperlich und psychisch sehr belastbar. Durch diese natürliche Überlegenheit übernehmen Sie automatisch in jedem Team die Führungsrolle und werden als Boss anerkannt.

Ihr Erfolg kann Sie eitel machen

Ihre Schattenseite leitet sich aus den feuchten beziehungsweise öligen Qualitäten Ihrer Elemente-Kombination ab. Weil Ihnen im Leben der Erfolg auf so vielen Ebenen quasi hinterherläuft, entwickeln Sie leicht eine gewisse Überheblichkeit, können eitel und sehr egoistisch werden. Da man sich mit Ihnen nicht gern anlegt, wird Ihnen nur selten Kritik entgegengesetzt. Das verführt Sie zur Selbstüberschätzung (Tripa). In Kombination mit Selbstzufriedenheit (Bäken) entsteht im negativen Fall eine sehr bornierte Lebenshaltung. Sind Ihre Energien in Disharmonie, kann es passieren, dass Sie sich total und absolut von Gegebenheiten und Realitäten entfernen. In diesem Zustand verzerrter Wahrnehmung nehmen Sie nur noch die Dinge wahr, die Sie zu sehen wünschen. Freunde suchen Sie dann danach aus, ob sie die eigenen Ziele und Meinungen teilen, Menschen mit unbequemen oder das Weltbild störenden Ansichten werden abgewertet oder als «Feinde» abgewehrt und bekämpft.

Kritik prallt an Ihnen ab

Im Zustand der Disharmonie passt bei Tripa-Bäken das Beispiel von der Feuchtigkeit und der Öligkeit. Ähnlich wie Wasser auf dem Gefieder einer Ente abperlt, so prallt auch Kritik an Ihnen ab oder wird höchstens nebenbei registriert. Diese problematischen Eigenschaften können das Zusammenleben mit Ihnen sehr schwer machen, vor allem dann, wenn Sie durch Ihren Erfolg quasi unantastbar sind.

Körper und Gesundheit

Ihre Gesundheit ist recht stabil.

Ihre Schwachstellen

Zu welchen Krankheiten Sie neigen, hängt davon ab, ob Sie den aktiven Stoffwechsel von Tripa oder den trägen von Bäken besitzen.

Akute und chronische Krankheiten

Kalte, chronische Krankheiten wie Diabetes, ein träger Darm, Ödeme, Asthma oder Zysten machen Ihnen zu schaffen, wenn Sie den korpulenten Körperbau der «Friedlichen» haben. Sind Sie eher athletisch gebaut, müssen Sie öfter mit heißen, akuten Krankheiten rechnen, wie plötzlich stark ansteigendem Fieber, heftigen Infekten und Infektionskrankheiten, die mit Fieber einhergehen. In solchen Fällen sollten Sie sofort einen Arzt aufsuchen.

Brennende Kopfschmerzen

Migräne und andere stechende und brennende Kopfschmerzen sind klassische Beschwerden Ihres Typs. Sie gehören zu Ihrem Tripa-Anteil. Die tibetische Heilkunde bezeichnet diese Kopfschmerzen als «heiß», weil sie mit einem Hitzegefühl einhergehen.

Probleme mit Leber und Galle

Leber und Galle bereiten Ihnen immer wieder Probleme. Sie neigen zu Leberentzündung (Hepatitis), Leberschwäche, Gallenblasenentzündung, Gallensteinen u.a.

Gastritis, Verdauungsstörungen

Die Managerkrankheit ist ein typisches Symptom der Tripa-Bäken-Frau. Zu viel Stress und falsche Nahrung verursachen entweder Sodbrennen, Völlegefühl und Magenschleimhautentzündung (Tripa) oder schlagen auf den Darm. Die Folge sind Verdauungsstörungen oder Darmzysten (Bäken).

Hoher Cholesterinspiegel, Bluthochdruck, Arteriosklerose

Ähnlich wie westliche Ärzte verstehen auch tibetische Mediziner diese Beschwerden als Folge falscher Lebensweise und Ernährung. Dringender Rat aus West und Ost: regelmäßig zum Check-up! Unbehandelt können sich daraus zwei weitere typische Tripa-Bäken-Krankheiten entwickeln: Durchblutungsstörungen und Arteriosklerose. Tibeter verstehen diese Störungen übrigens als Folge eines überbetonten Egos. Mehr dazu im Abschnitt «Besser leben».

Chronische Krankheiten, die akut werden oder umgekehrt

Der heiß-kalte Typ neigt zu heiß-kalten Krankheiten. Zu einer chronischen (kalten) Krankheit kommt in der Regel eine akute (heiße) Infektion oder Entzündung hinzu. So kann sich zum Beispiel aus einer akut schmerzhaften Arthritis eine dauerhaft schwelende Arthrose entwickeln, oder aus einer degenerativen Erscheinung (Arthrose) wird plötzlich eine Gelenkentzündung (Arthritis). Der Zustand pendelt dann meistens hin und her. Ebenso kann sich auf eine chronische Bronchitis eine Lungenentzündung oder eine akute (heiße) Darmentzündung «draufsetzen», die sich nach außen mit kalten Symptomen (Schüttelfrost) zeigt.

Wege zur Harmonie

Was hilft und heilt

Manchmal brauchen Sie wärmende, manchmal kühlende Heilmaßnahmen.

Lernen Sie Ihre Symptome einzuordnen

Um sich nach den Prinzipien tibetischer Heilkunde behandeln zu können, müssen Sie sich mit Ihren beiden Energien auseinander setzen. Lernen Sie bei sich zu unterscheiden zwischen kalten und heißen Symptomen, denn beide müssen sehr unterschiedlich therapiert werden. Als kalt gelten alle Bäken-Symptome. Einige Beispiele finden Sie im vorangehenden Kapitel, weitere in der Symptomliste (Seite 228). Zur Behandlung werden wärmende Maßnahmen eingesetzt.

Als heiß gelten Tripa-Symptome. Auch hierzu finden Sie Beispiele im vorangehenden Kapitel und auf Seite 228. Tripa-Symptome brauchen kühlende Heilmittel.

Hier einige Beispiele:

→ Sie waren in letzter Zeit oft gereizt. Wenn andere zu langsam sind oder etwas nicht verstehen, rasten Sie aus und werden aggressiv. Ihre Symptome sind eindeutig «heiß» (Tripa). Lesen Sie hierzu bitte die Heiltipps für die Königin in den Abschnitten «Was hilft und heilt» (Seite 81) und «Besser leben» (Seite 82).

→ Sie fühlen sich unwohl und frieren innerlich. Am liebsten würden Sie den ganzen Tag im Bett liegen. Klassische Bäken-Symptome. Ihre Behandlungs-Tipps finden Sie bei der «Friedlichen» auf Seite 104.

→ Ihre anfänglichen Schluckbeschwerden verschlimmern sich sehr schnell, bald zeigen sich im Rachen die typischen weißen Punkte einer eitrigen Entzündung. Die bei uns als eitrige Angina bezeichnete Krankheit hat aus tibetischer Sicht gleichzeitig heiße und kalte Symptome. In diesem Fall gilt, immer zuerst die akuten, heißen Symptome zu behandeln. Bei einer Angina müssen Sie zum Arzt.

Kriterien zur Unterscheidung zwischen heiß und kalt

Die Unterscheidung zwischen heißen und kalten Symptomen ist nicht immer ganz einfach, denn beide können gleichzeitig auftreten oder sich abwechseln. Um sicherzugehen, nehmen die Tibeter weitere Kriterien zu Hilfe.

Die Tageszeit

Tripa-Symptome zeigen sich besonders stark um die Mittagszeit (etwa zwischen 12 und 14 Uhr) und/oder um Mitternacht (etwa zwischen 24 und 2 Uhr).

Bäken-Symptome verstärken sich morgens (meistens zwischen 9 und 11 Uhr) und abends (etwa zwischen 21 und 23 Uhr).

Die Jahreszeit

Tripa-Symptome sind im Spätsommer und Herbst stärker, Bäken-Symptome treten vermehrt im späten Winter und im Frühjahr auf.

Das Wetter

Tripa-Symptome verschlimmern sich, wenn Sie starker Hitze ausgesetzt waren (wozu auch Sauna und Sonnenbaden zählen).
Bäken-Symptome tauchen vermehrt auf, wenn Sie bei kaltem oder feucht-kaltem Wetter draußen waren.

Körperliche Aktivitäten

Bei einem Übermaß an Tripa-Grundenergie können Symptome entstehen, sobald Sie sich körperlich sehr stark verausgaben.
Ist Ihre Bäken-Energie zu hoch, lösen Bewegungsarmut und zu viel Essen Beschwerden aus.

Stress und Aufregung

Tripa-Symptome verstärken sich nach Stress und Aufregung.
Bäken-Symptome bleiben unabhängig von Stress. Sie können sich sogar bessern, wenn etwas in Bewegung kommt oder Überraschendes geschieht.

Wenn Leber und Gallenblase angegriffen sind

Leichtere Störungen beider Organe machen sich mit sehr diffusen Beschwerden bemerkbar. Man fühlt sich müde, hat eine Abneigung gegen fette Nahrung, verträgt vieles nicht. Auch Allergien und Schmerzen im Oberbauch gehören ins Symptombild. Sobald Sie den Verdacht haben, dass Leber oder Galle angegriffen sind, gehen Sie unbedingt zum Arzt. Unterstützend zur Behandlung können Sie selbst einiges tun:

- vieles mit Safran würzen,
- große Mengen an Tee aus Färberdistel trinken,
- bittere Kräuter, Bittersalate und Bittergemüse bevorzugen,
- nicht rauchen,
- auf Kaffee und Alkohol verzichten,
- Ärger vermeiden.

Risiko Gelbsucht

Sie müssen wissen, dass Sie sich schneller als andere Typen eine Hepatitis (Gelbsucht) einfangen können. Bei gelblichen Augäpfeln und Gelbfärbung der Haut ist ein Arztbesuch unerlässlich. Fördern können Sie den Heilprozess, indem Sie:

- Zuckerrohrsaft trinken,
- frisch gepressten Saft aus Äpfeln, Orangen und Grapefruit mischen und trinken,
- fette und ölige Nahrung strikt meiden,
- viel kühles Wasser trinken,
- ausgiebig ruhen.

Ewiger Kampf mit der Verdauung

Das kennen Sie bestimmt: Nach dem Essen liegt die Nahrung wie ein Stein im Magen, Sie kämpfen mit Blähungen, Völlegefühl, Unwohlsein. Ihre Selbsthilfemaßnahmen:

- Trinken Sie viel abgekochtes, gut warmes Wasser,
- essen Sie immer nur kleine Mahlzeiten,
- essen Sie langsam, kauen Sie gut,
- genießen Sie Ihr Essen,
- kochen und essen Sie zu Hause und verwenden Sie möglichst wenig Fertigzutaten,
- nehmen Sie morgens auf nüchternen Magen ein Glas Ingwertee mit etwas Honig zu sich,
- benutzen Sie vermehrt Gewürze wie Zimt, Kardamom, schwarzen Pfeffer.

Übrigens: Bei Ihrem Konstitutionstyp verstehen tibetische Ärzte Blähungen auch als Stress-Symptom und empfehlen dagegen Entspannungsmethoden.

Extratipp: Sehr unterstützend bei allen Verdauungsproblemen wirkt der «Nach dem Essen» genannte Verdauungstee des Dr. Shak. Die nach tibetischen Prinzipien zusammengestellte Kräutermischung regt die Verdauungshitze an und harmonisiert die Leberfunktion. Dr. Shak empfiehlt eine Tasse vor dem Essen als Aperitif, um die Produktion der Verdauungssäfte anzuregen, eine Tasse während des Essens, um die Geschmacksnerven anzuregen, und eine Tasse als Digestif zur besseren Verdauung und zur Anregung von Leber und Galle. Als Dosierung reicht ein Teebeutel für eine ganze Kanne Tee. Mehr zum Thema auf Seite 227.

Schlafprobleme

Überwiegen laut Checkliste Ihre Tripa-Anteile oder hatten Sie tagsüber viel Ärger (was Ihre Tripa- und Lung-Energie erhöht), müssen Sie mit Schlafproblemen rechnen. Die Tibeter raten Ihnen, dieses Thema sehr ernst zu nehmen, denn als viel beschäftigter Mensch brauchen Sie genügend Schlaf. Das hilft:

- ein Abendspaziergang an einem Wasser, z.B. am Fluss, an einem See oder in der Nähe eines Springbrunnens,
- Entspannungsübungen wie Tai Chi, Yoga oder Meditation,
- keinen Alkohol, keine scharf gewürzten Speisen,
- vor dem Schlafengehen eine leichte Gemüsebouillon mit Zwiebeln und Knoblauch,
- vor Mitternacht zu Bett gehen,
- bei offenem Fenster schlafen (aber ohne Durchzug).

Fieber und häufige Infekte

Ein bestimmter Typus Ihrer Konstitution ist körperlich sehr aktiv und oft sportlich engagiert. Beim Checklisten-Test hat er deutlich mehr Tripa- als Bäken-Anteile gezählt. Dieser Typ neigt zu plötzlichem hohem Fieber, fiebriger Grippe oder anderen heftigen Infektionskrankheiten. Hier raten tibetische Ärzte ganz allgemein: Cool down – kühlen Sie Ihr überschießendes inneres Feuer ab! Durch kühlende Nahrung (Seite 84) und entsprechende Verhaltensweisen (Seite 83) senken Sie auf Dauer den zu hohen Grundpegel der Tripa-Energie.
Um Ihr Immunsystem besser zu regulieren, können Sie auch das auf Basis tibetischer Medizin hergestellte Kräutermittel Padma 28 probieren. Es enthält kühlende Komponenten, die ausgleichend auf die heiße Energie wirken, außerdem viele pflanzliche Antioxidantien, denen ja auch die westliche Medizin «immunregulierende Wirkung» nachsagt. Der Hersteller empfiehlt dem tripabetonten Tripa-Bäken-Typ eine kurmäßige Einnahme von zwei bis drei Monaten im Herbst. Mittags sollte die Dosis höher sein, morgens und am späten Abend eher gering.
Wenn Sie füllig gebaut sind und auf der Checkliste Ihre Bäken-Anteile überwiegen, lohnt sich ein Versuch mit diesem Mittel aus anderen Gründen. Es schützt nachweislich die Gefäße vor Arteriosklerose und verbessert ganz allgemein die Durchblutung. Für Sie kommt eher eine Frühlingskur in Frage, und zwar morgens, mittags und abends mit nur mäßiger Dosierung.

Besser leben

Ihnen geht es gut! Noch besser ginge es Ihnen mit mehr Gespür für die feineren Nuancen.

Lebensregeln für Ihr inneres Glück

Es gibt viele Wege, seine Persönlichkeit zu verfeinern. Zum Beispiel diese:

Arbeiten Sie an Ihrem Ego

Dieser Rat aus dem Himalaja mag für Sie unverständlich klingen. Schließlich basiert Ihr Erfolg zum großen Teil auf Ihrem ausgeprägten Selbstwertgefühl und Ihrer starken Ausstrahlung – beides Teile Ihres Egos. Die Bewunderung, die Ihnen von vielen Seiten entgegengebracht wird, gibt Ihnen die Überzeugung, ein wertvoller Mensch zu sein. Dazu haben Sie allen Grund. Aber Sie sind nicht allein in Ihrer Einzigartigkeit. Andere Menschen mögen im Leben weniger erreichen, sie sind deswegen nicht weniger wert.

Buddhisten würden sagen: Üben Sie die Haltung der Demut und Bescheidenheit.

Lernen Sie Respekt vor Schwächeren

Sie besitzen eine überschäumende Lebenskraft und können andere leicht mitreißen, aber leider auch überrollen. Sensibleren oder langsameren Menschen fällt es schwer, sich gegen Ihre Dominanz und Vitalität zu behaupten. Üben Sie Respekt und Toleranz gegenüber Menschen, die anders sind, anders denken und anders reagieren. Bemühen Sie sich, die Wünsche und Bedürfnisse Ihrer Mitmenschen zu sehen.

Freuen Sie sich an kleinen Dingen

Wie eingangs erwähnt, fehlt Ihnen zur perfekten Harmonie die Qualität der Lung-Energie, des feinsinnigen empfindsamen, kreativen Luftelements. Wollen Sie sich diesem Thema nähern, fangen Sie mit alltäglichen Dingen an: Freuen Sie sich an kleinen, nicht materiellen Geschenken, werden Sie aufmerksamer gegenüber Menschen, versuchen Sie sich in sie hineinzudenken, ihre Gefühle nachzuvollziehen. Beschäftigen Sie sich mit Kunst und Kreativität.

Schulen Sie Ihr Bewusstsein

Menschen wie Sie müssen von Kindesbeinen an mit Neidern zurechtkommen, mit Missgunst und Rachsucht. Auch Sie selbst entwickeln immer wieder Gefühle von Feindseligkeit. Wozu? Ein anderes Beispiel: Wenn etwas nicht nach Ihren Vorstellungen läuft, sind Sie schnell frustriert, werden ungeduldig, aufbrausend oder aggressiv. Wem nützen diese Ausbrüche?
Suchen Sie sich einen Persönlichkeitstrainer oder einen spirituellen Lehrer, von dem Sie etwas annehmen können. Lernen Sie, Ihre Emotionen zu mäßigen und tiefe Gefühle zu zeigen. Üben Sie eine liebevolle Lebenshaltung. Gut sind auch Meditationstechniken, die über Bewegung zur Stille führen.

Schlucken Sie die bittere Pille der Desillusion

Von Natur aus neigen Sie dazu, sich etwas vorzumachen. Realitäten akzeptieren Sie nur, sofern sie in Ihr Weltbild, in Ihr Konzept von der Wirklichkeit passen. Damit blenden Sie einen Teil der Wahrheit aus. Es ist gut, sich diese Tendenz immer wieder ins Bewusstsein zu rücken, vor allem, wenn man felsenfeste Überzeugungen vertritt, eindeutige Entscheidungen trifft und kompromisslose Urteile fällt. Bei all diesen Unzweideutigkeiten fehlt die

Dimension des Luftelements, das Zweifeln und Abwägen. Betrachtet man die Dinge aus einer höheren Warte, verlieren sie ihre Eindeutigkeit zur Gänze. Die buddhistische Philosophie zeigt auf, dass es hinter der vermeintlichen Wahrheit immer noch eine andere, übergeordnete Wahrheit gibt. Sie fordert auf, die bittere Pille der Desillusion zu schlucken. Speziell für Ihre Konstitution ist der bittere Geschmack heilsam. Er bringt Ihre Energien auf körperlicher und seelischer Ebene ins Gleichgewicht, wenn Sie bereit sind, der ganzen Wahrheit ins Auge zu schauen.

Lassen Sie Chaos in Ihr Leben

Wollen Sie sich eine Hauptqualität der Luft-Energie «aneignen», rät Ihnen die Harmonielehre, bei sich und bei anderen mehr Chaos und Unregelmäßigkeit zuzulassen. Setzen Sie sich ganz gezielt immer wieder unvorhersehbaren Situationen aus, probieren Sie Dinge, die Sie nicht können, testen Sie Ihre Grenzen. Es sind gute Lehrmeister gegen Selbstgefälligkeit.

Die richtige Ernährung

Ihre Nahrung sollte kühlend wirken wie die Tripa-Kost, gleichzeitig leicht sein wie für den Bäken-Typ.

Ihr Körperbau entscheidet über Ihre Nahrung

Um sich optimal zu ernähren, müssen Sie sich – ähnlich wie bei den Heilmitteln – ein wenig in Ihren Typ hineindenken. Nehmen Sie dazu ruhig noch einmal die Checkliste zu Hilfe. Entsprechen Sie körperlich dem aktiven, sportlichen Tripa-Typ oder sind Sie eher korpulent oder füllig gebaut wie Bäken? Manchmal gibt es äußerlich keine eindeutigen Tendenzen. In diesem Fall ist Ihre Verdauung das entscheidende Kriterium. Funktioniert sie gut und problemlos (Tripa), bekommt Ihnen Nahrung mit mehr kühlender Energie. Bei eher trägem Darm und Neigung zu Verstopfung (Bäken) brauchen Sie eher leichte, wärmende Kost.

Ihre wichtigsten Essregeln

Nicht heiß, nicht kalt, sondern lau

Diese Devise gilt für die Temperatur all Ihrer Nahrungsmittel. Ihre Getränke sollten also weder heiß noch eisgekühlt, sondern zwischen Zimmertemperatur, lau bis gut warm sein. Lassen Sie Tees und Suppen vor dem Verzehr etwas abkühlen. Bei den Speisen denken Sie an die zurzeit moderne Mittelmeerküche und servieren Sie die Gerichte warm statt heiß.

Vermeiden Sie schwer verdauliche Nahrungsmittel und solche, die Ihrer Leber schaden

Schwere, ölige Nahrung und fettes Fleisch bringen Ihre beiden Energien in Disharmonie. Besser ist leicht gegartes Gemüse mit wenig oder keiner Soße und ansonsten viele bitter schmeckende Lebensmittel. Mehr über die Geschmacksrichtungen lesen Sie auf Seite 17.

Beziehen Sie die Jahreszeiten in Ihre Ernährung mit ein

Da Außentemperaturen einen deutlichen Einfluss auf die Körperenergien haben, ist es ratsam, die Nahrung darauf abzustimmen. Ist es draußen warm (und steigt damit auch Ihre innere Hitze), bevorzugen Sie eine tripareduzierende Kost: Zwischen Frühjahrsende und frühem Herbst also keine stark erhitzende Nahrung (z.B. keine scharfen Gewürze, keine harten Schnäpse). In der kühleren Jahreszeit sollten Sie Lebensmittel wählen, die Ihre kalte Bäken-Energie kontrollieren: Zwischen Spätherbst und Frühlingsanfang also keine stark kühlende Nahrung (z.B. nicht so viel Süßes, keine Rohkost).

Die Geschmacksrichtungen für Ihren Typ

Ideal: Die Geschmacksrichtung, die Ihre beiden Energien am besten ausgleicht, ist bitter.
Empfehlenswert: Nahrungsmittel von zusammenziehendem Geschmack.
In Maßen und abhängig von Ihrer bestimmenden Energie können Sie scharf (bei Bäken-Dominanz) und süß (bei Tripa-Dominanz) essen.
Meiden Sie nach Möglichkeit sehr saure und salzige Geschmäcker. Beide vermehren Ihre Tripa- und Bäken-Energie zu stark.
Wie die Nahrungsmittel den sechs Geschmacksrichtungen zugeordnet werden, lesen Sie auf Seite 18ff.

So könnte Ihr Essen für einen Tag aussehen

Essen Sie morgens und mittags reichlich, abends eher wenig.

Das Frühstück

Machen Sie es wie die Asiaten. Regen Sie Ihr Verdauungssystem mit einem Glas Wasser auf nüchternen Magen an. In Ihrem Fall sollte es warm und evtl. abgekocht sein. Dazu gibt es eine kleine Schale Porridge oder kurz in etwas Wasser aufgekochtes Müsli. Danach ein oder zwei Scheiben dunkles Brot und als Aufstrich frische Butter, etwas Weichkäse und Honig. Wählen Sie als Getränk warmen (nicht heißen) Tee.

Das Mittagessen

Auch vor dem Mittagessen sollten Sie erst etwas trinken. Ideal als Aperitif eignet sich ein Glas frisch gepresster Fruchtsaft in Zimmertemperatur. Zum Essen eine mittlere Portion Chicorée-Salat, Vollkornreis oder Nudeln und gekochtes, mild gewürztes Gemüse, eventuell etwas gekochten Fisch oder Rindfleisch. Naturjoghurt mit etwas Honig eignet sich als Nachtisch.

Zur Kaffeepause

Eine (!) Tasse Kaffee oder Schwarztee mit Honig und Milch.

Das Abendessen

Warm, aber nicht allzu schwer sollte Ihre Mahlzeit abends sein. Essen Sie vorab eine warme Gemüse- oder Fleischsuppe, danach gekochten Reis mit Dal (indisches, scharf gewürztes Linsengericht) oder Gemüse.
Trinken Sie vor dem Schlafengehen ein Glas Wasser.

Spezialrezepte für Ihren Typ

Tibetischer Granatapfelcocktail zum Aufwachen

- 200 Gramm frische Granatapfelkerne,
- eine Messerspitze Zimtpulver,
- ein Teelöffel Honig,
- Saft einer halben Zitrone,
- eine Messerspitze Zuckerrübenmelasse,
- ein Glas gekochtes Wasser.

Alle Zutaten im Mixer zerkleinern und morgens frisch servieren. Dieses Rezept eignet sich für bäkenbetonte Typen, die morgens schwer aus dem Bett kommen.

Apfel-Koriander-Saft

- 200 Gramm geschälte Apfelstücke,
- eine Orange oder eine Grapefruit,
- eine Messerspitze gemahlener Koriander,
- ein Teelöffel Zuckerrübensirup,
- ein Esslöffel Honig,
- ein Glas abgekochtes Wasser.

Alles mixen und am besten zur Mittagszeit servieren.

Tibetischer Lassi

- ein Becher Joghurt,
- ein halber Teelöffel gemahlener Koriander,
- ein halber Teelöffel frisch gemahlener Kümmelsamen,

- ein Teelöffel Zuckerrübensirup,
- ein Esslöffel Honig.

Alle Zutaten im Mixer mischen und mittags oder abends trinken.

Spinatsuppe mit Zimt

Zutaten:

- eine Hand voll frischer Spinat,
- ein Teelöffel Zimtpulver,
- ein Teelöffel Korianderpulver,
- ein viertel Teelöffel gemahlene Gelbwurz (Kurkuma),
- eine klein geschnittene Frühlingszwiebel,
- eine Prise Salz.

Kochen Sie etwas Wasser in einem Topf, geben Sie den gewaschenen Spinat hinein und lassen Sie ihn einige Minuten köcheln. Dann kommen die Gewürze und das Salz hinein. Alles noch ein wenig kochen lassen, bis der Spinat gar ist. Dann die Stücke der Frühlingszwiebel in eine Suppenschale geben und mit der Suppe auffüllen. Etwas abkühlen lassen und warm servieren.

Lammsuppe mit Ghee

Zutaten:

- 100 Gramm Hackfleisch vom Lamm,
- eine klein geschnittene Zwiebel,
- ein Teelöffel Gelbwurz,
- eine Hand voll geschnittene Petersilie,
- drei Körner Sezuanpfeffer,
- 50 Gramm frische Erbsen,
- eine Messerspitze Salz,
- eine enthäutete, in Stücke geschnittene Tomate,
- etwas Ghee (geschmolzenes Butterfett) oder Olivenöl.

Das Ghee oder das Olivenöl in einem Topf erhitzen. Die Tomaten- und die Zwiebelstücke hinzufügen und etwa eine Minute lang anbraten. Dann die Lammstücke in den Topf geben und bei kleiner Hitze braten. Nach zehn Minuten kommen die Gewürze hinzu. Nun geben Sie die Erbsen in den Topf und bedecken alles mit Wasser. Zehn Minuten bei mittlerer Hitze köcheln lassen. Erst ganz zum Schluss die zerhackte Petersilie darüber streuen.

Hiervon sollten Sie viel essen

Die folgenden Lebensmittel harmonisieren Ihre Energien. Integrieren Sie sie abwechselnd in Ihren Speiseplan, ernähren Sie sich im Sinne der tibetischen Ernährungslehre optimal ausgewogen.

Gemüse

Aubergine
Blumenkohl
Broccoli
Erbsen
Karotten (mäßig)
Salate (vor allem mit bitterem Geschmack wie Chicorée)
Spinat

Kräuter und Gewürze
Ajovan-Kümmel
Gelbwurz
Ingwer
Koriander
Kümmelsamen
Löwenzahn
Oregano
Petersilie
Pfefferminze
Senf
Thymian

Früchte
alle Früchte der Saison

Milchprodukte
frische Butter
Joghurt
Kuhmilch
Ziegenmilch

Fleisch
Fisch
Lammfleisch
Rind
Wild

Öle und Fette
Kokosnussöl
Olivenöl (mäßig)
Senföl (mäßig)
Sonnenblumenöl

Alkohol
Bier (in Maßen)
Wein (in Maßen)

Darauf sollten Sie verzichten
Chili
Eier (wenn zu viel oder täglich)
Huhn
Kartoffeln
scharfe Gewürze
Süßigkeiten (in großen Mengen)
Zucker

Bewegung und Wellness

Es gehört für Sie zu den schönsten Dingen, sich körperlich zu verausgaben.

Sie wollen Ihre Kraft spüren
Keine Frage: Sie brauchen Bewegung. Welche, ist eigentlich unwichtig. Sie sind für alle Sportarten geeignet. Hauptsache, Sie können sich voll ins Zeug legen, dann fühlen Sie sich lebendig. Haben Sie den muskulösen Tripa-Körper, genießen Sie das Gefühl, im Vollbesitz Ihrer dynamischen Kraft zu sein. Auch Ihr vorwärts strebender Geist liebt diese Art von Herausforderung. Athletische Kraft, der Wille zum Sieg (Tripa), gepaart mit Ausdauer und Belastbarkeit (Bäken) – dieses «Paket» wurde Ihnen in die Wiege gelegt. Es befähigt Sie zur Profi-Sportlerin. Steffi Graf ist zum Beispiel eine Tripa-Bäken-Frau. Auch als bäkenbetonte Sportlerin

können Sie enorme Muskelpakete entwickeln, werden aber wahrscheinlich statt wettkampforientierter Formen eher ruhigere Sportarten wählen, wie z.B. Hammerwerfen oder Radfahren.

Powersport im Winter, leichte Bewegung im Sommer

Die Harmonielehre der Tibeter mahnt allerdings, nicht zu übertreiben. Bei aller Liebe zum Sport – behalten Sie immer im Hinterkopf, dass körperliche Überanstrengung Ihre heiße Energie ansteigen lässt. Sobald sich bei Ihnen tripatypische Symptome zeigen (z.B. Migräne, aggressives Verhalten), ist es Zeit, für Ausgleich zu sorgen. Abkühlung ist angesagt: Ein Sprung in den kühlen See steht an, anschließend vielleicht eine Meditationsübung am Ufer oder ein lauschiger Spaziergang im Wald.
Wollen Sie Ihr Bewegungsprogramm ganz im Sinne der Harmonie ausrichten, dann verlegen Sie exzessives Training ins Winterhalbjahr und entscheiden Sie sich im Sommer für ruhigere Sportarten.

Heiß-kaltes Wellness-Programm

Sie können auch Ihr Wellness-Programm typgemäß abstimmen. Genießen Sie Sauna, Warm-Wasser-Therapien und Massagen vor allem in der kalten Jahreszeit. Tipp: Lassen Sie sich mit wärmendem Sesamöl massieren, das Sie mit einigen Tropfen ätherischen Öls wie Ylang Ylang oder dem Öl aus Zimtblättern anreichern können. Im Sommer rät die tibetische Heilkunde von Massagen ab. Allenfalls kommen ganz leichte Ganzkörper-Behandlungen mit (kühlendem) Kokosnussöl in Frage, eventuell versetzt mit einigen Tropfen Sandelholzöl.

Reinigung und Entschlackung

Tibetische Ärzte raten Ihnen, Ihren Organismus regelmäßig zu entgiften. Leider gibt es im Westen kaum Möglichkeiten, sich einer tibetischen Reinigungskur zu unterziehen. Am ehesten artverwandt und für Ihren Typ gut geeignet ist die Panchakarma-Kur aus dem Ayurvedischen, das der tibetischen Heilkunde in einigen Punkten sehr ähnlich ist. Eine deutlich preisgünstigere Alternative: Fasten Sie – und zwar zweimal im Monat jeweils drei Tage lang. So geht's: Nehmen Sie am Vorabend ein Abführmittel (z.B. FX-Passagesalz, Padma Lax oder Glaubersalz), um am Morgen des ersten Fastentages den Darm möglichst vollständig entleeren zu können. Essen Sie dann drei Tage lang nichts. Trinken Sie nur, und zwar bis zu drei Liter täglich! Wechseln Sie ab zwischen verschiedenen, möglichst frisch gepressten Säften, zum Beispiel aus Grapefruit oder Äpfeln. Trinken Sie zwischendurch viel lauwarmes Wasser. Achtung: Wenn Sie gerade sehr viel Arbeit haben oder unter Stress stehen, verschieben Sie Ihre Fastentage auf ruhigere Zeiten.

Tibetische Akupressur-Massage

Menschen Ihrer Konstitution neigen zu Migräne, einer als «heiß» geltenden Krankheit. Diese kalte Öl-Akupressur hilft, Ihre Beschwerden zu lindern. Sie wird nicht mit warmem, sondern mit «kaltem» Sesamöl durchgeführt. Das Öl hat also Zimmertemperatur.
Man braucht:

→ ein bis zwei Esslöffel Sesamöl in Zimmertemperatur,
→ ein taschentuchgroßes Stück Baumwolle.

Das Öl wird in eine Schale gegeben. Aus dem Baumwollstück wird ein fester Stab geformt, dessen Spitze während der Behandlung immer wieder in die Schale eingetaucht und mit Öl getränkt wird. Die Akupressur ist eine Druckmassage. Mit dem Stab werden im Uhrzeigersinn kleine kreisende Bewegungen beschrieben und dabei sanfter Druck ausgeübt. Bei jedem Akupressurpunkt wird einige Minuten verweilt, dann geht es zum nächsten, und zwar in folgender Reihenfolge (betrachten Sie die Abbildungen auf Seite 222–224):

→ Scheitelpunkt: der höchste Punkt des Kopfes, eine kleine Mulde in der Fontanelle.
→ Der Okziput-Punkt: liegt direkt am Nackenansatz, wo die Schädelbasis und der erste Halswirbel aufeinander treffen.
→ Der Punkt zwischen dem 1. und 2. Brustwirbel.
→ Der Punkt zwischen dem 2. und 3. Brustwirbel.

Auf der Vorderseite des Körpers:

→ Der Magenpunkt zweieinhalb Zentimeter unterhalb des Brustbeins. Das Brustbein ist der letzte spürbare Knochen des Brustkorbs in Richtung Magen.

Gyu.Lam.Dol – Übungen für die souveräne Persönlichkeit

Diese einfachen Handpositionen bringen Ihre Energien in Harmonie. Tägliche Übung fördert die Wirkung. Sie brauchen dafür nur einige Minuten am Tag.

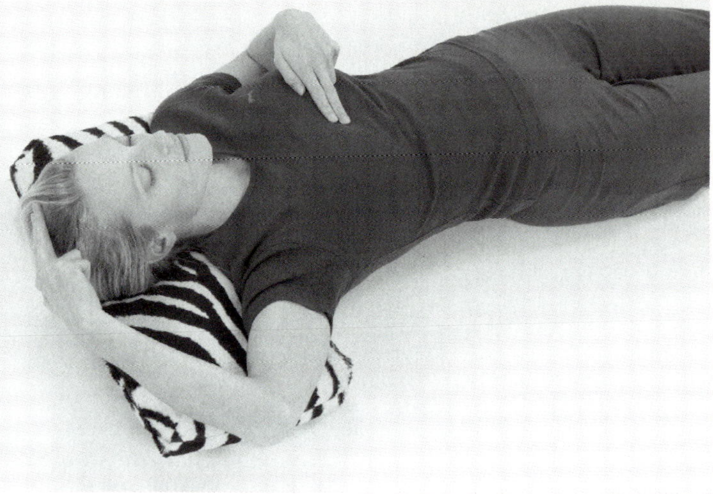

Zum Tagesbeginn

Schon morgens vor dem Aufstehen können Sie Ihre Kraft sammeln: Die rechte Hand liegt über dem Kopf. Mittel- und Zeigefinger haben sanften Kontakt mit dem Kronenchakra. Der linke Mittel- und Zeigefinger liegen auf dem Herzchakra. Stellen Sie sich vor, dass strahlende Lichtenergie durch Ihren Scheitel eintritt. Nun lassen Sie die strahlende Lichtenergie zwischen Kopf und Herz zirkulieren. Spüren Sie den wohltuenden Energiefluss. Er verbindet Ihren Kopf mit dem Herzen und hilft Ihnen, aus Ihrer Mitte heraus zu denken und zu handeln.

Tagsüber

Wenn Ihr Temperament mit Ihnen durchgehen will und Sie sich vor unüberlegtem Handeln schützen wollen, halten Sie mit der einen Hand den Mittelfinger der andern Hand. Das verschafft ruhiges Blut. Machen Sie diese Übung regelmäßig. Sie fördern damit Ihren Altruismus.

Abends

Haben Sie Probleme mit dem Einschlafen, hilft diese Übung: Legen Sie sich auf die Seite Ihrer Wahl. Den unten liegenden Arm legen Sie quer über die Brust, die Finger auf den gegenüberliegenden

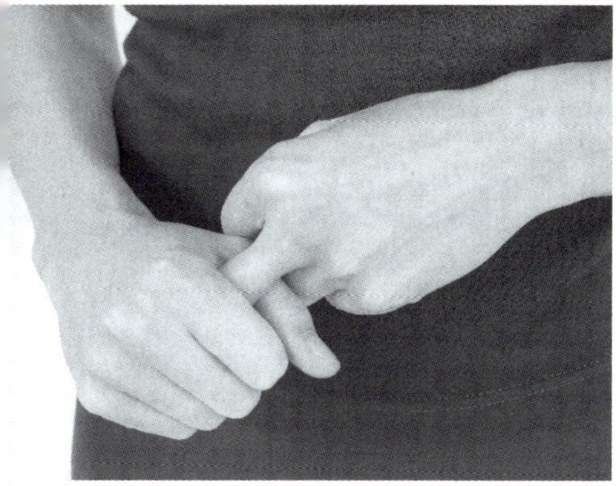

Schultermuskel. Den oben liegenden Arm legen Sie seitlich an den Körper. Die Hand liegt auf dem Gesäß, und die Finger haben Kontakt mit dem Sitzhöcker. In dieser Stellung werden Sie bald in einen tiefen, ruhigen Schlaf gleiten. Manchmal wirkt die Übung so rasch, dass Sie nicht einmal dazu kommen, sich Gedanken zu machen.

Wollen Sie mehr über die Gyu.Lam.Dol-Methode erfahren? Dann lesen Sie weiter in Kapitel zehn (Seite 225).

Die Tong.len-Meditation

Diese Meditation ist eine klassische tibetische Visualisierungsübung mit einer sehr tief greifenden Wirkung. Da sie Mitgefühl und Altruismus fördert, kann sie Ihrer persönlichen Weiterentwicklung sehr dienlich sein. Tong.len heißt austauschen. Es gehört zu den klassischen «Sieben Geistesübungen» des Buddhismus und wirkt gegen Krankheiten und emotionale Störungen.

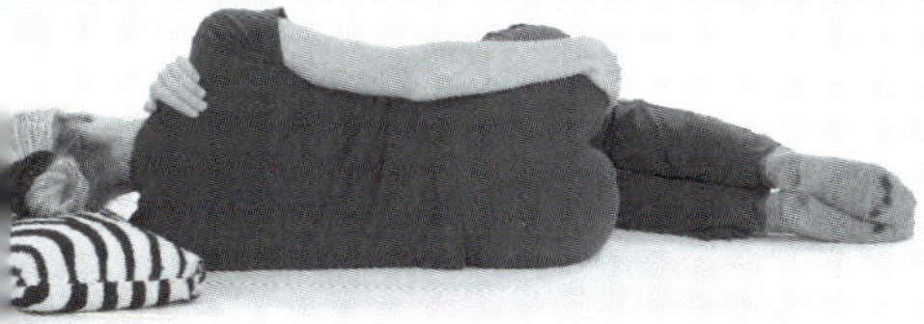

Zu Beginn dieser Meditation steht ein Wunschgebet. Zitieren Sie es aufrichtig und versuchen Sie dabei zu fühlen, was Sie sagen:

Mögen die Samen aller untugendhaften Handlungen, Hindernisse und Leiden aller lebenden Wesen jetzt in mir reifen, und indem ich all mein Glück und meine Tugenden darbringe, möge ich gesegnet sein, allen lebenden Wesen Freude zu geben.

Die Meditation

Ich stelle mir meine Viren und Krankheiten, all meine negativen Emotionen, Lebenseinstellungen und Handlungen als eine schwarze Kugel in meinem Herzen vor. Nun stelle ich mir alle Lebewesen aus den sechs Existenzbereichen in menschlicher Erscheinung um mich herum versammelt vor: Menschen, Tiere, Hungergeister, Höllenwesen, Götter und Halbgötter – insbesondere die Wesen, die mit dem gleichen Leiden wie ich behaftet sind. Ich denke an ihre Leiden, an das Leid derjenigen, die krank wie ich sind oder den Samen dieses Leidens in sich tragen, und ich denke an die Leiden der Wesen aus den anderen Existenzbereichen. Ich stelle mir vor, sämtliche Leiden aus allen Wesen in Form eines schwarzen Lichtstrahls aus ihrer rechten Nasenöffnung zu ziehen und in meine linke Nasenöffnung einströmen zu lassen. Der schwarze Strahl fließt in die schwarze Kugel in meinem Herzen und zerstört sie vollkommen. Ich stelle mir vor, damit all die Wesen von ihrem Leid befreit zu haben.

Nun bete ich, dass mein Leiden das ihre ersetzen möge. Ich stelle mir vor: Die schwarze Kugel, Symbol meiner Viren, Krankheiten und meiner negativen Emotionen und Taten, ist zerstört. Als Nächstes stelle ich mir vor: Ich gebe mein ganzes Glück, meinen Reichtum und meine positiven Kräfte allen Lebewesen weiter. Diese ganze Kraft strömt in Form eines weißen Lichtstrahls aus meiner rechten Nasenöffnung heraus und in die linke Nasenöffnung all der Wesen ein. Sie sind erfüllt von Glück und positiver Energie.

Musik für Ihren Typ

Es gibt Musik genau für Sie. Musik, die Ihre beiden Energien in Einklang bringt. Die folgenden CD-Empfehlungen wurden speziell für den Tripa-Bäken-Typus ausgesucht. Es handelt sich um Obertongesänge und fließende Harmonien. Achten Sie beim Hören auf die feinen Schwingungen, wiegen Sie sich sanft in ihrem Rhythmus und lassen Sie sich von den Harmonien tragen. Übrigens: Gefühle – auch traurige – sind erlaubt und erwünscht.

Tibetisch

Christian Bollmann: Echoes of Ladakh. Lichthaus/Bauerton EAN 4 0184 8908 7197. Der deutsche Obertonsänger vertont in Ladakh die tibetische Kultur.

Indianisch

Shenandoah/Kater: Life Blood.

Silver Wave/Wave Sound UPC/EAN 0 0215 8508 0928. Die Irokesin singt die Lieder ihres Volkes: zarte Melodien mit harmonischen Keyboardarrangements.

Oberton-Meditationsmusik

Michael Vetter: Overtones. Wergo/Schott UPC 4 0102 2810 3823. Ein westlicher Meister des Obertongesangs singt in Begleitung der indischen Tampura.

Mehr über den Einfluss von Musik auf Stimmungen lesen Sie auf Seite 226.

Ein erholsamer Urlaub

In den Ferien gilt: Moderates Klima und keine Übertreibungen beim Sport.

Keine Extreme

Durch Ihre robuste Konstitution können Sie extreme Hitze oder Kälte gut aushalten. Um sich zu erholen und zu regenerieren, brauchen Sie aber ein gemäßigtes Klima. Fahren Sie also weder in die Tropen noch in die Wüste oder in die Antarktis. Milde Wärme finden Sie in mittleren Breitengraden rund um den Globus.

Ihr idealer Erholungsort ist eine Mischung zwischen Tripa- und Bäken-Landschaft. Ein Platz in der Nähe eines Sees oder Wasserfalls, durchflutet von mildem Sonnenlicht und ohne Schatten.

Da Sie sich an alle Verhältnisse und Umstände gut anpassen können, ist es für Sie ohne Bedeutung, ob Sie Ihren Urlaub solo, in einer Gruppe oder mit Freunden und Familie verbringen. Sie können aus jeder Situation das Beste für sich herausziehen. Wichtiger ist es, dass Sie einen Ausgleich zu Ihrer sonstigen Tätigkeit finden. Aber legen Sie dabei nicht zu viel Ehrgeiz an den Tag. Auch Ihr Wettkampfgeist kann einmal ruhen.

So wohnen Sie optimal

Sie brauchen Eleganz, Klassik und die Nähe zum Himmel.

Der beste Platz für Sie ist oben

Ein ruhiger Wohnort ist sicher geeigneter als die lärmende Stadt, und im Zweifelsfall wohnen Sie besser ganz oben. In luftigen Penthouse-Regionen zum Beispiel, mit Blick in den Himmel.

Um frei durchatmen zu können, brauchen Sie hohe Decken, möglichst mit großen Fenstern, die viel Licht hereinlassen. Aber Vorsicht: Allzu direkte Sonneneinstrahlung provoziert die Tripa-Energie. Wichtig für Ihren kalten Bäken-Anteil sind trockene Räume und eine gut funktionierende Heizung. Beim Baumaterial entspricht eine Mischung zwischen kühlen und warmen Materialien, etwa Holz mit Glas, dem Gesetz der Ausgewogenheit. Auch bei den Möbeln gilt es für Sie, einen Kompromiss zwischen dem Traditionsbewusstsein von Bäken und dem Wunsch der Tripa-Natur nach Symbolen der Macht zu finden. Ein eleganter, klassischer Stil mit einigen Antiquitäten könnte vielleicht passen. Wollen Sie die perfekte Harmonie, fehlt Ihnen aber noch das spielerisch-kreative, luftig-ätherische Element. Wie wäre es zum Beispiel mit exotischen Raumdüften und etwas Kunst?

Kleider zum Wohlfühlen

Bitte kein Feuerrot!

Geben Sie den Ton an

Bei den Materialien für Ihre Kleidung richten Sie sich am besten nach Wetter und Klima. Im Winter wärmende Wolle, im Sommer kühlende Stoffe wie Seide, Baumwolle, Leinen. Bei den Farben gibt es wenig Einschränkungen. Meiden sollten Sie zu helle und zu dunkle Farben, außerdem feurige Rottöne und ein kräftiges Gelb. Gut tragen können Sie Blau- und Grüntöne, alles, was ins Violette changiert, außerdem Lilarot, Hellbraun und Beige, cremige, sanfte Farben und sämtliche Grautöne.

Beruf als Berufung

Sie finden sich in vielen Berufen zurecht. Meistens führt Ihr Weg Sie nach oben.

Selbstbewusst und zielstrebig

Auch wenn Sie beruflich noch ganz am Anfang stehen, wissen Sie schon in jungen Jahren, was Sie wollen. Haben Sie Ihr Ziel einmal angepeilt, verlieren Sie es nicht so schnell aus den Augen. Früh werden Ihre Lehrer und Vorgesetzte erkennen, dass in Ihnen eine Führungspersönlichkeit steckt, und Sie im günstigen Falle fördern. Aber Sie müssen auch mit Neid und Missgunst rechnen.
Die beste Voraussetzung für Ihren Erfolg tragen Sie von Geburt an in sich: Ihr konstitutionell verankertes, geradezu legendäres Selbstbewusstsein. Die im Feuerelement angelegte Selbstsicherheit bekommt durch das Erdelement noch mehr Stabilität. Diese Kombination verleiht Ihnen eine natürliche Autorität.

In jeder Gruppe, jedem Team werden Sie automatisch die Führungsrolle übernehmen – als geborene Leitwölfin, zu der man aufschaut. Ihre Beliebtheit bei den Mitarbeitern hängt allerdings davon ab, mit wie viel Herz Sie bei der Sache (und bei den Menschen) sind. Mit dominantem Tripa-Anteil in Ihrer Persönlichkeit können Sie sehr berechnend sein, sehr ungeduldig und nicht allzu rücksichtsvoll. Mehr Bäken-Anteile machen Sie toleranter, einfühlsamer und verständnisvoller.
Bei aller Power und Dynamik, die Sie an den Tag legen: Machen Sie sich immer bewusst, dass exzessive körperliche Überanstrengung, zu viel Kopfarbeit und mentaler Stress auch Ihre gut balancierten Energien aus dem Gleichgewicht bringen. Damit die Stimmung stimmt, müssen Sie sich zwischendurch ausruhen.
Welche Branche Sie anpeilen, ist wie gesagt Nebensache. Mit Ihrem klaren analytischen Verstand, Ihrer Anpassungsfähigkeit und praktischen Intelligenz kommen Sie überall weiter. Sie spekulieren brillant an der Börse, bekleiden souverän einen Managerposten in Wirtschaft oder Politik, sind eine gute Rednerin, Lehrerin, Verkäuferin, überzeugen als Richterin und im Profisport.
Viele Tripa-Bäken-Frauen drängt es sehr früh danach, ihr eigenes Geschäft aufzubauen. Ihr Unternehmergeist und Ihr Organisationstalent helfen Ihnen dabei.
Glatteisgefahr droht eigentlich nur auf dem weiten Feld der Kunst. Wenn Sie sich gerne in inspirierenden Künstlerkreisen bewegen, passt zu Ihnen am besten die Rolle als Leiterin einer Künstleragentur. Der kreative Esprit in diesem Ambiente bereichert Ihr Naturell.

Liebe, die Sie trägt

Gefühle zeigen, Gefühle geben: Ihre Lernaufgabe in einer Partnerschaft.

Zweimal Tripa-Bäken: Wer ist der Boss?

Die Harmonielehre aus dem Himalaja besagt, dass Partner der gleichen Konstitution am besten zueinander passen. Sie interessieren sich für das Gleiche, haben ähnliche Sichtweisen, vielleicht sogar ähnliche Lebensziele. In der Beziehung zwischen zwei Tripa-Bäken-Typen wird sich aber bald eine wichtige Frage stellen: Wer ist hier der Boss? Wahrscheinlich sind Sie da geteilter Meinung. Damit Ihre Partnerschaft nicht zum Machtkampf ausartet, ist von Anfang an eine klare Aufgabenverteilung vonnöten. Teilen Sie sich Ihre «Reviere» auf. Nur wenn Sie diese Hürde bewältigen, können Sie Seite an Seite ein Lebenswerk aufbauen. Ein gutes Beispiel für so eine gelungene Teamarbeit: Hillary und Bill Clinton, beide Tripa-Bäken-Persönlichkeiten.

Ein Partner mit Lung-Tripa-Konstitution

Auch in dieser Beziehung wird es nicht an Dynamik, Leidenschaft und Machtgerangel fehlen, dafür sorgen die feurigen Anteile beider Partner. Rechnen Sie hier aber damit, dass Ihr Lebensgefährte emotional weniger ausgeglichen ist als Sie. Sein «windiger» Lung-Teil macht ihn unberechenbarer und unzuverlässiger. Dafür bekommen Sie von ihm ein wertvolles Geschenk: ein Beispiel an Kreativität, Sensibilität und Feinfühligkeit – also all der Eigenschaften, die Ihnen fehlen. Wenn Sie akzeptieren können, dass diese nichtmateriellen Qualitäten wichtig sind (können Sie das?), wird Ihr Mann Ihnen ein wichtiger Lehrmeister sein. Schauen Sie ihm ab, wie man Gefühle zeigt, wie man sie ausdrückt und auslebt. Auch wird er Sie darin bestärken, Ihrer inneren Stimme mehr zu vertrauen. Sie wiederum sind in der Lage, dieser wenig geerdeten Natur mehr Stabilität und Sicherheit zu verleihen. Sie bereichern sich gegenseitig sehr gut.

Viel Rückendeckung von Lung-Bäken

Mit einem Partner dieser Konstitution ist die Rollenverteilung von vornherein klar: Sie sind die Macherin, er stärkt Ihnen den Rücken. Als Karrierefrau können Sie sich keinen loyaleren Mann an Ihrer Seite wünschen. Konflikte drohen eher auf einem anderen Gebiet. Mit Ihrer Power müssen Sie aufpassen, dass Sie diese zurückhaltende Natur nicht überrollen, überfahren und vielleicht sogar links liegen lassen. Ohne es zu merken, legen Sie manchmal eine Dominanz an den Tag, gegen die er sich kaum noch wehren kann. Lernen Sie also unbedingt Rücksicht und Toleranz, sonst packt er irgendwann die Koffer.

Schwierig: Partner mit einer starken Energie-Dominanz

Menschen, die überwiegend von einer Energie dominiert werden, sind vom Harmonie-Standpunkt aus wenig ausgeglichen. Ein Mann vom Grundtyp Tripa wird sich Ihnen gegenüber als Macho gebärden und versuchen, Sie zu unterwerfen. Der Lung-Monotypus mag Sie anfangs amüsieren und mit seinen wilden Ideen inspirieren, doch er wird Halt in Ihnen suchen und sich zu stark an Ihnen festklammern. Bäken-Männer schließlich haben nicht den Drive, um Sie zu faszinieren.

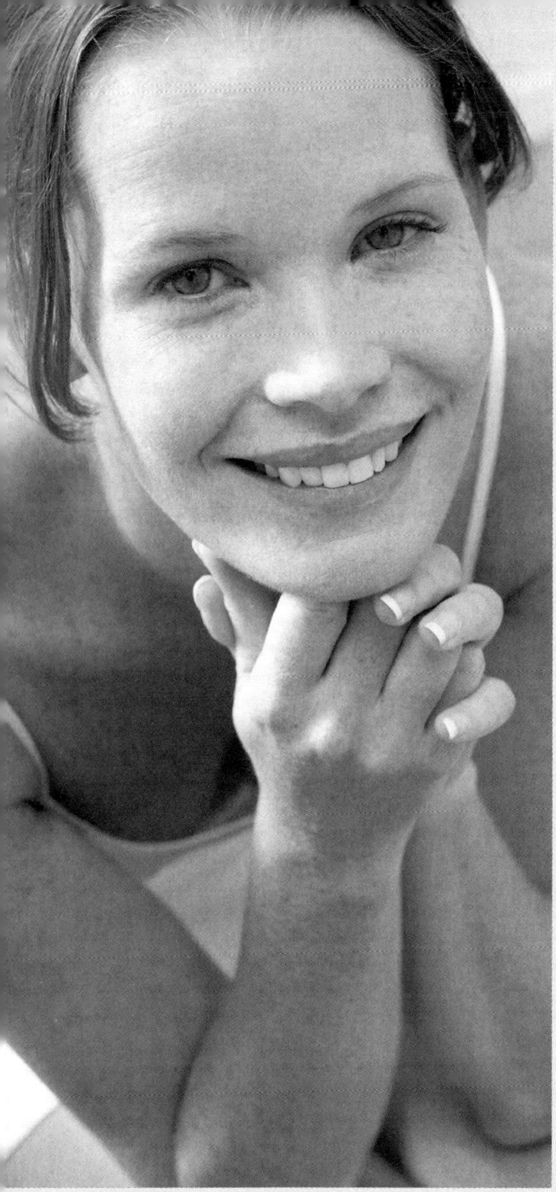

Die Glückliche

Mischtyp: Lung-Tripa-Bäken
Elemente: Luft, Raum, Feuer, Wasser und Erde

In Ihnen sind alle drei Energien und alle fünf Elemente harmonisch vereint – ein seltener Glücksfall. Nur etwa zehn Prozent der Menschen besitzen diese Konstitution. Damit haben Sie optimale Voraussetzungen für ein erfülltes, zufriedenes Leben. Ihre Aufgabe: Entfalten Sie Ihre Anlagen, bauen Sie Ihre Fähigkeiten aus!

So sind Sie

Körperbau und Aussehen

Über Ihr Aussehen gibt es wenig allgemein gültige Aussagen zu treffen.

Gute Proportionen

Sie gehören zu den durchschnittlich großen Menschen mit einem sportlichen, beweglichen, insgesamt sehr gut proportionierten Körper. Ihre Gliedmaßen sind fein, aber nicht knochig. Ihr Gesicht ist wohlgeformt, wirkt offen sympathisch. Mit Haut und Haar dürften Sie wenig Probleme haben. Bei Augen-, Haut- und Haarfarbe sind alle Variationen möglich.

Die Persönlichkeit der Glücklichen

Durch Ihr natürliches Wesen gewinnen Sie schnell Sympathien.

Regeln? Sie wissen selbst, was Sie zu tun haben

Es gab schon Fälle, in denen sich Menschen mit Ihrer Glückskombination beklagt haben: «Für alle anderen sechs Tibeterinnen gibt es Regeln, Richtlinien und Orientierungshilfen – nur für meinen Typ nicht. Das ist ungerecht.» Sehen Sie das auch so, gibt es nur zwei Möglichkeiten: Entweder Sie haben die Checkliste falsch ausgefüllt oder Sie sind sich Ihrer Einzigartigkeit (noch) nicht bewusst. Machen Sie also zu Ihrer eigenen Sicherheit nochmals den Checklisten-Test. Um in die Kategorie der siebten

Tibeterin zu gehören, dürfen sich die Energien Lung, Tripa und Bäken in der Wertung um höchstens 10 Punkte unterscheiden. Bei mehr als 40 Punkten beziehungsweise weniger als 30 Punkten einer Energie gehören Sie zu einem – allerdings recht ausgewogenen – Mischtyp aus zwei Energien.

Lung, Tripa, Bäken – von allem etwas

Sie sind eine psychisch gesunde, innerlich stabile Persönlichkeit. Anders als bei den übrigen sechs Tibeterinnen gibt es bei Ihnen kein angeborenes Ungleichgewicht, das es durch Verhalten, Ernährung oder Lebensstil auszugleichen gälte. Daher ist es gar nicht so leicht, die harmonische Persönlichkeit zu charakterisieren. Sie hat von allen Energietypen etwas: die Leichtigkeit, Kreativität und schnelle Auffassungsgabe der Lung-Natur, die Vitalität und das Selbstbewusstsein des feuerbetonten Tripa-Typs und die Belastbarkeit und Erdverbundenheit des Bäken-Typs. Glückskinder haben die große Gabe, sich in jeder Lebenssituation angemessen zu verhalten. Ihre Flexibilität macht die Dreierkombination so sympathisch, so angenehm unneurotisch. Sie haben wenig «Macken», keine Allüren, keine Verhaltensauffälligkeiten, genießen den Respekt und das Vertrauen der Mitmenschen.

Probleme sind für Sie eine Herausforderung

Durch Ihre harmonisch fließenden Energien sind Sie körperlichen und geistigen Belastungen gut gewachsen. Probleme verstehen Sie als Herausforderung. Mittels Ihrer positiven Lebenseinstellung gelingt es Ihnen oft, negative Themen aus einem größeren Zusammenhang zu betrachten und ihnen etwas Gutes abzugewinnen.

Ärger hält nicht lange

Da Sie für Süchte und Abhängigkeiten nicht besonders anfällig sind und im Allgemeinen aus Ihren Fehlern lernen, gibt es in Ihrem Leben nicht das große Problemthema. Insgesamt halten Ärger oder schlechte Stimmung bei Ihnen nicht sehr lange an, weil Sie bestrebt sind, sofort die bestmögliche Lösung zu finden – und zwar mit dem geringsten Aufwand. Beneidenswert, eigentlich gibt es kaum etwas, das Sie für längere Zeit aus dem Gleichgewicht bringt (es sei denn, Sie sind lange Zeit extremen Bedingungen ausgesetzt).

Nur Sie kennen den Weg zum Ziel

Alles in allem also gute Gründe, mit sich und der Welt zufrieden zu sein. Doch auch Sie haben eine Lebensaufgabe, und die ist gar nicht so leicht. Bei Ihnen geht es darum, Ihre Fähigkeiten zu entwickeln, Ihren Visionen zu folgen, Ihre Berufung zum Beruf zu machen, Ihren Bedürfnissen nachzugehen. Das Schwierigste dabei: Welche Wege zu diesen Zielen führen, müssen Sie selbst herausfinden. Sie tragen die Verantwortung für alles, was Sie tun. Sie können sich ja nicht auf eine angeborene Schwäche herausreden, wenn Ihnen etwas nicht gelingt, Sie falsche Entscheidungen treffen oder irgendwo nicht weiterkommen. Selbst wenn Sie krank werden, müssen Sie zuerst sich selbst fragen, was bei Ihnen nicht stimmt.

Besondere Aufgaben warten auf Sie

Menschen mit Ihrer Konstitution bekommen ein Geschenk. Die Hüter der Weisheit sind der Meinung, dass Ihnen vom Schicksal besondere Aufgaben zugeteilt wurden, die dem Wohl aller Menschen dienen. Sollten Sie so einen «Auftrag» in sich spüren, ermuntert Sie die Harmonielehre, dieser Berufung nachzugehen. Immerhin sind Sie mit außerordentlichen Fähigkeiten ausgestattet. Auf eine davon können Sie übrigens sehr stolz sein: Sie wissen immer ziemlich genau, was Sie wollen, was Sie brauchen, was wann zu tun ist. Ihre gesunden Instinkte, Ihre Intuition und Ihr gesunder Menschenverstand helfen Ihnen immer, wenn es schwierig wird. Sie können sich darauf verlassen. Ein Glückskind zu sein ist nicht nur eine große Aufgabe, sondern auch ein großes Glück.

Körper und Gesundheit

Freuen Sie sich über Ihre stabile Gesundheit!

Ihre Schwachstellen

Nur äußere Faktoren machen Sie krank

Sie müssen nicht unbedingt mit ernsthaften Gesundheitsproblemen rechnen. Trotzdem können Sie sich zum Beispiel mit Viren anstecken, sich das Bein brechen oder Kopfweh bekommen, genau wie jeder andere. Haben Sie zum Beispiel eine leichte Lung-Dominanz – etwa bei einer Punkteverteilung von 40–30–30, können Sie bei den Heilmaßnahmen für den Grundtyp Lung («die Elfe») nachschauen, bei

einer Tripa-Dominanz beim Grundtyp Tripa («die Königin») und so weiter.
Krankheiten entstehen bei Ihnen durch äußere Faktoren wie:

- falsche Ernährung,
- Umweltbelastungen,
- Stress,
- einen ungesunden Lebensstil.

Geht es Ihnen gesundheitlich mal nicht gut, müssen Sie also immer überlegen, welche der genannten Faktoren in Frage kommen: Haben Sie sich beruflich überfordert, schlecht ernährt, zu wenig geschlafen, zu viel getrunken oder geraucht?

Wege zur Harmonie

Was hilft und heilt

Für Sie gelten die allgemeinen Gesundheitsregeln.

Leben Sie nach den Naturgesetzen

Wie alle lebendigen Kreaturen sind auch Sie den Gesetzen der Natur unterworfen. Beschäftigen Sie sich mit ihnen! Viele Menschen wissen nicht mehr, was es eigentlich heißt, im Einklang mit der Natur zu leben.

Das Gesetz der drei Grundpfeiler des Lebens

Das Haus, das unser Körper darstellt, steht auf drei Pfeilern: Essen, Schlaf und Sex. Sie sind das Fundament unserer Körpergesundheit und unseres seelischen Wohlbefindens, aus ihnen schöpfen wir Lebenskraft und Lebensmut. Sorgen Sie dafür, dass in Ihrem Leben die Basis stimmt. Nehmen Sie ausgewogene Nahrung zu sich, achten Sie auf ausreichend Schlaf und leben Sie Ihre Sexualität.

Das Gesetz der natürlichen Rhythmen

Organe, Herzschlag, Atmung, Verdauung – alles funktioniert nach seinem eigenen Rhythmus. Unsere Biorhythmen sind die Voraussetzung für unsere Anpassungsfähigkeit. Ohne sie wären wir außerplanmäßigen Belastungen und Stress nicht gewachsen. Doch um für diese «Notfälle» gerüstet zu sein, müssen wir unsere inneren Abläufe durch ein regelmäßiges Leben unterstützen. Die wichtigsten Körperrhythmen betreffen Essen, Ruhe und Bewegung:

- Essen Sie regelmäßig und passen Sie Ihre Mahlzeiten Ihren Lebensumständen an.
- Gehen Sie zu festen Zeiten zu Bett. Sie brauchen sieben bis neun Stunden Nachtschlaf. Auch tagsüber verlangt Ihr Körper nach Phasen der Anspannung immer wieder Ruhe und Entspannung.
- Bewegen Sie sich täglich. Es reicht schon ein 20-minütiger Spaziergang in frischer Luft, um die Energiereserven aufzufüllen.

Das Gesetz der richtigen Nahrungsaufnahme

Viele westliche Menschen verstehen nicht, warum die Heilkundigen aus dem Himalaja der Verdauung so viel Aufmerksamkeit schenken. Die Tibeter sehen dieses Thema in größerem Zusammenhang: Verdauungsfeuer ist für sie gleichbedeutend mit Lebensfeuer und meint im Grunde alle Vorgänge des Aufnehmens, Verarbeitens und Abgebens. Unsere Unfähigkeit, körperliche, mentale und emotionale «Inputs» zu verarbeiten, gilt in der tibetischen Naturheilkunde als Grundkrankheit aller Lebewesen. Um diese Wurzel aller Krankheiten zu behandeln, kann man bei der körperlichen Verdauung ansetzen. Funktioniert diese, kann Nahrung bis in die äußersten Gewebeschichten und über den Körper hinaus in die feinstofflichen Ebenen des Seins vordringen. So gesehen ist es verständlich, dass sich ein tibetischer Arzt bei jeder Krankheit auch der – jeder Störung zugrunde liegenden – Verdauungsstörung widmet.

So aktivieren Sie Ihre Verdauungshitze:

- Essen Sie viel Granatapfelkerne. Sie gelten als «unübertreffliche Arznei» bei allen Störungen der Verdauungshitze.
- Trinken Sie vor, während und nach dem Essen ein Glas abgekochtes, heißes Wasser.
- Trinken Sie öfter ein Glas Ingwertee: Zehn Minuten lang ein Stück Ingwer in etwas Wasser köcheln lassen, evtl. mit Honig süßen.
- Essen Sie viel Knoblauch, Zwiebeln, schwarzen Rettich, Fisch, Hammel und Lamm.
- Nehmen Sie vor dem Essen etwas Saures zu sich.
- Kauen Sie gründlich. Vor dem Schlucken sollte die Nahrung fast schon flüssig sein, damit der vorverdauende «mischende Schleim» ansteigt, der die Verdauungshitze im Magen entlastet.

Besser leben

Leben Sie! Aber hüten Sie sich vor Übertreibung und Exzess.

Akzeptieren Sie, dass Genuss Grenzen hat

Spaß und Genuss sind eine gute Sache. Doch auch Grenzen gehören zum Leben. Hier erinnert der Buddhist an ein Naturgesetz, das in unserer Spaßgesellschaft ziemlich in Vergessenheit geraten ist. Der Mensch verliert die Fähigkeit zum Genuss, wenn er dabei maßlos wird und Grenzen überschreitet. Gemeint ist damit jede Art von Übertreibung – bei Drogen oder Alkohol, Zigaretten, Kaffee, Süßigkeiten, Konsum, Sex, Arbeit, Fernsehen und vielem mehr. Wir tun gut daran, uns freiwillig bei allem, was wir gerne und ausgiebig tun, einzuschränken.

Freiwillig oder gezwungenermaßen: wir haben die Wahl

Die Natur gibt uns nur zwei Möglichkeiten: Entweder wir begrenzen uns selbst oder wir bekommen die Grenzen von außen gesetzt. Dann erfahren wir sehr schmerzhaft, dass der Körper Übertreibungen nur bis zu einem gewissen Grad toleriert. Krankheit ist der Weg der Natur, den Menschen zur Einsicht zu zwingen. Die Tibeter sehen das ganz positiv: Mutter Natur liebt uns so, dass sie es nicht mit ansehen kann, wie wir uns mit Genuss-Sucht und Exzessen ruinieren. Sie warnt uns immer wieder vor – mit kleineren Beschwerden. Erst wenn wir uns wieder und wieder weigern, ihre Signale zu verstehen, ergreift sie drastische Maßnahmen – wir werden ernsthaft krank. Das Paradoxe am Genuss ist, dass wir ihn nur genießen können, wenn wir gesund sind.

Die richtige Ernährung

Essen Sie nach Lust und Laune. Und richten Sie sich dabei nach Ihren Lebensumständen.

Grundregeln der tibetischen Ernährungslehre

- → Teilen Sie vor jeder Mahlzeit in Gedanken den Magen in vier Teile: Die Hälfte der verzehrten Nahrungsmittel soll feste Konsistenz haben, ein Viertel soll flüssig sein, das restliche Viertel des Magens soll leer bleiben.
- → Trinken Sie vor, während und nach dem Essen keine kalten Getränke. Die meiste Flüssigkeit sollte man während des Essens und danach aufnehmen.

→ Beziehen Sie die natürlichen, tageszeitlichen und jahreszeitlichen Schwankungen der drei Energien in Ihre Ernährung mit ein (Seiten 210–211).

So könnte Ihr Essen für einen Tag aussehen

Frühstück

Nehmen Sie zum Frühstück nahrhafte Lung-Kost zu sich. Ein Vorschlag: Früchteflocken. Hier das Rezept:
Weizenflocken kurz mit etwas Wasser aufkochen und einige Minuten bei leichter Flamme köcheln lassen. Währenddessen einige zuvor in Wasser eingeweichte Trockenfrüchte wie Pflaumen, Rosinen oder Aprikosen kurz mitkochen. Würzen Sie mit Zimt und Kardamom und geben Sie einige geschälte Süßmandeln hinzu (am Abend vorher einweichen, damit die Schale sich löst). Als Getränk passt Kräutertee mit Fenchel, Anis oder Kümmelsamen.

Das Mittagessen

Zum Mittag empfiehlt sich kühlende Tripa-Kost, zum Beispiel: Vorab einen Ruccolasalat mit Mungobohnensprossen, dazu ein Dressing aus Buttermilch mit etwas Koriander. Die Hauptspeise kann aus einem vegetarischen Tofugericht mit schwarzen Linsen oder Kichererbsen bestehen, gekocht mit gesalzener Butter, dazu etwas Safranreis. Als Nachspeise: süße Früchte.

Das Abendessen

Das Abendessen sollte aus leicht verdaulicher Bäken-Nahrung zubereitet sein, zum Beispiel: Gemüseauflauf mit grünem Blattgemüse auf Basis von Eiern und Tsampa (Rezept Seite 164), gewürzt mit Koriander und schwarzem Pfeffer.

Jahreszeiten und Geschmacksrichtungen

Orientieren Sie sich bei der Wahl Ihrer Lebensmittel auch an den Jahreszeiten. Jede hat ihre eigene Geschmacksrichtung. Eine größere Auswahl an Lebensmitteln, die zu den Geschmäckern passen, finden Sie auf Seite 18ff.

Von Winter bis Frühjahr

Bevorzugen Sie von Januar bis Mitte Mai Nahrung der Geschmacksrichtungen bitter, scharf und zusammenziehend, wie z.B. gekochtes Getreide, Ingwer, Hammel- und Lammfleisch, Kresse, Zwiebeln und scharfe Gewürze wie Chili, Pfeffer u.a.

Von Frühsommer bis Sommer

Essen Sie von Mitte Mai bis Mitte August hauptsächlich süß. Zu dieser Geschmacksrichtung gehören Artischocken, Bohnen, Erbsen, Honig, Melasse, Safran, Zimt, jede Art von Fleisch und Fisch, Milch von Kuh oder Ziege, alle Getreidearten, wie z.B. Buchweizen, Gerste, Hirse, Reis, Rispenhirse, Roggen, Weizen sowie süße Früchte wie Erdbeeren, Kirschen oder Wassermelone (wenn es sehr heiß ist), außerdem stärkehaltige Nahrung wie Kartoffeln oder Mais.

Im Spätsommer

Als empfehlenswerte Geschmäcker gelten von Mitte August bis Mitte September süß, sauer, salzig, enthalten zum Beispiel in Ghee (siehe Seite 141/142), Sesamöl, Fleischbouillon, Fisch, Fleisch von Hammel, Hase, Huhn, Lamm, Hafer, Kartoffeln, Knoblauch, Koriander, Linsen, Mais, Muskat, Roggen, Trauben.

Im Herbst

Bevorzugen Sie Mitte September bis Ende Oktober Lebensmittel mit den Geschmäckern süß, bitter und zusammenziehend, wie z.B. Artischocken, Bockshornklee, Buchweizen, Erbsen, Linsen, Mais, Fisch und Früchte wie Aprikosen, Pflaumen, Mango.

Zum Winterbeginn

Im November, Dezember wirken Nahrungsmittel mit den Geschmäckern süß, sauer und salzig, wie z.B. Fleisch vom Hammel und Huhn, Fisch, Fleischsuppe, Sesamöl.

Bewegung und Wellness

Wenn es Ihnen mal nicht gut geht, bringen sanfte Methoden Sie wieder ins Lot.

Tibetische Wellness

Die folgenden Tipps stammen aus der tibetischen Heiltradition, gehören aber inzwischen zur Volksmedizin, die von Generation zu Generation weitervererbt wird.

Massagen zum Verwöhnen

Tibetische Massagen unterscheiden sich eigentlich kaum von unseren Wohlfühlmassagen. So geht's: Beginnen Sie mit langen, streichenden Bewegungen und verteilen Sie dabei das Massagefett – angefangen beim Kopf und den Ohren über die Hand- und Fußflächen, die Brust, den Rücken und die Arme bis zu den Beinen. Nun führen Sie mit den Handballen oder der ganzen Handfläche kräftige, kreisende Bewegungen aus. Bitte keinen Druck ausüben. Im Magen-Darm-Bereich soll jede Bewegung nur im Uhrzeiger-

sinn erfolgen. Behandeln Sie auf diese Art alle verspannten Partien, auch steife Gelenke. Sparen Sie die empfindlichen Bereiche um die Augen und das Herz sowie die Genitalien aus. Bei der anschließenden Knettechnik werden alle fleischigen Körperzonen bearbeitet. Beginnen Sie an den Schultern, machen Sie weiter mit den Armen, den Oberschenkeln, dem Rücken, dem Gesäß und den Waden. Ziel ist es, Verhärtungen aufzuweichen, die sich hauptsächlich in den fleischigen Teilen des Körpers festsetzen. Die Muskeln sollen weich werden wie Teig, sagen die Tibeter.
Mindestens ebenso wichtig wie die Techniken sind die Massagefette. Die Tibeter benutzen neben Öl (meistens Sesamöl) auch Butter, die mit entsprechenden Gewürzen gemischt wird. Da sie warm und flüssig sein muss, wird sie immer direkt vor der Behandlung zubereitet. Hier zwei Rezepte:

Muskatbutter

Die Zutaten:

- ein Teelöffel Muskatnusspulver,
- ein Teelöffel Gerstenmehl,
- zwei Teelöffel geschmolzene Butter.

Die flüssige Butter mit den Zutaten mischen, bis eine Paste entsteht.

Muskat-Anis-Butter

Die Zutaten:

- ein Teelöffel Muskatnusspulver,
- ein Teelöffel frisch mit dem Mörser gemahlenes Anissamenpulver,
- eineinhalb Teelöffel geschmolzene Butter.

Alles zu einer breiartigen Creme vermengen.

Tibetische Akupressur-Massage

Fast alle tibetischen Massagen enden mit einer Akupressur. Bestimmte Punkte werden mit dem Daumen je eine Minute lang tief gedrückt und dabei mit kleinen kreisenden Bewegungen gedreht. Bei allgemeinen Wohlfühlmassagen und bei gesunden Menschen empfehlen tibetische Ärzte 25 Kreisbewegungen, bei schwangeren Frauen nur fünf.
Diese Akupressur-Behandlung harmonisiert das Verdauungssystem. Sie wirkt vorbeugend und bei vorhandenen Beschwerden.
Man braucht:

- ein Stück Baumwolle, das zu einem Stab geformt werden kann,
- einige Esslöffel angewärmtes Sesamöl.

Der Baumwollstab wird immer wieder in das Öl eingetaucht, die folgenden Punkte nacheinander mit der beschriebenen Technik massiert. Betrachten Sie hierzu auch die Abbildungen auf den Seiten 222–224.

- Scheitelpunkt: der höchste Punkt des Kopfes, eine kleine Mulde in der Fontanelle.
- Der Punkt zwischen dem 11. und dem 12. Brustwirbel.

Auf der Vorderseite des Körpers:

- Der Punkt zweieinhalb Zentimeter unterhalb des Brustbeins. Um ihn zu finden, tastet man mit dem Finger langsam bis zu der Stelle, wo der Brustbeinknochen in den Magen übergeht. Von hier aus sind es noch zweieinhalb Zentimeter nach unten.
- Der Punkt zweieinhalb Zentimeter unterhalb des vorgenannten Punktes.

Gyu.Lam.Dol. - für noch mehr Harmonie

Die folgenden Übungen sind einfach und sehr wirkungsvoll. Sie lassen Ihre Energien freier fließen und helfen Ihnen, den Alltag gelassener zu überstehen.

Zum Tagesbeginn

Gönnen Sie Ihrem Kopf morgens eine erfrischende Energiedusche. Danach fühlen Sie sich wie neugeboren.

Bleiben Sie nach dem Aufwachen noch eine Weile entspannt im Bett liegen. Die rechte Hand liegt über dem Scheitel, Zeige- und Mittelfinger berühren sanft das Scheitelchakra, also den höchsten Punkt am Hinterkopf. Der Zeige- und Mittelfinger der linken Hand liegen auf dem Stirnchakra – jenem auch als drittes Auge bezeichneten Punkt zwischen den Augenbrauen. Wenn nötig, legen Sie sich Kissen unter die Arme, damit sie bequem gelagert sind. Bleiben Sie einige Minuten in dieser Position, bis Sie eine Wirkung spüren.

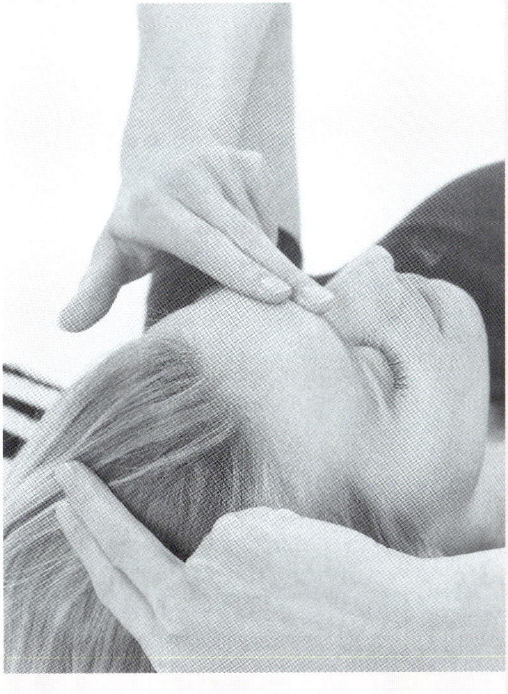

Tagsüber

Wann immer Ihre Intuition gefragt ist und Sie keine Zeit haben, ruhig in sich zu gehen, machen Sie folgende Übung:
Der rechte Mittel- und Ringfinger stellen sanften Kontakt mit dem Scheitelchakra her. Der linke Mittel- und Ringfinger halten sanften Kontakt mit dem Herzchakra. Es liegt auf Herzhöhe in der Mitte der Brust. In dieser Position berühren sich Daumen und Zeigefinger der linken Hand. Lassen Sie in Gedanken frische, strahlende Lichtenergie ins Scheitelchakra einfließen und zum Herzen strömen. Stellen Sie sich vor, dass sich dort das Licht mit Ihrer Herzenergie vermischt und Ihre Herzquelle sprudeln lässt. Beim Zurückfließen in den Kopf wird Ihr Gehirn durch die «herzlich» angereicherte Energie ausgefüllt.

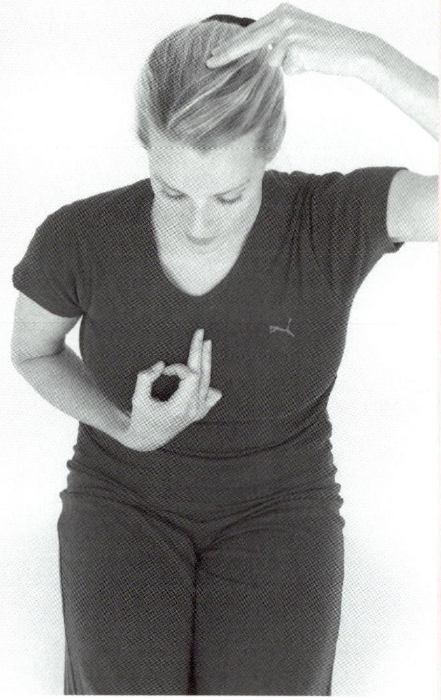

Abendübung

Wenn Ihnen der Kopf noch beim Zubettgehen summt, holen Sie sich durch folgende Übung Ruhe:
Legen Sie sich im Bett auf die rechte Seite. Das rechte Handchakra liegt leicht auf dem Kronenchakra. Das linke Handchakra verbindet sich mit dem Sonnengeflecht, einem Punkt in der Mitte des Magens. Atmen Sie tief durch und genießen Sie das Gefühl der Verschmelzung. Um die Übung zu vertiefen, gleiten Sie mit der linken Hand zum Nabelchakra (zwei Fingerbreit unterhalb des Nabels) und verweilen dort noch eine Weile.
Wollen Sie mehr über die Gyu.Lam.Dol-Methode erfahren? Dann lesen Sie weiter in Kapitel zehn (Seite 225).

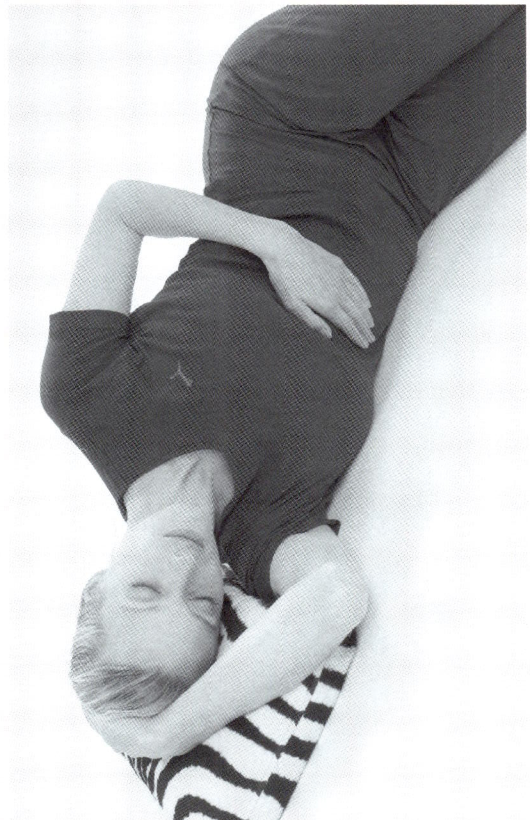

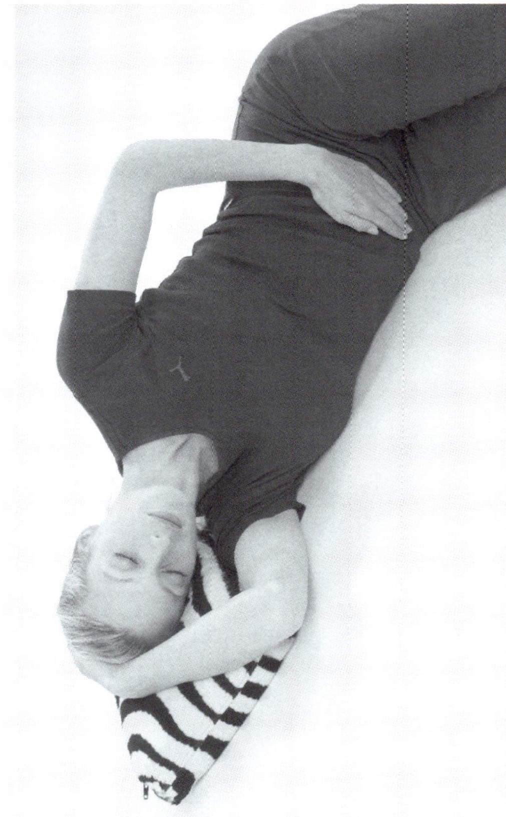

Musik für Ihren Typ

Melodien, Töne, Rhythmen, die Ihre drei Energien in Einklang bringen, finden Sie hier. Lassen Sie sich durch diese Musik herausfordern. Die folgenden CDs lassen Ihnen Raum für Experimente. Sie können dazu tanzen, still dasitzen und lauschen oder mitsingen – ganz wie Ihnen zumute ist.

Tibetisch

Eight Lamas from Drepung: Tibetan Sacred Temple Music. Windpferd UPC/EAN 0 7713 6601 0322
Gyuoto Monks: Freedom Chants from the Roof of the World. Ryko/Zomba UPC 0 0144 3101 1320. Rituelle Musik ohne westliche Beimischung.

World Music/tibetisch

Chris Hinze: Tibetimpressionen II. Keytone. Tibetische Mantras und der Dalai Lama, kombiniert mit Jazz, Renaissance-Musik u.v.m.

World Music

Dissidenten: Instinctive Traveller. Indigo UPC 4 0156 9855 3529. Zwischen Raga und Rock.
Mehr über den Einfluss von Musik auf Stimmungen lesen Sie auf Seite 226.

Ein erholsamer Urlaub

Wonach steht Ihnen der Sinn? Sie haben die Wahl.

Mal was ganz anderes

Sie wissen selbst am besten, was Sie im Urlaub brauchen. Abenteuer? Ihr Organismus ist so belastbar und anpassungsfähig, dass er mit extremsten Bedingungen zurechtkommt. Keine Angst also vor der Trekkingtour im Himalaja. Ebenso viel Spaß und Abenteuer wie der Kamelritt durch die Wüste oder das Wellenreiten auf Hawaii bringt auch das Tiefseetauchen auf den Seychellen. Das Einzige, was Sie im Sinne der Harmonielehre berücksichtigen sollten: Suchen Sie einen Ausgleich zu Ihren sonstigen Beschäftigungen. Körper, Geist und Seele erholen sich, wenn Sie mal etwas ganz anderes machen.
Sitzen Sie sonst den ganzen Tag im Büro, tut Ihnen Bewegung in der Natur gut. Sind Sie beruflich ständig auf Reisen, wäre die Lösung vielleicht ein Ferienhaus am Meer, aus dem Sie sich nicht wegbewegen. Leben Sie allein, kommt ein Aufenthalt mit einer Gruppe von Freunden in Frage. Sind Sie von Menschen umgeben, die ständig etwas von Ihnen fordern, könnten Sie über Ferien in einem Meditations-Retreat nachdenken.

So wohnen Sie optimal

Vermeiden Sie Extreme und verlassen Sie sich ansonsten auf Ihren guten Geschmack.

Eine spirituelle Atmosphäre

Sie haben von Natur aus einen guten Geschmack und sind nicht auf den Rat anderer angewiesen. Aus diesem Grund werden Sie sich von ganz allein Ihren Lebensumständen entsprechend einrichten. Da Ausgewogenheit auch das Vermeiden von Extremen beinhaltet, sollte Ihr Heim weder zu alt noch zu modern eingerichtet sein. Ansonsten können Sie alle Deko-Farben und Stilrichtungen wählen, die Ihnen gefallen. Der einzige konkrete Tipp der tibetischen Harmonielehre betrifft die Atmosphäre Ihrer Wohnung: Sie sollte auch spirituell sein. Wie Sie diesen Rat umsetzen, bleibt Ihnen überlassen. Wahrscheinlich haben Sie es längst getan.

Kleider zum Wohlfühlen

Im Winter eher dunkle Töne, im Sommer lieber hell.

Wie es Ihnen gefällt

Auch bei der Wahl Ihrer Kleidung lassen Sie sich am besten von Ihren Vorlieben und Bedürfnissen führen. Was gefällt Ihnen? Was passt zu Ihrem Äußeren? Die Tibeter sind nicht wie wir bestimmten Moden unterworfen, sie stimmen ihre Kleidung auf die Jahreszeiten und Temperaturen ab. Die einzige allgemeine Richtlinie, die es zu berücksichtigen gäbe, bezieht sich auf die Farben der Kleidung: Im Herbst und Winter, so lautet der Tipp aus dem Himalaja, bevorzugen Sie eher dunkle Farben und im Frühling und Sommer die helleren Töne.

Beruf als Berufung

Sie sollten einen Beruf wählen, der dem Wohl vieler Menschen dient.

Stehen Sie zu Ihrer Botschaft

Als besonderer Mensch mit besonderen Begabungen ist für Sie die Wahl Ihres Berufs von großer Bedeutung. Er ist der Bereich, in dem Sie einen Großteil Ihrer Fähigkeiten verwirklichen können. Sicherlich kommen Sie in jeder Sparte unter. Die tibetische Harmonielehre rät Ihnen aber, einen Beruf zu wählen, in dem Sie möglichst viele Menschen erreichen. Die Weisen aus Tibet unterstellen Ihnen sogar, dass Sie eine Botschaft haben, und ermuntern Sie, dafür einzustehen. Erforschen Sie also, ob Ihnen etwas besonders am Herzen liegt. Welches ist Ihr inneres Anliegen?

Menschen Ihrer Dreier-Kombination haben neue Heilkünste erforscht und sich für ihre Verbreitung eingesetzt. Sie waren Prediger, Weise und geistige Lehrer, die anderen Trost, Hilfe und Orientierung vermittelten. Einige schrieben große Bücher, andere gründeten neue Lebensgemeinschaften, manche von ihnen waren wunderbare Lehrer, die ihren Schülern allerbeste Grundlagen fürs Leben gaben. Wieder andere gingen ins Kloster, weil sie dort ihre Lebensaufgabe fanden. Dieses sind nur Beispiele. Sie zeigen, was möglich ist, wenn ein Mensch wie Sie sein Potenzial nutzt.

Liebe, die Sie trägt

Sie können eine sehr glückliche Beziehung führen.

Es gibt keinen falschen Partner für Sie

Eigentlich dürfen Sie darauf vertrauen, dass der Partner, für den Sie sich entscheiden, der richtige für Sie ist. Zum einen lassen Sie sich bei der Partnerwahl nur selten von falschen Vorstellungen leiten, zum anderen haben Sie eine gute Menschenkenntnis und ausgeprägte Instinkte. Abgesehen davon sehen die Tibeter auch Ihre Partnerschaft in besonderem Licht. Sie sagen, für Sie gibt es keinen falschen Partner. Weil Sie durch Ihre innere Ausgeglichenheit und Ihre Anpassungsfähigkeit in der Lage sind, mit sehr vielen Menschen eine gute Beziehung zu gestalten. Sie besitzen außerdem die Gabe, die Schwachstellen eines Partners auszugleichen und ihn durch Ihre gute Energie positiv zu beeinflussen.

An Ihrer Seite gelingt es anderen Menschen, sich selbst besser zu entfalten und ihre Stärken zu entdecken. Alles in allem also optimale Voraussetzungen für eine Beziehung, in der beide sich respektvoll behandeln und unterstützen. Die Tibeter raten übrigens allen Menschen, einen Partner der gleichen Konstitution zu wählen – weil sie sich in vielem so ähnlich sind. In solchen Beziehungen versteht der eine intuitiv, was den anderen motiviert und vorantreibt. Der negative Aspekt solcher Partnerschaften, dass beide Partner gegenseitig ihre negativen Tendenzen verstärken, besteht bei zwei «Glückskindern» nicht.

Was erwarten Sie von einer Beziehung?

Die Weisen aus dem Himalaja raten übrigens allen Menschen, sich vor der Partnerwahl gründlich zu überlegen, was sie von einer Beziehung erwarten. Wollen Sie eine stabile Bindung, in die Sie nicht viel Energie und «Pflege» investieren müssen, ist auf jeden Fall ein Partner der gleichen Konstitution richtig.

Verstehen Sie hingegen eine Partnerschaft als Anreiz zur persönlichen Weiterentwicklung, sollten Sie sich für einen Menschen mit Qualitäten entscheiden, die Ihnen fehlen. Von ihm bekommen Sie Stimulation und Anregung auf vielen Ebenen. Machen Sie sich aber bitte klar, dass Sie und Ihr Mann unter Umständen zu unterschiedlichen Uhrzeiten Hunger haben, sich im Urlaub für völlig andere Dinge interessieren und auch in der Freizeit unterschiedliche Bedürfnisse haben.

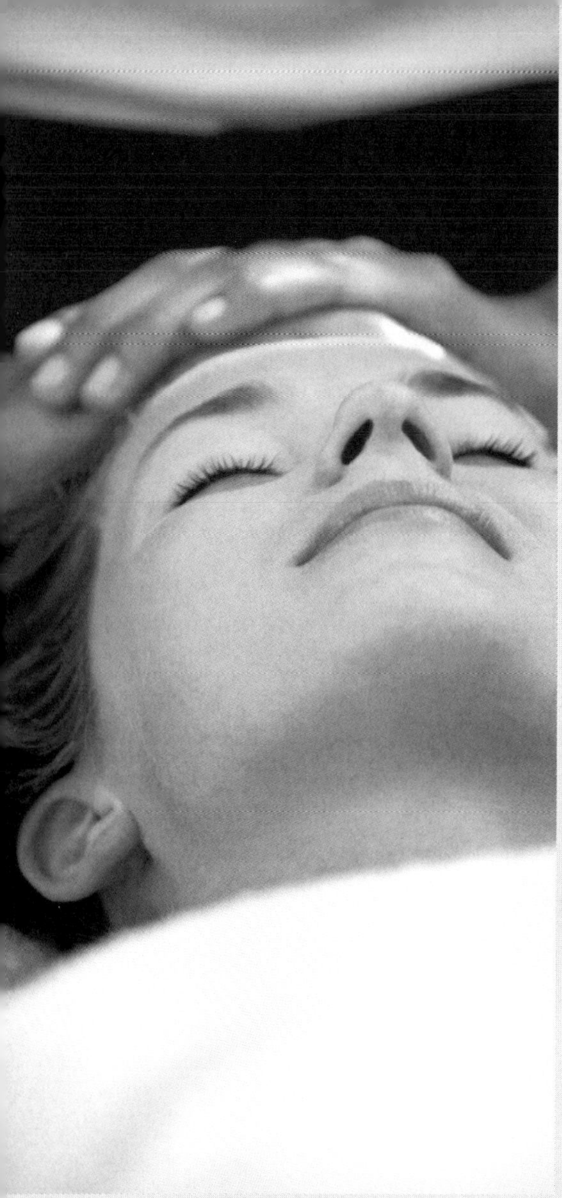

Auf einen Blick:

Die Heilverfahren

Tibetische Akupressur-Massagen

Die tibetische Akupressur ist eine ganz einfache Wohlfühlmassage für den Hausgebrauch, die jeder lernen kann: Kleine kreisende, mit leichtem Druck ausgeführte Bewegungen auf bestimmten Punkten entspannen Körper und Seele und wirken ausgezeichnet bei leichteren Beschwerden.

Mindestens ebenso wichtig wie die Technik sind die benutzten Öle, die je nach Typ warm oder in Zimmertemperatur aufgetragen werden. Mehr zum Thema finden Sie beim Typ «Die Glückliche» auf Seite 212ff.

Die Akupressur-Punkte für die sieben Tibeterinnen

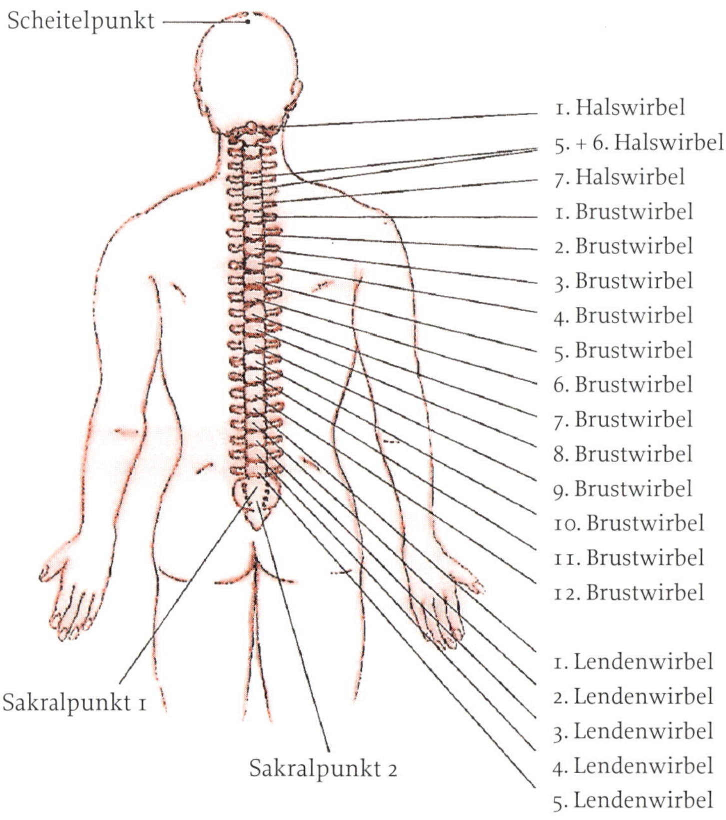

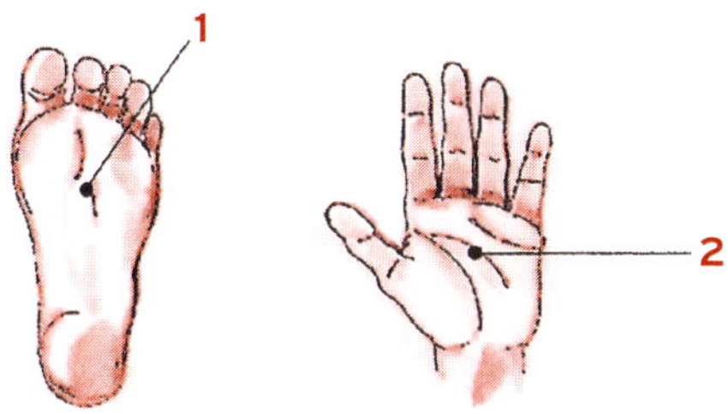

1 Mitte der Fußsohle

2 Mitte des Handtellers

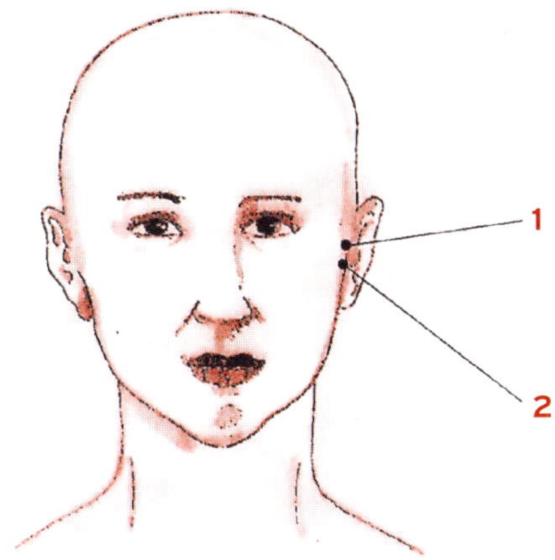

1 Der Ohrpunkt liegt etwa vier Fingerbreit unterhalb der Schläfenmulde, genau in der Mitte des Ohres.

2 Der Ohrpunkt liegt etwa eine Fingerbreite unterhalb des oben genannten Punktes.

1 Scheitelpunkt
2 hintere Fontanelle
3 Drei Ohrpunkte zwischen Ohr und Kopf:
- ✷ Den obersten Ohrpunkt findet man, wenn man sich vom oberen Ende des Ohrläppchens aus in Richtung Hinterkopf tastet. Der Punkt liegt genau am Falz zwischen Ohr und Kopf.
- ✷ Ebenfalls an diesem Falz, nur etwa zwei Fingerbreit tiefer, liegt der mittlere Ohrpunkt.
- ✷ Der untere der drei Ohrpunkte befindet sich auf dem Mastoid – das ist eine kleine Knochenerhebung etwa eineinhalb Zentimeter unterhalb des unteren Ohransatzes.

4 Der Okziput-Punkt liegt direkt am Nackenansatz zwischen dem ersten Halswirbel und dem Schädel.

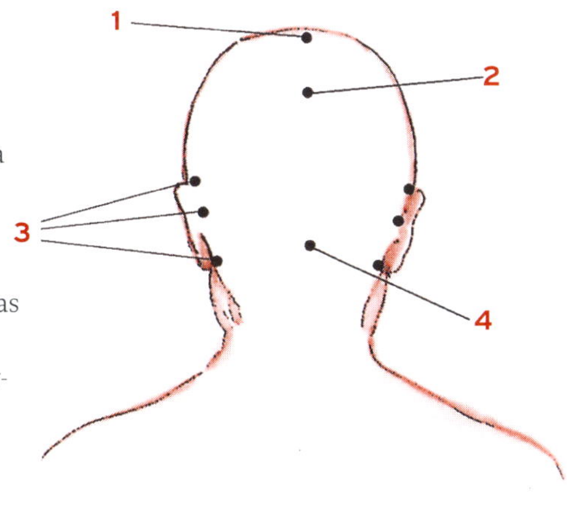

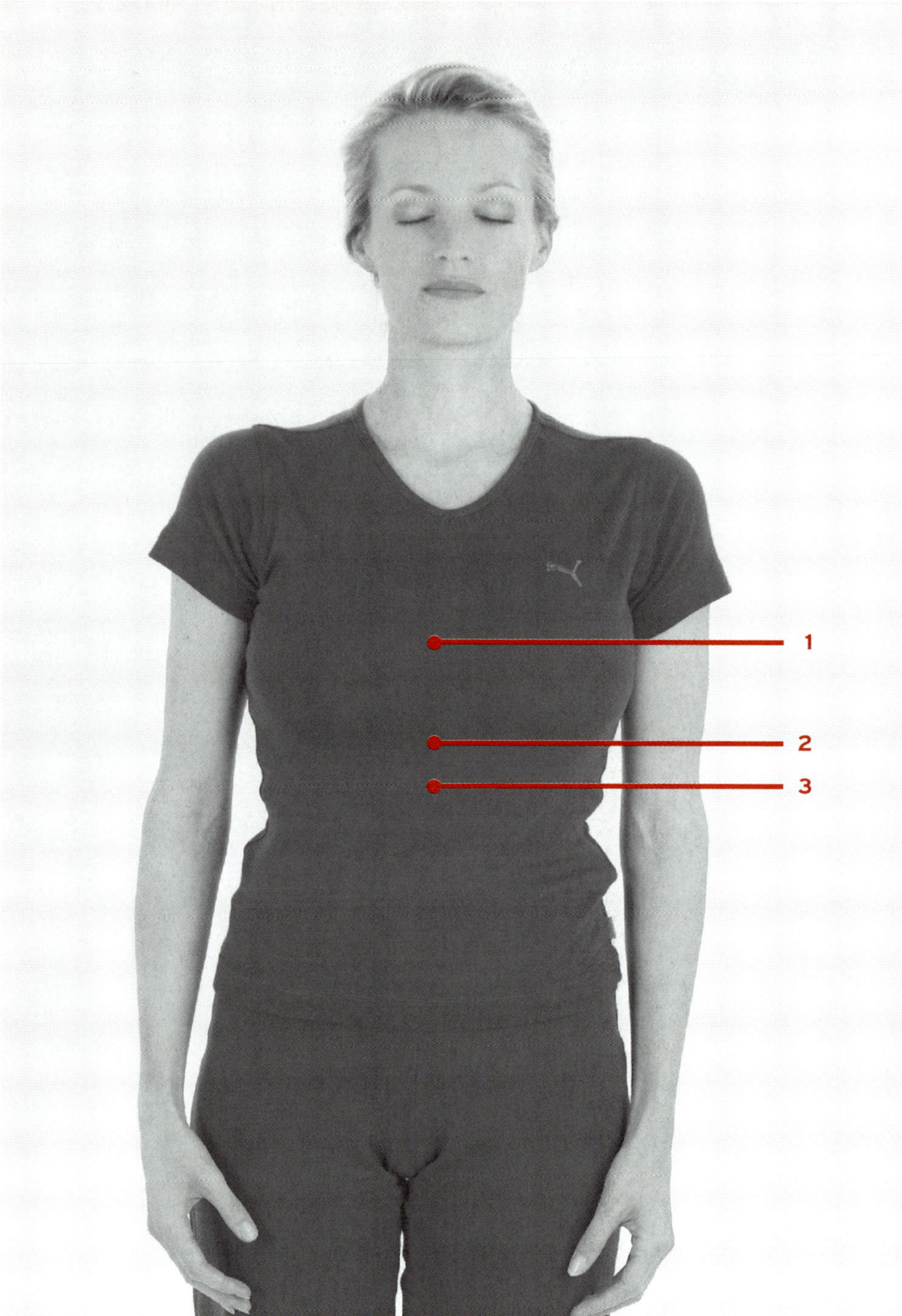
1
2
3

1 Der Punkt in der Mitte des Brustbeins, der auf Herzhöhe liegt.

2 Der Magenpunkt zweieinhalb Zentimeter unterhalb des Brustbeins. Das Brustbein ist der letzte spürbare Brustknochen, wenn man sich mit dem Finger in Richtung Magen vortastet.

3 Der Punkt liegt zweieinhalb Zentimeter unterhalb von Punkt 2.

Die Gyu.Lam.Dol-Übungen

Es ist altes buddhistisches Wissen, dass das Handauflegen an bestimmten Stellen des Körpers die Energien verwandelt. Der aufgeregte Geist beruhigt sich, negative Emotionen verwandeln sich in positive. Auf diesem Prinzip basiert die Gyu-Lam-Dol-Methode. Sie ist ein typisches Beispiel dafür, wie die meditativen Übungen des Buddhismus heute für westliche Menschen aufbereitet werden.
Gyu.Lam heißt «der Bewusstseins-Weg», *Dol* «das Befreien». Frei übersetzt ist damit gemeint, dass den emotionalen Hindernissen, die den Fluss unserer Energien stören, der Wind aus den Segeln genommen wird. Mit diesen Übungen schaffen wir also Distanz zu Wut, Ärger, Frust, Neid und all den anderen negativen Gefühlen, die uns in der Weiterentwicklung stören. Gleichzeitig wird die Energie, die in diesen Emotionen steckt, in positive Kraft verwandelt. Das ist der Grund, warum wir uns nach Gyu.Lam.Dol. einerseits entspannt und gelassen, aber auch kraftvoller fühlen.
Die Stellen, an denen die Hände platziert werden, nennt man Energiefenster. Über diese Fenster erreichen wir das feinstoffliche Energiesystem, über das Geist und Körper in einer Wechselbeziehung stehen. Bei den Übungen werden

zwei dieser Energiefenster miteinander verbunden, indem jede Hand eine dieser Stellen berührt und man sich innerlich ein freies Fließen der Energien vorstellt. Diese Harmonie erfasst also den körperlichen und den geistig-emotionalen Bereich. Das erklärt die wohltuende, nachhaltig ausgleichende Wirkung der Übungen.

Zum Schluss einige konkrete Tipps: Um ein Gefühl für die sehr subtile Wirkung der Übungen zu entwickeln, sollten Sie sich ein paar Tage Zeit geben. Manche Menschen spüren die Veränderung schon am ersten Übungstag, andere erst am zweiten oder dritten. Wichtig ist, dass Sie die Verbindung so lange halten, bis Sie eine deutliche Erleichterung verspüren, eine fließende Wärme, ein perlendes Wohlgefühl oder eine tiefe Entspannung. Haben Sie das Gefühl, dass die Stellen zu pulsieren beginnen, ist das ein gutes Zeichen. Es bedeutet, dass die blockierte Energie sich auflöst und das Ziel der Übung erreicht ist. Bei manchen Übungen kann es auch vorkommen, dass Sie eine unangenehme Wirkung oder sogar Schmerzen spüren. Auch diese Empfindungen sind ein Zeichen dafür, dass sich Blockaden auflösen. Machen Sie also weiter.

Die Gyu.Lam.Dol-Methode wurde von der Schweizer Heilerin Antonia Dechen Strub-Tusch entwickelt, die seit vielen Jahren in der Nähe von Zürich traditionelle tibetisch-buddhistische Heilkunst praktiziert (Adresse im Anhang unter Healing Jewel). Antonia Dechen hat sich auf feinstoffliche Heilarbeit spezialisiert und lehrt ihre Patientinnen und Patienten, mit Gyu.Lam.Dol die heilende Kraft ihrer Hände zu nutzen.

Musik für die sieben Tibeterinnen

Dass Musik eine heilsame Wirkung auf das Gemüt hat, wussten schon die alten Griechen. Pythagoras, geboren um 570 v. Chr., schrieb der Musik eine heilende Wirkung auf den Zustand der Seele zu. Auch bei uns wird diese Wirkung seit einigen Jahren wieder entdeckt. In der so genannten Musikmedizin setzt man die Harmonien gezielt ein, um Stimmungen zu verändern und Heilvorgänge zu beschleunigen.

Die CD-Empfehlungen für die sieben Tibeterinnen entstanden aus dieser Idee. Der auf Meditationsmusik spezialisierte Musikwissenschaftler Christian Salvesen vertiefte sich in die Energien der sieben Typen und suchte aus verschiedenen Musikrichtungen CDs heraus, die diese Energien ausgleichen.

Übrigens: Es gibt Musik aus der tibetischen Kultur, die sich für alle sieben Typen eignet. Hier zwei Beispiele:

- Kraft der Töne: Wissen vom Heilen – Heilmeditation. Digiton/Silenzio UPC/EAN: 6005 2508 9827. Soundtrack zu Franz Reichles empfehlenswertem Film und Buch «Das Wissen vom Heilen».
- TIPA (Tibetan Institute of Performing Arts): Dhama Suna. Warner, Erato Disque Paris/WEA, UPC 7063 0190 6422. 40 tibetische Musiker vermitteln einen Eindruck der tibetischen Musikkultur.

Padma-Heilmittel

Im Westen gibt es bisher eine einzige Firma, die tibetische Heilmittel industriell herstellt: Die Schweizer Padma AG (Adresse im Anhang). Die Produkte des Unternehmens, Padma 28, Padma Lax und die Padma-Tees, haben eine sehr breit gefächerte Wirkung auf viele Zivilisationsleiden. Für dieses Buch wurden Padma 28 und die Padma-Tees in Dosierung und Anwendung jedem Konstitutionstyp sozusagen individuell auf den Leib geschneidert. Damit sind Wirkung und Verträglichkeit optimiert. Auch tibetische Ärzte passen die Dosierung und Anwendung ihrer Heilmittel der Konstitution, den Lebensumständen, dem Klima und den Jahreszeiten an. Padma 28, in der Schweiz schon seit über 30 Jahren auf dem Markt, zählt inzwischen zu den bestuntersuchten Naturheilmitteln überhaupt. Unzählige Studien haben seine Wirksamkeit bei allen Herz-Kreislauf-Krankheiten bestätigt, die durch Gefäßverengungen verursacht werden – und zwar vorbeugend wie auch heilend. In diesem Buch werden vor allem die immunstärkenden, antioxidativen, cholesterinsenkenden, Herz und Kreislauf schützenden Eigenschaften erwähnt, doch wie alle Heilmittel der tibetischen Tradition wirkt Padma 28 auch auf sehr vielen anderen Ebenen regulierend. Es wird zum Beispiel ebenso gegen chronische Hepatitis und gegen chronische Atemwegsinfektionen bei Kindern genommen.

In der Schweiz und in Österreich ist Padma 28 frei verkäuflich und wie auch die Padma-Tees in Apotheken und Drogerien zu haben. In Deutschland sind Padma-Tees in Apotheken erhältlich, für Padma 28 braucht man ein ärztliches Rezept.

Die Symptomliste

Die tibetische Gesundheitslehre misst den Symptomen große Bedeutung bei. An ihnen lässt sich feststellen, welche der drei Energien gestört ist.

Lung	Tripa	Bäken
Allergien	Abneigung	Antriebslosigkeit
unbestimmte Ängste	Aggression	Apathie
Appetitmangel	cholerische Anfälle	Appetitlosigkeit
Blähungen	Ärgerlichkeit	Arthrose
allergische Ekzeme	Arteriosklerose	Asthma
organische Funktionsstörungen	Augeninfekte	Benommenheit
Gliedersteifheit	gelbliche Bindehäute	niedriger Blutdruck
ständiges Grübeln	Bluthochdruck	chronische Bronchitis
nervöse Herzprobleme	Blutkrankheiten	Darmträgheit
Hüftgelenksarthrose	Blutvergiftung	Diabetes
Impulsivität	hoher Cholesterinspiegel	Verlust des Geschmacks
Lärmempfindlichkeit	Dünndarmentzündung	aufgedunsenes Gesicht
Muskelverspannungen	Durchfall	schwere Glieder
Nervenkrankheiten	eitrige Entzündungen	geschwollene Hände, Füße
Nervosität	Fanatismus	Harnwegsinfekte
Panikattacken	Fieber	Ignoranz
emotionale Probleme	Gallensteine	ständiges Kältegefühl
Reizdarm	Hass, Wut	Lendenschmerzen
Rheuma	Hepatitis	geschwollene Lider
chronische Rückenschmerzen	ständiges Hitzegefühl	Nierenprobleme

Lung	Tripa	Bäken
Schlafstörungen	ständiger Hunger und Durst	Rachenschwellungen
Schwindel	Infektionskrankheiten	Schlafsucht
Spannungskopfschmerzen	stechende Kopfschmerzen	Schleimabhusten
Stimmungsschwankungen	übler Körpergeruch	Schweratmigkeit
psychosomatische Störungen	Kritiksucht	chronische Sinusitis
Tinnitus, Hörsturz	Leberprobleme	Stoffwechselstörungen
Unberechenbarkeit	Magengeschwüre	geistige Stumpfheit
Unfähigkeit zu entspannen	Migräne	Trägheit
innere Unruhe	Pünktlichkeitswahn	Übergewicht
geistige Verspanntheit	Rechthaberei	klammerndes Verhalten
geistige Verwirrung	ständiges Schwitzen	Verstopfung
plötzliche Wutausbrüche	tyrannisches Verhalten	Zysten

Anhang

Kontaktstellen für tibetische Medizin

In Deutschland

Sorig Institut Darmstadt
Jahnstr. 101
64285 Darmstadt
Tel. 06151–4296123
Fax 06151–4296124
Informationen, Seminare und Vorträge über tibetische Medizin; Vermittlung von Terminen mit tibetischen Ärzten; Versand tibetischer Produkte wie z.B. Räucherwerk und ein spezielles, von Dr. Namgyal Qusar entwickeltes Nutmeg-Massageöl; Meditations-CDs. Dem Institut angeschlossen: ein gemeinnütziger Verein, der Projekte in Nordindien und Tibet unterstützt.

Tibet-Kailash-Haus
Wallstr. 8
79098 Freiburg i. Br.
Tel. 0761–66814
Fax 0761–66813
www.kailash-institut.de
Unter dieser Adresse sind vereint:

- Tibet. Förderkreis e.V.: Vorträge, buddhistische Gesprächskreise, Studienreisen nach Indien, Tibet, Nepal, Bhutan
- Tibet-Shop: Versand für Produkte aus dem Tibetischen Medizininstitut Dharamsala, z.B. Cremes, Haaröle und den auf Seite 61 erwähnten Sorig-Tee, außerdem die für den Lung-Typ empfohlenen Räucherstäbchen «Agar 31» und die dem Tripa-Bäken-Typ empfohlenen Räucherstäbchen (offering incence)
- Kailash-Institut für traditionelle tibetische Medizin: Einführungsseminare und eine mehrjährige Ausbildung in tibetischer Medizin, geleitet von Wilfried Pfeffer und Dr. Namgyal Qusar, außerdem pulsdiagnostische Beratungen durch tibetische Ärzte, tibetische Kräutermedizin-Apotheke u.a.

DANA e.V. Gesellschaft zur Erhaltung tibetischer Kultur und Medizin
Rheinstr. 5
80803 München
Tel. 089–36105000 (11 bis 23 Uhr)
Fax 089–339596
Unterstützt das Tibetische Medizininstitut Men Tsee Khang in Dharamsala und vermittelt Patenschaften. Organisiert Behandlungstermine bei tibetischen Ärzten, plant die ständige Anwesenheit eines tibetischen Arztes im Institut.

Institut für Ost-West-Medizin
Deutsche Sektion des New Yuthok Institute for Tibetan Medicine in Milano
Praxis Dr. Walburg Maric-Oehler
Louisenstr. 15–17/
Löwengasse 1
61348 Bad Homburg
Tel. 06172–21038
Fax 06172–690441
email: maric-oehler.daegfa@t-online.de
Vorträge über tibetische Medizin und regelmäßige Konsultationen in tibetischer Medizin im Rahmen eines Ausbildungsprogramms für Ärzte. Dozent: Prof. Pasung Yonten Arya

Thomas Dunkenberger
Schwesternstr. 6
87733 Markt Rettenbach
Einziger Heilpraktiker Deutschlands, der auf der Basis tibetischer Medizin behandelt. Vorträge und Seminare über tibetische Medizin.

Matthias Steurich
Im Oberndorf 1
79292 Pfaffenweiler
Tel./Fax 07664–60966
email: Matthias.Steurich@gmx.de
Kurse und Seminare zu tibetischem Heilyoga Kum Nye.

In der Schweiz

Padma AG
Wiesenstr. 5
CH-8603 Schwerzenbach
Tel. 0041–1-8870000,
Fax 0041–1-8870099
Informationen über die Präparate Padma 28, Padma Lax und über die Padma-Tees.

Praxiszentrum östlicher Naturheilverfahren Dr. Kalsang Shak,
Arbachstr. 56
CH-6340 Baar,
Tel./Fax 0041–417608135
Tibetische Gesundheitsberatung, Seminare über tibetische Medizin und Buddhismus.

Healing Jewel
c/o Antonia Dechen Strub-Tusch
Hintere Grundstraße 2
CH-8320 Fehraltorf
Tel./Fax 0041–1-9551702
email: antonia-dechen@healing-jewel.ch
www.healing-jewel.ch
Heilung, Beratung, Training, Gyu.Lam.Dol.

In Österreich

Wissenschaftliche Gesellschaft zur Förderung der Tibetischen Medizin
Thurngasse 8/16
A-1090 Wien
Tel. 0043–1-31943770
Fax 0043–1-319437720
www.tibetischemedizin.org

In Italien

The New Yuthok Institute for Tibetan Medicine
Prof. Dr. Pasang Yonten Arya
Viale Spagna 77, Sesto S. Giovanni
I-20099 Milano
Tel./Fax 0039–02–2536266

In Holland

NSTG, Niederländische Stiftung für Tibetische Medizin
Prinsengracht 200
NL-1016 HD Amsterdam
Tel. 0031–20–4204043 oder
Tel. 0031–57–8620030
Fax 0031–20–6242810

In Indien

Tibetan Medical & Astro Institute (Men-Tsse-Khang)
Gangchen Kyishong
Dharamsala 176215
Himachal Pradesh/India
Tel. 0091–1892–23113 oder 22618
Fax 0091–1892–24116
Das vom Dalai Lama gegründete Medizininstitut ist der offizielle Sitz tibetischer Medizin. Es hat 38 Zweigstellen in Indien, zwei in Nepal.

Dr. Namgyal Qusar
Qusar Tibetan Healing Centre,
Nähe Norbulingka Institute
P.O. Sidhpur-176057
Dharamsala
(H.P.) Indien
privat: Qusar House, Session Road
Dharamsala-176215
(H.P.) Indien
Tel. 0091–189228260
Fax 0091–1892–23483
email: nqusar@yahoo.co.uk

Buchempfehlungen

Asshauer, Egbert: *Heilkunst vom Dach der Welt.* Herder, Freiburg i. Br. 1993

Badmajeff, Wladimir: *Lung Tripa Bäkän.* Fabri, Ulm 1994

Choedrak, Tenzin: *Ganzheitlich leben und heilen.* Herder, Freiburg i. Br. 1994

Clark, Barry (Hrsg.): *Die Tibeter-Medizin.* O.W. Barth, Scherz Verlag, Bern, München, Wien. 1. Aufl. 1997

Donden, Yeshi: *Tibetisches Heilwissen.* Herder, Freiburg i. Br. 1998

Dunkenberger, Thomas: *Das tibetische Heilbuch.* Windpferd, Aitrang 1999

Pfeffer, Wilfried: *Vision Tibet.* Hans-Nietsch, Freiburg i. Br. 1998

Qusar, Namgyal; Sergent, Jean-Claude: *Tibetische Medizin und Ernährung.* Droemersche Verlagsanstalt Th. Knaur Nachf., München 1997

Reichle, Franz (Hrsg.): *Das Wissen vom Heilen.* Paul Haupt, Bern, Stuttgart, Wien 1997

Samel, Gerti: *Tibetische Medizin.* Mosaik, München 1998

Sogyal Rinpoche: *Das Tibetische Buch vom Leben und vom Sterben.* O.W. Barth, Scherz, Bern, München, Wien. 21. Aufl. 1998

Steurich, Matthias: *Tibetisches Heilyoga – Kum Nye.* Herder, Freiburg i. Br. 1999

Tarthang Tulku: *Selbstheilung durch Entspannung.* O.W. Barth, Scherz, Bern, München. 10. Aufl. 1995

Abbildungsnachweis

Alle Übungsfotos Patrick Beier

S. 10, 176, 202, 220 Image Source AG
S. 28 Lothar M. Peter
S. 44, 122 John Foxx Images
S. 72, 74, 98 Photodisc®
S. 120, 148, 174 electraVision
S. 150 Digital Vision
S. 222/223 Britta Lembke

rororo sachbuch

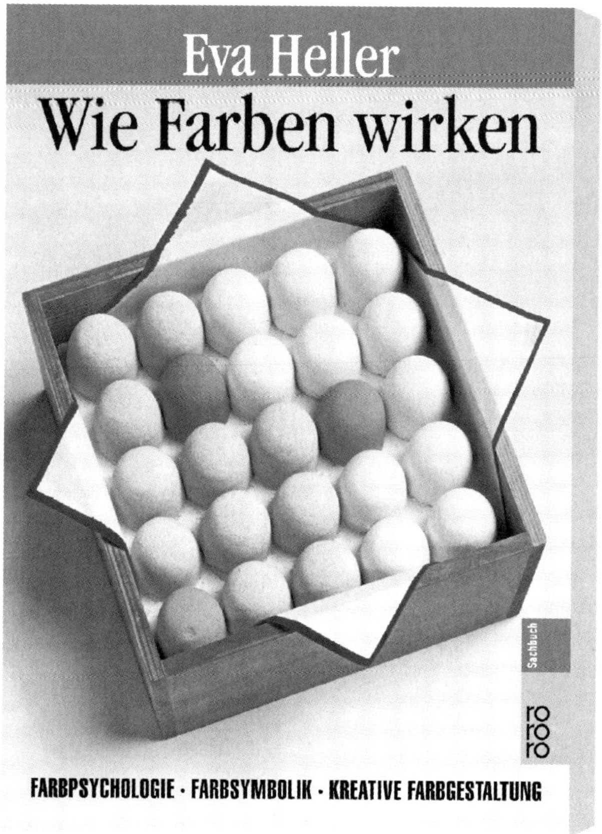

Eva Heller
Wie Farben wirken
Farbpsychologie, Farbsymbolkik, Kreative Farbgestaltung
rororo sachbuch 60923

Ein umfassenderes Buch über die Wirkung von Farben gibt es nicht. Hier werden alle Farben in all ihren typischen Wirkungen beschrieben.
Psychologische Wirkungen: die Farben von Gefühlen und Eigenschaften – von den Farben der Liebe bis zu den Farben der Eifersucht, den Farben des Glücks bis zu den Farben des Giftigen
Weibliche und männliche Farben
Symbolische Wirkungen: Farbsymbolik in alter und moderner Malerei
Farbsymbolik in der Sprache
Kulturell unterschiedlische Farbwirkungen
Kreative Farbgestaltung

6045/2